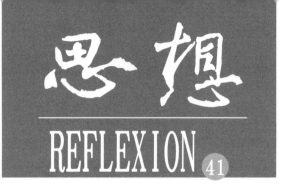

思想 REFLEXION 41

新冠啟示錄

編輯委員會

總 編 輯：錢永祥

編輯委員：王智明、白永瑞、汪宏倫、林載爵
　　　　　周保松、陳正國、陳宜中、陳冠中

聯絡信箱：reflexion.linking@gmail.com

網址：www.linkingbooks.com.tw/reflexion/

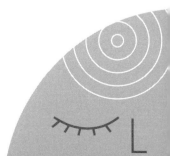

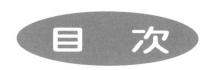

目　次

帝國日本的歷史及其殖民地

我認為明治維新是種政變性質的政權輪替，正是明治維新使昭和時期的天皇制極權主義國家得以誕生。

以「學知」來作為統括帝國日本的形成和管理經營相關的學問與知識的概念，並不只是學術性的學術，而是由為了正當化、合法化統治的知識體系，以及與統治相關之實踐所用的技術所構成的。

鄭成功的「英靈」「忠魂」究竟要效忠於哪一國？鄭成功可以同時是明朝忠臣，也可以是保佑清朝政權的「英靈」（所以是中華英雄），也可以是日本人的「忠魂」、英雄。

本文特別關注於甲午戰爭和日俄戰爭期間，當代知識分子是如何認識這個時代的變化，及他們又是如何看待體制變化的問題。

目　次

帝國日本的歷史及其殖民地

重思「日本近代化」：
於明治維新一百五十年之際

我認為明治維新是種政變性質的政權輪替，正是明治維新使昭和時期的天皇制極權主義國家得以誕生。

日本帝國形成的學知與心性

以「學知」來作為統括帝國日本的形成和管理經營相關的學問與知識的概念，並不只是學術性的學術，而是由為了正當化、合法化統治的知識體系，以及與統治相關之實踐所用的技術所構成的。

你的忠臣也是我的英雄：
鄭成功、江戶文藝與日本帝國的臺灣統治

鄭成功的「英靈」「忠魂」究竟要效忠於哪一國？鄭成功可以同時是明朝忠臣，也可以是保佑清朝政權的「英靈」（所以是中華英雄），也可以是日本人的「忠魂」、英雄。

東亞體制變革與甲午戰爭和日俄戰爭：
做為「思想課題」的歷史認識

本文特別關注於甲午戰爭和日俄戰爭期間，當代知識分子是如何認識這個時代的變化，及他們又是如何看待體制變化的問題。

思想訪談

紀錄片電影再現女性反抗者：
對話艾曉明

現階段的狀態是人們可以接觸到很尖銳的問題，但是不能把那個尖銳的問題明白地說出來。當你想要說的時候就是你和作品同歸於盡的時候了。

新冠啟示錄：從全球化到人類世

序言 廖咸浩

瘟疫：
台灣社會的終極恐懼與挑戰

傳染病的控制，不能只把希望寄託在醫療技術的進展，公共衛生及社會各層面的整體應變機制占有非常大的重要性。

回到未來：
重訪世界史上之疫病

如果嘗試用一兩分鐘，以第一人稱，想像冠狀病毒對人類的發言，它會怎麼說呢？它們會不會想說，我們冠狀病毒其實作為微生物，跟大家共處這個地球，已經有非常長久的年代。

國王的新冠：
現代性、瘟疫想像、傳統智慧

人與自然的關係，要責難的不是「人口（過剩）」，而是「人心（貪欲）」；不是第三世界人口過剩，而是資本主義的生產模式。真正對生態進行侵害，並造成病毒四處蔓延的不是陌生人，而是我們自己。

抗疫與生命政治

當代中國知識分子的三個政治角色：

從他們在美國問題上的分裂談起

郝志東

開場白

從2016年川普贏得美國大選之後，中國知識分子就激烈地分為「反川派」和「保川派」，聽起來有點像中國文革時的分派。前者有時候被稱為「黃左」，和美國的「白左」相對應，後者則被稱為「川粉」。但是無論是「黃左」還是「川粉」，都橫跨中國和歐美，儼然是一場全球華人的分裂。2020年5月，美國黑人佛洛德被員警暴力致死之後，發生了持續數月的全國性大規模的反種族歧視、員警暴力的運動。中國知識分子派別的分裂就變得更加嚴重了。

比如2020年7月5日，廣州的著名人權律師隋牧青和清華大學的著名教授郭于華在推特上盛讚一個美國老兵。後者說「他媽的給我一把槍，我要擊斃這些狗娘養的」。郭于華說「罵得好：那啥主義雜種」。結果流亡海外的著名民主運動鬥士、異議作家莫莉花（筆名茉莉）在瑞典發聲，批判郭于華「罵人（黑人？白左？）」是缺乏文明教養。郭于華則說自己是被逼無奈才罵人的。

正如資中筠先生所說，「一段時期以來我感到與同樣信奉普世

價值，對國內問題看法基本相同的朋友對美國卻有些不同看法」[1]。
當然資先生的說法比較客氣，其實自由派知識分子對美國的看法，
尤其是對川普的看法，對美國反對種族歧視、員警暴力運動的看法，
已經到了水火不容的地步了。

事情何以至此？資先生說可能是國內的事情沒有辦法說，所以
人們就只能講國外的事情，而美國的事情最有吸引力。也即所謂「國
情如此、人情如此，身邊事無能為力，只能妄議隔洋之事，替他人
擔憂了」。

林語堂先生在1935年談到了中國最大的日報、歷史最久的《申
報》的編輯方針時，也說了同樣的意思。他說該報樂此不疲的原則
是「1. 登載國外而非國內之事；2. 處理看不見摸不著的久遠之事而
非眼皮底下的問題；3. 討論一般而非具體的問題，比如『勤奮的重
要』、『真理的價值』等等」。林先生說這是無可奈何的事情。在
個人權利有保障的情況下，人們才會有參與精神。否則為了自我保
護，只能消極避世[2]。

讓人感到沮喪的是，這些原則在近百年之後的今天，仍然是中
國知識分子所遵循的原則。他們討論美國的政治而很少討論中國的
政治，即使討論中國政治也多是古代的政治，即使討論現在的政治，
也多是討論理論問題，而不是具體的問題。於是就有了「妄議美國」
的現象。

這裡涉及了一個非常重要的知識分子政治角色扮演的政治與社
會環境問題。這是本文想討論的第一個問題。在美國問題上的分歧，

---

1   見資中筠，「妄議美國」。
2   見林語堂《中國人》，郝志東、沈益洪（譯）（上海：學林出版社，
     1994），頁62。

也涉及了一個更重要的問題，即知識分子的政治角色。所以第二，我想從歷史與比較的角度來討論知識分子扮演的三種政治角色。第三，我用當代中國知識分子的例子來說明他們在國內問題上如何扮演這三種角色。第四，我討論這些政治角色的重疊。第五，我討論這些角色的意識形態基礎和倫理基礎及倫理困境。第六，我們回到開場白中所討論的中國知識分子在美國問題上的分歧及其所代表的政治角色及其困境。最後在結論部分，我們再回頭看知識分子的各種政治角色可能會對中國發展起到一種怎樣的作用。

一、知識分子政治角色的政治與社會環境：歷史的回顧

　　1949年以來，中國知識分子角色扮演所依賴的政治與社會環境經過幾個大起大落的階段。毛時代的各種政治運動造就了一個萬馬齊暗、唯毛獨尊的局面。思想改造、批判馮雪峰、批判俞平伯、批判胡風反革命集團、反右派、文革等等一個接一個的政治運動，使得知識分子們學會了唯唯諾諾，大家都噤若寒蟬，很少有人敢直接挑戰主流意識形態。知識分子們只能扮演又紅又專的革命知識分子的角色，否則後果不堪設想。

　　文革結束後到1989年的改革開放年代，中國的政治與社會環境相對寬鬆。「傷痕文學」揭示了文革帶給人們的痛苦、暴力與不公；知青小說、朦朧詩等也都加入了這個運動。從「西單牆」運動開始的要求政治現代化的民主運動也興盛了起來。西單牆運動被鎮壓下去之後，大學生們積極參加了民主選舉地方人大代表的運動。思想界也異常活躍，產生了《走向未來》、中國文化書院、《文化：中國與世界》等學術團體，並出版了大量相關書籍。黨內對真理標準、異化、人道主義的討論儘管引來了反對資產階級自由化與精神污染

運動的反擊，但是也在知識分子思想中種下了質疑主流意識形態的種子。然後是1986年底和1989年春的學生民主運動。雖然民主運動最後被官方鎮壓下去了，但是1980年代的確是1949年以來最開放的時代，對知識分子政治角色的扮演來說，是最有可能的時代。

1990年代，儘管民主運動已經不再可能，和上一個十年無法相比，但是在政治與社會問題上仍然有一定的批判空間。一些批判性的雜誌、先鋒派的文學作品、藝術展覽、學術論壇不斷湧現。當時出現了一些非官方雜誌，比如《學人》、《中國社會科學季刊》、《原道》、《公共論叢》、《視界》等，多由香港、美國、日本等地的私人基金會贊助或者入股。當時也有一些半官方雜誌，比如《戰略與管理》、《東方》、《讀書》、《天涯》、《書屋》等。中央電視台推出了一些很有份量的節目如《焦點訪談》、《東方時空》、《實話實說》、《今日說法》、《新聞調查》等。儘管還有一些討論禁區，比如台灣、新疆、西藏的獨立問題，法輪功問題等等，但是在其他問題上還是有一些討論空間。互聯網出現後，各種論壇湧現，即使新聞審查也接踵而至[3]。

2000年代與1990年代相比，言論空間已經有所減少，但是俞可平的《民主是個好東西》（2006）仍然能夠出版；劉曉波還能夠組織《08憲章》的撰寫與簽名活動，儘管他為此坐牢至死；艾未未還可以不畏風險、不怕打壓舉辦藝術展覽，對2008年的汶川地震進行調查，追蹤楊佳案件，聲援維權人士等等；《南方週末》於2004年推出了50個公共知識分子的名單，儘管這些人很快就遭到了黨媒的

3　關於這一小節迄今為止的討論，見郝志東著／譯，《十字路口的知識分子：中國知識工作者的政治變遷》，第二和第三章（台北：致知學術出版社，2019）。

批判；互聯網進一步成為人們發表言論的平臺；左翼和右翼知識分子在中國往何處去的問題上還是有些交集[4]。

　　但是到了2010年代，尤其是習近平在2012年底上臺以後，所有這些甚至在1990和2000年代都還可以舉行的活動卻變得越來越不可能。2013年中央出臺了「七不講」，即以下這些問題都不能出現在媒體上或者課堂上，都不可以再討論：普世價值、新聞自由、公民社會、公民權利、中國共產黨的歷史錯誤、權貴資產階級、司法獨立。原來比較敢言、經常登載批判型知識分子言論的南方報業集團屬下的《南方週末》等報紙，在高壓下變成和其他報紙沒有太多區別的黨媒。《共識網》在2016年被關閉，《炎黃春秋》雜誌2016年被政府派人接管，《領導者》雜誌2016年第70期之後被迫停刊。

　　人們發現很多在2000年代能說的話，到2010年代都變成了禁忌語。網絡被24小時監控，任何犯禁的內容都會被很快刪除，屢次犯禁的網民會被關掉帳號。大學的課堂上裝了攝像頭，班裡設立了大學生資訊員，隨時舉報違禁教授。2014年中央民族大學的教授伊力哈木・土赫提因為「分裂國家」罪被判處無期徒刑。另外一些教授則被開除，包括北京師大史傑鵬（2017）、山東建築大學鄧相超（2017）、重慶師範大學譚松（2017）、貴州大學楊紹正（2018）、河北工程大學王剛（2018）、廈門大學尤盛東（2108）、清華大學許章潤（2020）等等[5]。

4　關於2000年代輿論環境的情況，見Timothy Cheek, *The Intellectual in Modern Chinese History*（Cambridge, UK: Cambridge University Press, 2015）, pp. 264, 272，或者第六章。

5　見Zhidong Hao（待刊稿），"Totalitarianization and Democratization in Higher Education in China and Their Implication for the Nation's Political Development," *Asian Education and Development Studies*.

　　顯然，2010年代至今是改革開放後40多年來輿論環境最壓抑的時代。為了生計，中國的知識分子們需要像近百年前的知識分子們那樣「消極避世」，他們討論美國政治的熱情超過討論本國政治的熱情也就是可以理解的了。

　　不過上面這些描述並不能涵蓋多數知識分子的主要政治角色。只有扮演批判性角色的知識分子才會遇到上面這些問題。更多的知識分子在扮演有機或者專業的角色。這正是我們下面要討論的問題。

二、從歷史與比較的角度看知識分子三種政治角色

　　我在前引《十字路口的知識分子》一書中，分析了知識分子的三種政治角色。對知識分子的定義，由於時間與地點的不同會有不同，但是我們通常指受過一定的教育、有一定的文化知識、從事某種專業工作的人。因為他們都是有一定專業的人，所以他們都在扮演專業的角色。

　　但是我們可以把那些專注於自己的專業工作，而很少關注平民生活、公共福利、社會運動的人稱為典型的**專業知識分子**，或者說他們在扮演了典型的專業知識分子的角色。他們強調工具性的效果和專家認可。他們追求政治上的不偏不倚，或者對政治漠不關心，就像社會學家古爾德那所說，他們只對技術難題著迷。他們不依附於任何階級或者運動。他們「為藝術而藝術」、「為學術而學術」。他們是現代意義上的科技知識分子[6]。這種專業精神，需要建立在政治中性與客觀的立場上。如果他是一個大學教授，那麼如韋伯所說，

6　見本人《十字路口的知識分子》，頁32-33、70、76、501。

一位能夠給學生以啟發的老師，其主要任務就是要教他的學生
看到那些對於自己的觀點來講是「不方便的」的事實。我這裡
指的是他們的黨派觀點。對於每一個政黨的每一種觀點來說，
總有些極其不方便的事實【會證明這些觀點的不完善或不正
確】，這對我對你都一樣。我相信如果一個老師能夠迫使他的
學生經常意識到這些事實的存在，那他完成的就不僅僅是一個
教學任務。我用「道德成就」這個詞語來描述還遠遠不夠，儘
管對這個不言而喻的事情來說，這個詞已經顯得過於宏大了。

從我們分析的意義上來講，這種所謂對政治的不關心或者持中
立的態度，也是一種政治態度，所以他們扮演的也是一種政治
角色。

與此同時，知識分子還可以扮演有機的或者批判的角色。葛蘭
西認為有機知識分子是那些為新資產階級的各項具體活動服務的專
家。他們是「統治集團的代言人，他們履行著具體的社會控制與政
治管理的職能」[7]。他們是統治集團的吹鼓手、組織者和管理者。曼
海姆認為他們也可以為無產階級提供同樣的服務。正如約瑟夫‧熊
彼特所說的，他們為一個黨或者這個黨所代表的社會運動寫宣傳
單、發言稿，當秘書、顧問等等[8]。所以我們可以把所有那些用自己
的專業為政府、商業利益或者社會運動服務的專家都看作是在扮演
一種典型的有機角色。中國的民主運動也是一個社會運動，也有自
己的有機知識分子。

而典型的批判型知識分子則是在扮演曼海姆所說的「墨墨黑夜

7　同上，頁31。需要說明，我雖然借用了葛蘭西的「有機知識分子」
　　一詞，但是我的分類與他的「傳統─有機」分類的脈絡大不相同。

8　同上。

中的守更人」的角色，即中國人常說的社會良心。他們批判權力階層，同情處在權力對立面的階級或者說是弱勢群體。科賽說他們是「權力的批判者」。這也是社會批判的角色[9]。那些革命知識分子們在參加革命之前都是批判型知識分子。但是參加革命之後，他們就變成了一個運動的有機知識分子了，因為他們參加了一個運動。那些參加了民主運動的人，在明確地為民主運動服務之前，他們也是批判型知識分子。

　　這個關於知識分子政治角色的分類是理想型的分類。換句話說，在實際生活中，人們扮演的角色是重疊的，所以我們很難簡單定義誰是「純」的批判型或者有機型知識分子，儘管一個人在某個時期、某件事情上的主要角色還是可以分辨出來的。這個問題我們下面會具體分析。那麼在最近這十多年來，中國知識分子在如何扮演這些角色呢？下面我想舉一些例子來說明。

三、當代知識分子三種不同政治角色的舉例

　　我這裡所舉的例子，主要來自我們對中國中部一所大學的調查與研究，但是會輔之以其他來源的資訊。這些我會在腳註中註明。首先是專業角色。

知識分子的專業角色

　　如上所述，這個角色是所有知識分子都在扮演的角色，對大部分知識分子而言，這是他們的主要角色，對自然科學的知識分子來

9　同上，頁34、58。關於這三類知識分子的定義以及中外例子等的討論，見上引書第一章。

說，尤其如此。數學、物理、化學的教學與研究很少牽涉政治，所以他們感到自己有充分的學術自由，沒有感到有政治審查的壓力。學校領導也會鼓勵他們去研究領域內的尖端問題[10]。

　　對於扮演專業角色的人文和社科的知識分子來說，他們研究和討論的是以前時代的政治、經濟、文化等問題，以及其他國家的問題，就像林語堂對《申報》辦報原則的總結所說。即使是討論中國的制度問題，他們也只討論行政改革，而不是政治體制改革。中國社會科學院社會學所承辦的一級學術期刊《社會學研究》2020年第三期的目錄，大概可以說明這個問題（這是我在寫作本文時網上可以查到的最新一期）[11]：

1. 自食其力與合群互助：蔡元培「勞工神聖」思想釋義

2. 技術升級勞動降級？──基於三家「機器換人」工廠的社會學考察

3. 「請客不收禮」：道義關係調適與農村宴請新現象研究

4. 貴貨不積：以《老子》解讀庫拉

5. 社會預測：基於機器學習的研究新範式

6. 歷史社會學能化解學科之爭嗎？──基於西方學術史的結構主題模型分析

7. 社會邊緣化的「心理─結構」路徑──基於當代中國失獨人

10　見Zhidong Hao and Zhengyang Guo, "Professors as Intellectuals in China: Political Identities and Roles in a Provincial University," *The China Quarterly*, Issue 228, p. 1051.

11　見社會學研究網，http://www.shxyj.org/Magazine/?Year=2020&Issue=3&JChannelID=&Title=&Authors=&WorkUnit=，上網日期2020年7月17日。

群的經驗研究

8. 政策性地位、區別化治理與區別化應責——基於一個移民安置聚集區的討論

9. 房屋的譜系——對紫墉社會組織的人類學研究

10. 把政治文化帶回來——文化社會學的啟示

這些主題不違反「七不講」，與當代政治體制的問題無涉。即使是研究「社會組織」（學者們現在已經不用「公民社會」這個詞了），也是用人類學的角度，而不是用批判社會學的角度（上面第9篇文章）。即使是研究「政治文化」，也主要是外國的和中國古代和近代的政治文化，而不是當代的問題（上面第10篇文章）。我們對那所中部大學的五個系（歷史、經濟和商業管理、哲學和社會學、政治與公共行政，以及法學）的教授的研究作了一個大概的統計，發現55.7%的研究都可以歸入類似所謂專業性的研究[12]。和科技知識分子一樣，他們在扮演著專業知識分子的角色。這是絕大部分的人文與社科的知識分子都在扮演著的角色。這是他們的主要角色。

知識分子的有機角色

如前所述，典型的有機知識分子是政府的智囊、代言人、宣傳家。最明顯的例子莫過於那些宣傳中國模式優於美國模式的胡鞍鋼、林毅夫、潘維、張維為、金燦榮、金一男等知識分子。中國社會科學院前副院長李慎明寫文章論證西方民主不是普世的，不能批評黨和毛澤東的錯誤。人民大學的教授楊曉青認為中國必須實現社會主義的民主而不是資產階級的憲政。胡鞍鋼說人民社會優於公民

---

12 Hao and Guo, "Professors as Intellectuals in China," p. 1053.

社會。這些是比較有名的有機知識分子的例子。

正如韋伯所說，他們是吃誰的麵包就吹誰的調子[13]。我們研究的那所大學的宗旨倡明要培養有堅定信仰的社會主義接班人，以推進社會主義經濟為傲，以作為國家與政府的智庫為傲。一位教授說他們的職責之一就是要弘揚黨和國家的意識形態，作國家意識形態的吹鼓手，弘揚「正能量」，防止社會矛盾，維持社會穩定。在教學和研究中不要碰觸敏感問題，否則會有後果。家裡有老人有小孩，自己「真的傷不起」[14]。

的確，中華人民共和國教育部在2018年頒發的〈新時代高校教師職業行為十項準則〉第一條便明確規定，教師必須

> 堅定政治方向。堅持以習近平新時代中國特色社會主義思想為指導，擁護中國共產黨的領導，貫徹黨的教育方針；不得在教育教學活動中及其他場合有損害黨中央權威、違背黨的路線方針政策的言行。

如此一來，如果一個知識分子沒有在政治上忠於中國共產黨，如果不是一個黨的有機知識分子，那麼他或者她就沒有辦法在高校生存下去了。最近清華大學的許章潤教授被開除所依據的就是這個文件。

在我們研究的那所中部大學五個系2014年放在網上的研究課題中，192個是國家課題，52個是教育部課題，183個是該省黨和政府的課題。相當一部分研究內容是馬克思主義的中國化、中國夢、習

---

13 同上，pp. 1044-1045。
14 同上，pp. 1048-1049。

近平重要系列講話，以及一些歷史、文化和環境研究，或者各種政
治、社會和經濟問題研究。這些研究都是以為黨和國家服務為宗旨。
我們對這所大學的研究發現，這五個系教授們33.7%的課題是類似
這樣的有機性的研究[15]。其中我們看不到有對公民社會、有爭議的
歷史問題、當代新疆和西藏問題、憲政主義的研究。他們可以研究
協商民主，但不能研究選舉民主。可以研究行政改革，但不能研究
政治改革。可以研究如何培訓少數民族專業人員，不能研究當代少
數民族和漢族的衝突。

　　中國社會科學院政治學研究所主辦的雜誌《政治學研究》的宗
旨就是

> 力圖推動學界深入探討政治學理論基本問題，深入研究西方政
> 治思想和中國古代政治思想，深入研究中國特色社會主義建設
> 進程中的新情況新問題，深入研究當代中國政治發展的新實
> 踐；推動中國特色社會主義政治話語體系的建構，推動中國特
> 色政治學學科體系、學術體系、話語體系的發展和完善，推動
> 政治學人提升服務國家和社會的能力。[16]

　　建立中國特色社會主義政治話語體系以服務國家和政府顯然是
其最重要的任務。當然還要注意「七不講」。這就是有機型知識分
子的責任。

　　一位教授說由於人們不能按照自己的興趣做研究，結果生產出

15　同上，pp. 1053。
16　《政治學研究》網，http://zzxyj.ajcass.org/CommonBlock/GetSite
　　DescribeDetail/1543?channelID=1543，上網時間2020年7月19日。

來的就是一大堆「學術垃圾」。這或許是有機性研究的隱性功能，也或許是顯性功能。莫頓可能會說讓知識分子們忙於這些沒有多少實際意義的事情，會讓他們沒有辦法扮演更專業與批判的角色。另一位教授也說，國家或許真的就對這些研究沒有興趣。它的本意就是給你點錢做他們給你限定了範圍的研究，以免你胡說八道。久而久之，老師們便注重於追求生活上的殷實，而不是專業上的建樹。人們變成了機器上的一顆螺絲釘，失去了獨立思想、自由精神、創造性，也失去了自尊[17]。

在社會媒體上，他們也會配合黨國的要求，在人民網、中國共產黨新聞網等官方媒體上宣傳黨的方針、政策、社會主義價值觀、學雷鋒等等[18]。

如前所述，專業知識分子所謂的不涉政治本身就是政治，客觀上是對主流意識形態和政府的無聲的支持。有機知識分子們的支持則是有聲的支持。這些是大部分知識分子在大部分時間所扮演的主要角色。也就是說，他們在其他時間是有可能扮演批判的角色的。而批判型知識分子除了扮演專業與批判的角色之外，也不排除扮演有機的角色，儘管有機角色並不是他們的主要角色。這個角色的重疊正是我們後面一節要討論的問題。

知識分子的批判角色

上面在知識分子角色的政治與社會背景一節中已經提到了一些被開除的大學教授。他們之所以被開除就是不願意擔任有機於黨國

---

17 關於這個對大學教授的研究，見 Hao and Guo, "Professors as Intellectuals in China," pp. 1049-1050。

18 同上，pp. 1051。

的角色。比如伊利哈木‧土赫提就是因為宣傳新疆的高度自治，而
不是像現在這樣對少數民族的管制，而被判無期徒刑的。還有一些
教授是自動離職，比如原來在清華大學任職的陳丹青、西北政法大
學的諶洪果；有些教授是被迫離職如原華東政法的張雪忠；還有的
人堅守崗位，但是仍然在扮演批判的角色，並以他們的批判性著名，
比如北京大學的賀衛方、張維迎、張千帆，清華大學的秦暉、孫立
平、郭于華等。他們會批判現行政治與經濟制度、呼籲法律公平、
不迴避共產黨在歷史上的錯誤、關注弱勢群體，比如少數民族或者
農民工等等。他們在扮演社會良心的角色。

在我們研究的那所大學裡，有兩位比較有批判精神的教授。一
位教授說他特別注重對學生的獨立思考能力與批判精神的培養。他
也不迴避在傳媒上從批判的角度討論黨和政府的關係。另外一位教
授則堅決反對在教學和研究中的黨八股、假話、套話，堅持理論要
和實踐結合，堅持講真話、講實話，講能夠經得起歷史考驗的話。
他要學生批判性地閱讀教科書，不迴避敏感問題、重要問題。他堅
持使用公民社會這個詞，認為如果不相信普世價值，就是不相信馬
克思主義。他呼籲黨國要實行憲政主義，認為憲法並沒有將國家權
力給了執政黨。他在自媒體上發表了100多篇關於民主的文章，並自
費出版了一本討論民主化的書籍[19]。

由於前面所講的政治與社會環境，典型的、以批判為其主要特

---

19 同上，pp. 1054。關於知識分子批判性角色的更多案例，也見Zhidong
   Hao （待刊稿）, "Totalitarianization and Democratization in Higher
   Education in China and Their Implication for the Nation's Political
   Development"; Xiaoxin Du, "Role Split Phenomenon of Academic Staff
   in Chinse Higher Education: A Case Study of Fudan University," *Higher
   Education*, Vol. 75, 2018.

點的批判型知識分子是極少數。但是由於知識分子政治角色的重
疊，專業型和有機型的知識分子其實也都有可能在不同程度上扮演
批判的角色。如此看來，多數知識分子都有扮演批判角色的可能。
這是我們下面討論的問題。

四、知識分子政治角色的重疊

在前面說過，知識分子所扮演的政治角色的往往是重疊的，儘
管我們可以說每一個人在某一個時期、某一個問題上，或者說一般
來講主要在扮演一個怎樣的角色。比如齊慕實所研究的革命知識分
子鄧拓，一生都在扮演著有機於革命、有機於共產黨政權的角色[20]。
但是同時他也是一個對中國文化有極深造詣的專業知識分子。他在
和幾個同仁寫《燕山夜話》時卻也扮演了批判型知識分子的角色。
不過有機角色是他的主要角色。下面我們看知識分子角色的這種重
疊性。

專業和有機型知識分子也可以有批判性

對上面所講的自然科學的、以專業角色為主要導向的知識分子
來說，他們的專業角色儘管通常與政治無涉（可能製造武器的工程
師們是個例外——比如製造原子彈就是服務於國家政治的），但是
他們在教學當中，也需要培養有獨立思考能力的人，否則無法進行
科學創新。他們需要教學生有問題意識，發現問題、解決問題。

20　見齊慕實，《鄧拓：毛時代的中國文人》（Oxford University Press,
　　2016譯本）。也見郝志東《十字路口的知識分子》一書中對鄧拓的
　　論述。

以專業角色或者是有機角色為主要導向的人文與社科知識分子
也可能使用一些迂迴的方法，在課堂上增加一些批判的成分。比如
他們儘管被要求使用全國統一課本，但是他們可以增加一些閱讀材
料，提供一些不同的觀點，讓學生自己去思考[21]。他們也可以告訴
學生說課堂上討論的有爭議的話題不應該傳到課堂之外[22]。當然這
一點現在在資訊員密佈的高校很難做到。

　　一位教授說，對敏感問題，老師們總是可以找到一個視角來處
理。比如你教學與研究要討論民權問題，你可以討論農民工問題，
討論維權。如果你在講中共十八大的三個公平（權利、機會與規則
的公平），你總是可以給出很多例子。你不是在顛覆政府，而是在
幫國家解決問題。在意識形態所允許的範圍內還是有很多東西可以
講。另一位教授說你可以把不同的觀點都擺在桌面上，讓學生自己
去思考。也有人說你沒有必要和制度叫板，只要能夠促進學生去思
考，就很好了[23]。

　　就是我們所研究的那些有機性比較強的大學教授，也可能表現
出來一定的批判性。比如一位教授就談到他如何支持中國夢，支持
中國的外交政策。他在察哈爾學會網上寫文章倡導黨對NGO的控
制，不能讓它們宣傳西方價值觀，危害黨國的安全。但是與此同時，
他也宣傳NGO的重要性。總之，不能說有機知識分子就一定沒有任
何批判性。

　　這也是我們所引用的Erika Evasdottir關於「順從性的自主」
（obedient autonomy）的概念。人們的行為總是會受到各種社會規

21　前引Hao and Guo, "Professors as Intellectuals in China," p. 1052.

22　同上，pp. 1049。

23　同上，pp. 1052。

則、上下級關係、各種社會與政治結構、各種公式化的概念、各種例行行為方式的制約，所以人們總是需要服從。這也是涂爾幹所講的，人們需要用同一種語言來交流，需要使用某種貨幣來交易。這些都是社會與文化的制約，人們很難逃避。但是，與此同時人們也在重新闡釋這些制約，並在其中找到一些不同的機會。換句話說，這些制約看起來是死板的、不變的，但是實際上它們是靈活的、在某種程度上可變的，富有某種靈活性與個體性的特點。這就為生活在其中的人們創造了一些改變甚至突破制約的機會。但是這種突破並沒有將原來的制度全面摧毀。人們是在努力維持基本現狀的情況下尋求一種可控的改革。這就是「順從性的自主」的含義[24]。

　　從這個意義上講，這些專業型和有機型的知識分子有時候也會在「順從性自主」的條件下，扮演著批判的角色。不過這並不是他們的主要角色，也不是他們的典型角色。在思想意識形態管控日趨嚴厲的情況下，恐怕更多的人會照本宣科。那樣的話，他們就變成了純粹的有機知識分子了，儘管在條件許可的情況下，他們還是可以表達一些批判性。

批判型知識分子也可以有有機性

　　批判型知識分子也不排除扮演有機的角色，即使這種重疊的機會並不多見。比如活躍在1980年代的陳子明，就說他們不尋求和政府的對抗，但是尋求在獨立的基礎上和政府的合作。藝術家艾未未以批判著名，但是有時候也會說政府的好話。被稱為最有影響力的新聞工作者胡舒立，領導自己的團隊完成了不少深度報導，在批判

的同時也配合政府的反腐運動[25]。

我們在上面提到的那兩位有批判精神的教授，也都認為自己在扮演專業和批判的角色的同時，也在扮演有機的角色。其中一位認為他才是真正的愛黨，真正的忠於黨的事業。另外一位教授則很樂意為政府建言獻策[26]。當然這種和權力的合作會有倫理上的緊張關係，這正是我們下面要討論的問題。

五、知識分子政治角色的意識形態基礎與倫理，矛盾與困境

上面的討論為知識分子的政治角色描繪了一個比較複雜的情景。儘管他們的主要色調可能是專業、有機或者批判，但是這並不妨礙他們同時扮演兩種或三種角色，或者在不同的地方或者時間扮演不同的角色。所以我們不應該公式化地看待知識分子，要麼是只為君王唱讚歌、沒有任何批判精神的有機角色，要麼是總在批評政府、在任何時候都不願意與政府合作的批判角色。在歷史上，很多參加了農民起義或者共產主義革命的知識分子之前都是批判型、反政府的知識分子。但是參加起義或者革命之後，他們又變成了這個革命運動的有機知識分子。但是一旦在官場失勢，如果可能的話，他們要麼變成純專業知識分子，比如到大學教書，或者像當年的方勵之、劉賓雁那樣變成比較典型的批判型知識分子。當然這種情況在集權時代完全不可能，在威權時代也只是有些可能而已。所以知識分子們不光同時可以扮幾種角色，他們的角色在不同的時間不同

---

25 同上，pp. 1043。
26 同上，pp. 1055。

的問題上也是可以轉換的。實際情況很複雜。我們在這一節對知識分子政治角色的意識形態基礎與倫理困境的討論，能夠讓我們看到更深層次的原因。

知識分子政治角色的意識形態基礎與倫理

希爾斯對知識分子的意識形態傾向有比較詳盡的描述。其中之一便是對權威與傳統的質疑。而這一質疑又是建立在科學主義、浪漫主義、革命傳統與基督教的啟示、平民主義和反智論之上的[27]。科學主義要求對每一件事情加以檢驗，然後再決定取捨。浪漫主義則強調創造性和自發性，這便和科學主義有所矛盾。革命的傳統和啟示錄的傳統認為現在這個充滿邪惡與腐敗的世界必將在某一天被一個純潔與美好的世界所代替。平民主義相信普通人的創造性以及高尚品德的價值。反智傳統認為過多的智力分析會破壞社會秩序。

知識分子的專業角色是建立在科學主義基礎之上的。他們的批判角色則是建立在浪漫主義、革命傳統、啟示錄、平民主義，甚至反智論基礎之上。但是這些意識形態傾向又都表達了對權威和傳統的質疑。這也可以用來解釋為什麼專業角色也需要批判精神，甚至有機角色也不排除一定的批判性，像鄧拓那樣。

那麼他們的有機角色又是建立在什麼基礎之上呢？我想用兩個倫理來探討有機角色和批判角色的倫理基礎，即現實主義倫理和道德主義倫理[28]。現實主義倫理是說政治家們願意用在道德上含糊的做法甚至是危險的做法，去達到倫理上好的目的。比如共產主義知

27　前引郝志東，《十字路口的知識分子》，頁83-97。

28　這裡參考了韋伯的責任倫理和心志倫理的論述，但是和韋伯的概念或有不同。

識分子用暴力的手段消滅了對手，以便建立一個理想的、沒有階級的公平世界。這是有機性知識分子的倫理，為達目的，不擇手段。而堅持道德倫理的政治家們則堅守著一套不容妥協的、終極的、絕對的價值觀，於是他們不會使用在道德上有疑問的手段，比如暴力。他們需要保證自己的正直不受到無論是手段還是目的的傷害。只要讓反抗社會不公的火焰燃燒不息，他們的責任就盡到了。這是批判型知識分子的倫理。

美國19世紀30年代的廢奴主義者們最早發起的就是一場道德運動，後來才轉化為政治運動。他們當時不考慮如何解放奴隸，也不清楚奴隸解放之後何去何從。19世紀末20世紀初法國那些德雷福斯的辯護者們也是在捍衛自己的一套理念。中國東漢末年的「黨錮」案、明朝末年的東林書院、民國時期的聞一多、潘光旦、費孝通、張奚若、吳晗、張君勱、儲安平等等所實踐的也都是不計後果的道德運動，他們都在扮演著批判型知識分子的角色[29]。這也包括不少當代的知識分子比如劉曉波、許章潤、許志永、伊利哈木‧土赫提（要求加強民族自治而被判刑）、札西文色（要求加強藏語教學而被判刑）以及那些不畏犧牲、前仆後繼的維權律師們所奉行的道德倫理。

最近去世的美國國會議員John Lewis在年輕時就為了爭取黑人的投票權、為了反對種族隔離而被捕40餘次，被打傷無數次，幾乎被打死。後來成為聯邦最高法院大法官的Thurgood Marshall就認為這些抗議運動的人士應該追求循序漸進的改革，以避免更多的犧牲。但是Lewis他們卻堅持認為美國政治對黑人的欺壓與迫害是一個迫不及待需要解決的問題，不是一個靠漫長的法律程序與為數極少

---

29 見前引郝志東，《十字路口的知識分子》，頁34-35、58-60、66-67。

的幾個律師就能夠解決。他們相信非暴力，希望用自己的鮮血（自己所承受的非暴力的代價）來喚醒美國人的良知[30]。這和上面那些中國批判型知識分子的思路是一樣的。他們奉行的是道德主義的倫理。

至於和權力妥協，尋求在體制內運作並影響政治與社會的變革，像Thurgood Marshall那樣，則是有機知識分子的現實主義倫理。正如曾國藩所說，「天下事在局外吶喊議論，總是無益。必須躬身入局，挺膺負責，方有成事之可冀」[31]。也即為了一個好的目的，可以採取一些倫理上或許有問題的手段。比如「躬身入局」的「躬」字，也有彎下身子的意思，便是說可能需要犧牲一下自己的尊嚴，這在倫理上是有問題的。香港2019年的勇武派，使用了一些暴力，這在倫理上講，也是有問題的。但這是一個社會運動的有機角色的特點，為了一個好的目的，可以採用有問題的手段。而「挺膺負責」則是現實主義倫理的彰顯，這也是一種責任。

中國歷史上和權力妥協並尋求在內部變革的有機型知識分子就更多了。其中金代的漢族文人趙秉文（1159-1232）和明末清初的洪承疇（1593-1665）就很能說明問題[32]。他們都採用了在倫理上有問題的方法來達到他們認為是倫理上好的目的。趙秉文說如果你想減少壞人對社會造成的傷害，你首先必須和這些壞人合作。那是合乎道義的。洪承疇認為自己棄明降清是展現了一種更高層次的、對中國、對中國文化及其人民的忠誠。皇太極學習漢語、保存了漢族的政治與經濟制度就和他的勸說有關。對戰後百姓的安撫、啟用前明

30　《紐約時報》社論，"John Lewis Risked His Life for Justice." 2020年7月17日。

31　見郝志東轉引，《十字路口的知識分子》，頁99。

32　同上，頁90-93。

官吏為清朝服務，也是他的主張。這些對保護中國文化的完整與延續是起了很大作用的[33]。

知識分子的這些意識形態傾向和倫理充滿了矛盾，於是也導致了他們的倫理困境。這是我們要討論的下一個問題。

知識分子政治角色的倫理困境

專業知識分子可以說是在奉行道德主義的倫理，即為了自己的專業操守，盡量不和權力發生關係。陳寅恪在中華人民共和國建國初期，拒絕了到北京擔任中國科學院三大歷史研究所其中一個所的負責人，除非他的所可以不學習馬克思主義。當然，由於要和政治切割，他也就失去了一個在更高的平臺上施展能力的機會[34]。當代中國那些專業型知識分子，像韋伯說的那樣，無法品嚐到政治給人的內心的愉悅、一種權力操之在我的感覺、一種可以親手推動歷史車輪前進的成就感[35]。這是專業型知識分子的倫理困境。

但是打入權力圈子、成為有機性知識分子之後，又如何呢？在中國革命歷史上，那些參加了革命然後又被革命所吞噬的知識分子已經數不勝數了。鄧拓、吳晗、廖沫沙僅僅是象徵性的代表而已。鄧拓無法解決自己的有機角色和專業角色與批判角色之間的矛盾，最後自殺了。他曾經說自己無法完成的寫作計劃就像一個磨盤一樣掛在自己的脖子上[36]。其實毛澤東的秘書田家英、蔣介石的秘書陳

---

33 這種當代就被稱為「漢奸」了。但是如前所述，當代那些在體制內生存、和權力合作，甚至是和壞人合作的中國知識分子又何止千千萬萬呢？他們是什麼「奸」呢？
34 《十字路口的知識分子》，頁95-96。
35 同上，頁98-99。
36 同上，頁100-102、107。

布雷又何嘗不是如此呢？他們的脖子可能掛的是三個磨盤（專業、有機和批判角色的磨盤）。反觀今日，我相信類似胡鞍鋼、林毅夫那樣的知識分子，甚至在最高權力中心的王滬寧也一定有自己想影響變革卻又受到種種制約的困惑，也即在有機、專業與批判之間徘徊、飽受其折磨卻不願意或無法擺脫的困惑。《環球時報》的主編胡錫進不也在抱怨國家沒有完全開放互聯網嗎[37]？

批判型知識分子的困境就更加明顯了。多少人多少年來都在前仆後繼地為中國的民主化而犧牲，但是中國的民主化還是遙遙無期。正如喬姆斯基所說，批判型知識分子盡可以「揭露政府的謊言、分析事件發生發展的過程、當事人的動機，而且經常是隱藏著的動機」[38]。但是那又怎樣呢？如前所述，他們的批評要麼很快就會被遮罩，被消音，要麼會導致嚴重的後果，身家性命都會被威脅。正如資中筠所說，「國情如此、人情如此，身邊事無能為力」。

當然也有像許章潤這樣的知識分子，「吾人一日不死，便一日呼喚。此為言責，也是天命。活下去，承受苦難，在暗夜鑿火，迎接黎明……」。如魯迅所言，中國人向來不缺乏為民請命、捨身求法之人。像許章潤這樣的知識分子是批判型知識分子的標竿，是極少數人。不過多多少少在扮演批判性角色的知識分子還是無以計數的，儘管他們同時或許也在扮演其他角色，這些其他角色是他們的主要角色。但是所有批判性的知識分子都有一種強烈的無力感，一種「做」還是「不做」的倫理困境。

我們還沒有提到另一種知識分子意識形態的傾向，是可能更加

37 關於類似知識分子的角色與倫理困境的更多討論，可見本人於2020年9月1日發表在端傳媒上的文章〈如何理解國家主義知識分子〉。
38 同上，頁267。

致命的倫理困境，那就是古爾德那的「批判性話語文化」。畢竟，一個人的言論是否正確，並不取決於說話人的權威，而是取決於聽眾由衷的認同。但是知識分子們卻經常認為只有他們自己才瞭解事物的規則，於是他們便成了真理的衛士，並壟斷了真理。例如毛澤東就說為了使中國革命能夠成功，就必須將全國人民的思想統一在他的思想之下，「定於一尊」。這往往導致了知識分子之間相互瞧不起。

知識分子意識形態傾向的這一特點，導致了古爾德那所說的「對人的麻木，對人的情感和反應的漠然，使人和人之間失去了互信的基礎」。掌權的革命知識分子們的暴政「在批判性話語文化中找到了立足點；新的理性可能矛盾地導致新的黑暗在正午出現」。[39] 這是所有專業、有機和批判型知識分子們都要警惕的。

六、從中國知識分子在川普和美國政治上的分歧看他們的政治角色與倫理困境

現在可以回到本文開場白中所討論的問題上來了。為什麼正如資中筠所說，很多在國內問題上觀點一致的自由派知識分子會在美國問題上分道揚鑣呢？這和我們上面討論的知識分子的政治角色和倫理困境有什麼關係嗎？

中國知識分子在川普和美國政治問題上的分歧

如前所述，海內外中國知識分子在美國政治問題上分為兩派：支持川普派和反對川普派。支持派認為川普在上臺之後向「政治正

39　同上，頁87。關於古爾德那對批判性話語文化的討論，也見頁86。

確」宣戰，遏制了美國的「非法」移民的侵入，阻止了美國的黑人化和伊斯蘭化，保護了美國這個文明的燈塔[40]。

高全喜認為穆斯林不可能融入歐美社會：「事實上許多異教移民根本不可能在『熔爐』中熔化，反而成為社會福利的擠佔者、社會秩序的破壞者以及文化政治秩序的敵人」[41]。叢日雲說如果不是川普上臺，「對多元文化主義和進步主義的趨勢予以遏制，美國真的就會走向更激烈的衝突甚至內戰」。川普阻止了「西方文明的自虐、自殘與慢性自殺」，「讓美國文明重振自信、重現輝煌」。為此，他希望川普「能幹滿八年，甚至還能讓他這一派人繼續幹一段時間」[42]。蕭功秦也談到一個美國「白左教授」到他家，他向對方表達了未來美國黑人數量超過了白人之後怎麼辦的擔憂[43]。我在另外一篇文章裡也提到許紀霖教授在所謂「白左」問題上的曖昧，如果不是批判的話[44]。

孫立平和郭于華對川普本人以及他進攻所謂的「政治正確」也讚譽有加。孫立平說「伴隨著這樣一場衝擊，美國的社會和思想文化可能正在發生一場深刻的變革。而這場變革，對於美國未來的走

40　借自 Yao Lin, "Beaconism and the Trumpian Metamorphosis of Chinese Liberal Intellectuals," *Journal of Contemporary China*, 2020。

41　同上，頁4-5。

42　叢日雲，2018年8月29日在錢滿素教授《文明給誰看》新書發布會上的發言：〈川普反對什麼樣的多元主義？〉

43　郭松民，〈對蕭功秦教授「臣妾種族主義」的心理分析〉2020/6/19。

44　郝志東，〈「川普化」的中國知識分子懟美國的「白左」和「政治正確」：從所謂的「美國文革」談起〉，刪節版2020年7月1日發表於FT中文網，標題為「『川普化』的中國知識分子與他們眼中的『白左』」；加長版7月2日發表於中美印象網，題目為「說說美國的『文革』和中國知識分子的『川普化』」。

向，甚至對整個世界格局的演變，都會有著至關重要的影響」。「這件事情非常類似於中國在改革開放初期那場衝破思想禁錮的思想解放運動」。這件事情對美國這個「整個世界文明的重要的、甚至是唯一的引導者」來說，是至關重要的事情。打破「政治正確」的「思想禁忌」「將會決定一個國家的命運，決定著未來世界的格局」[45]。林垚在前引文章中轉述郭于華批判自由派知識分子說，「西左中左都一口咬定川普是流氓，其實他們造謠生事、醜化潑汙川普的話語和行為暴露了他們才是真流氓！」

美國國內的反對員警暴力和種族主義的運動，在很多海內外中國知識分子眼裡，是在搞「文革」，並且發出了一片撻伐之聲。何清漣說，「用Defund Police將各州員警手腳捆住之後，各種毀壞美國歷史文物尤其是建國及南北戰爭時期雕像的暴行在美國大行其道」。「美國文革本輪『破四舊』，目的是為了重構美國歷史，將殖民主義歷史改寫為以黑人為主的歷史敘事」。她說「趁著黑命貴運動掀起的政治正確新浪潮，美國文革瘋鬧進入高潮」[46]。他們和川普一起，堅決反對這次運動。

中國商務部國際貿易經濟合作研究院研究員梅新育說，美國目前這場運動是「對美國、乃至整個西方文明和國家認同的攻擊，對文明、進步和基本道義的攻擊」，是「震撼當前國際社會的重大事件」[47]。我們在開場白中也提到了隋牧青律師和郭于華教授對美國

45　孫立平，〈整個世界可能都忽視了這個信號：談川普對政治正確的衝擊〉，《立平觀察》，2019年5月25日。

46　何清漣，〈移除歷史的美國「破四舊」、禁書──美國文革正在進行時（2）〉，《上報》，2020年6月18日。

47　梅新育，為重發〈奧巴馬的美國夢是美夢還是噩夢？〉一文所寫的前言。見《梅新育論衡》，2020年6月18日。

反對員警暴力與種族歧視運動的類似的激烈的、負面的反應。

　　上述支持川普批判美國目前這場社會運動的人也遭到了其他一些知識分子的反駁。同為自由派、身在瑞典的茉莉兩年前就反駁了孫立平關於川普代表了基督教價值觀的看法。孫立平說，「不要忘了他現在是一種以宗教為基礎的價值觀的承載者。在川普的身上，以宗教為基礎的價值觀因素遠在政治意識形態之上」。但是茉莉卻說，「川普是上帝所厭惡的人。例如《箴言》所說耶和華所憎惡的七樣，其中有『高傲的眼，撒謊的舌』很適合川普。真正的基督徒必然以川普為恥。布希總統父子說：川普代表他們所憎惡的一切。現任天主教教宗也說川普缺乏基督精神」[48]。

　　身在國內的資中筠和張千帆也都撰文討論了對川普以及美國這場社會運動的看法。資中筠撰文批評川普上臺之後一直沒有走出競選專題，對前幾任政府的成績都一概否認，容不下任何批評意見，在抗疫過程中表現進退失據[49]。張千帆說「中國人也很關心佛洛德事件，其中有官宣的不懷好意、幸災樂禍，也有民間的種族歧視情緒」。「可悲的是，不少對中國體制持批判態度的自由派也是種族主義者」[50]。這和身在美國的林垚和身在英國的張晨晨的批評是一樣的。他（她）們都認為對川普的支持與對美國這場社會運動的批判都有種族主義和社會達爾文主義的影響[51]。

---

48 茉莉，〈孫立平和羅曼·羅蘭，不同方向的朝聖〉，美國華人網，2018年5月27日。

49 前引資中筠，「妄議美國」。

50 張千帆，〈種族平等：美國憲政的原罪、救贖與短板〉，《民主中國》，2020年6月19日。

51 張晨晨，"The Curious Rise of the 'White Left' as a Chinese Internet Insult," *Open Democracy*, 2017。

在美國問題上中國知識分子的政治角色與倫理困境

知識分子的專業角色及其倫理困境

我們首先來看知識分子的專業角色及其倫理困境。我們在前面討論知識分子角色時談到，知識分子首要的特點是其專業性，沒有了專業性，也就沒有了知識分子。另外我們還談到知識分子的專業性是建立在科學主義的意識形態基礎上的。科學性要求知識分子站在客觀的立場上來研究問題、認識問題。用事實來說話，用邏輯來推理。那麼在川普問題上和美國政治問題上，知識分子的專業性會要求他們做什麼、不做什麼呢？

在對川普的認識上，我們在上面已經引用了資中筠對他的評價。我在另外一篇文章裡也總結了川普在抗疫問題上領導力的問題。一共有八點：1. 無視事實、言過其實；2. 鄙視科學、不負責任；3. 任人唯親，將和自己意見不同的人解僱掉，只留下聽話的官員；4. 唯我獨尊，輕視或者沒有能力與其他國家合作，在政府各部門之間以及聯邦與各州之間的合作問題上，也是唯我獨尊；5. 大疫當前，政治掛帥；6. 轉移視線、推卸責任；7. 文過飾非；8. 缺乏同情心、人性[52]。所有這些評價都是有事實根據的，但是在郭于華等擁護川普的人看來，或許都是對川普的汙名化。在這裡，講事實、講邏輯，不是知識分子專業精神所要求的嗎？

下面再舉幾個例子。劉軍寧在2020年7月7日的微信了轉發了代表美國民主黨和共和黨的13條立場對比：多元化種族配額／教育權利平等；大麻合法化／反對大麻合法化；支持墮胎／反對墮胎；社

52　郝志東，〈領導力卓越低劣，老百姓生死存亡〉，原載於澳門《訊報》，2020年6月4日B6版，後轉載於《中美印象》2020年6月4日。

會主義／資本主義；無信念信仰／信念信仰；大政府主義／小政府
主張；同性婚姻／男女結合婚姻；全面禁槍／反對禁槍；增稅／減
稅；接受非法移民／接受合法移民；隨意冒名投票／有ID才可投
票；完全開放邊境／加強邊境執法；奧巴馬醫保／反對奧巴馬醫保。
前者代表民主黨，後者代表共和黨。他問，如果你在美國參加大選，
你投哪一邊？

　　但是幾乎所有這些對民主黨立場的描述，除了奧巴馬醫保之
外，其他都不符合事實。比如持社會主義觀點的人，在民主黨內不
是主流，所以拜登才在初選中勝出。而且桑德斯的那個社會主義是
民主社會主義，或者社會民主主義，和中國的社會主義風馬牛不相
及。民主黨的所謂禁槍是指大型攻擊性武器，即軍事上那種大型殺
傷性武器。也沒有人會傻到主張冒名投票。顯然劉軍寧對民主黨的
描述完全不顧事實，是共和黨的宣傳手段而已。這已經不是一個知
識分子的專業角色而是有機於共和黨的角色了。

　　此外，任何一個嚴肅的學者都不會否認，員警暴力和種族歧視
仍然是美國非常嚴重的問題。資中筠、張千帆、林垚等人都在自己
的文章裡詳細闡述了美國員警暴力或者種族歧視的歷史[53]。這些都
是負責任的、建立在研究基礎上的、客觀的事實。但是還是有很多
知識分子卻置這些事實於不顧，反而在批判這場反對員警暴力、反
對種族歧視的運動是對西方文明的挑戰。廖亦武便在6月23日的一篇
轉發的推文裡批判滕彪（另外一位流浪海外的民運人士，現在紐約
的一所大學兼職，在國內時是維權律師）說，

53　林垚，〈司法種族主義、員警暴力與抗議中的暴力〉，2020年6月
　　24日；〈問答兩則：移除羅伯特·李雕像對美國是利是弊？要移除
　　李雕像，就得一併移除華盛頓雕像嗎？〉，2017年8月24日。

　　你對黑人歷史一無所知，你對現狀也胡說八道。【黑人】都他
　媽的當大爺【被】供起來了，有歧視奧巴馬怎麼當總統了？那
　麼多黑人怎麼當議員、法官、內閣部長、將軍……？那麼多半
　文盲黑人怎麼進藤校了？還歧視呢！

但是這些話，無論是事實還是邏輯，都經不起考驗。這無疑又是對
知識分子專業性的一大質疑。

　　我們在前面引述了何清漣的評論。她說「用Defund Police將各
州員警手腳捆住之後，各種毀壞美國歷史文物尤其是建國及南北戰
爭時期雕像的暴行在美國大行其道」。其實Defund Police只是一個
口號，還沒有實施，所以不可能是先捆住員警手腳，然後毀壞文物。
她說的「美國文革本輪『破四舊』，目地是為了重構美國歷史，將
殖民主義歷史改寫為以黑人為主的歷史敘事」。這是沒有任何根據
的判斷，也是根本不可能發生的事情。

　　我在那篇關於川普化知識分子的文章中指出，即使是支持現在
的社會運動、批判川普的知識分子，也需要遵守專業原則的問題。
我說資先生對民主黨和共和黨、左派和右派各打五十大板也失之公
允。她批評民主黨「反對現政府」，但是她沒有說哪裡反錯了。況
且在野黨就是要和執政黨叫板的呀。人們針對的是員警暴力和種族
歧視，這不僅是佛洛德一個人的問題，不是「把罪犯樹成英雄」的
問題，也不是黨派問題，人們對員警暴力的反感是跨黨派、跨族群
的。根據一個調查，在6月份的一個週末，紐約參加遊行的人61%是
白人，華盛頓則是65%，洛杉磯是53%。在另外一個全國性的調查

中，71%的白人認為，種族主義和種族歧視是美國的一個大問題[54]。資先生批評說人們藉此「煽起對現政府，特別是要競選連任的總統不滿」則未免與事實不符。

還有一個事實問題。張千帆教授所說的「下跪」並不是中文意義上的「雙膝下跪」，不是認罪或者祈求什麼東西，而是「單膝跪地」，表示對員警暴力和種族主義的抗議，尤其是在運動場上唱國歌的時候這樣做。這是一個極端嚴肅的行為，之前被川普批判為不愛國，同時會有嚴重後果，例如一位橄欖球明星卡佩尼克為此行為丟掉了自己的工作，不是一個一般意義上的「行為藝術」。

可見在美國問題上，或者在中國問題上，無論是支持川普派還是反對川普派，無論是什麼政治立場，都需要堅守專業主義的原則，擺事實、講邏輯。專業性知識分子角色的倫理困境，這時已經不是我們在前面討論的，尷尬地站在人行道上觀看歷史車輪的前進而自己卻無能為力的問題了，而是還要不要自己賴以生存的科學主義的問題了。沒有了科學主義，沒有了對事實的追尋，沒有了邏輯的推理，那麼知識分子就放棄了自己的專業角色，放棄了自己的立業之本。這才是最危險的。失掉自己的立業之本，失去社會的信任，也就失去了自己的人格。這是專業知識分子角色所面臨的一個最大的倫理困境。

知識分子的有機角色及其倫理困境

但是為什麼有的知識分子仍然置事實於不顧，一味地堅持漠視美國員警暴力、種族主義的事實，仍然力挺川普，反對現在的社會

---

54 見《紐約時報》，Amy Harmon and Sabrina Tavernise, "One Big Difference about George Floyd Protests: Many White Faces," 2020/6/12。

運動呢？廖亦武的下面幾段話可以幫助我們認識這個問題。他在6月18日貼在臉書上的一篇文章裡說，

> 支持川普打中的人，誰不知道川普有鬼，不見得可靠。誰不知道他那張嘴，賤到管不住。誰不知道，他為了勝選，無所不用其極呢？我們從來就只認為川普是打中的好工具，不是把他當雷根一樣的崇拜……。

> 反中陣營就只有川普這匹馬，只能一路押到底。

> 要趁現在川普、共和黨、和美國的利益，通通一致在反中的時候，打下堅固的基礎，不要再偏離了軌道。

他在6月20日貼在臉書上的一篇文章裡說，

> 川普政府對共軍顛覆性最強——誰對共軍顛覆性最強，我就支持誰——這跟個人好惡無關。

曹長青在他7月17日的推特文裡也說，只有川普「這樣強勢」才能「遏阻中共等邪惡在全球的擴張」。廖亦武和曹長青在這裡闡明的是有機知識分子的現實主義倫理，也即為了達到一個自己認為好的目的而不擇手段，為了打鬼借助鍾馗。這也正是劉瑜所說的，歐美左轉會出現拉丁美洲化的問題，所以川普當選即使是惡也是必要的惡。

只不過他們的有機，是有機於一個社會運動，即中國的民主運動，而不是有機於一個政權，像我們在前面討論的那樣。其實叢日

雲、郭于華他（她）們這樣的自由派知識分子也應該是有機於這樣一個運動吧。

但是另外一些民族主義和國家主義的知識分子，卻是從國家政權的立場上出發來支持川普，反對目前美國的社會運動的。自稱為「堅定的民族主義者」、「作為一個初中便閱讀了全套線裝《史記》和《隋書》的老資格歷史愛好者」的梅新育在前引文章中說，「作為中國人，我絕不容許當前美國這種正常價值觀顛倒、文化傳統和國家認同被堂而皇之摧毀的事情發生在中國」。他「深信華夏文明的優越和深厚潛力」。類似他這樣的知識分子們醉心於「大國崛起」、文明復興，希望輸出「中國模式」，從而坐到「世界霸主」的寶位，至少和美國平起平坐。

他們怕國內異議的聲音，怕到連廣州美國總領館搞一個「黑人的命也是命」的講座，都要出動官媒批判。《環球時報》發文說美領館在「搞事情！」《觀察者網》發文說活動的組織者不懷好意，「企圖藉機挑撥中非友好關係」。另外南京大學國際關係研究院院長朱鋒對美國之音表示：「美國廣州總領事館的這個活動當然很有意思，但至少目前這種情況下，疫情下，各個國家都需要避免引起這種異議情緒上升，這是一個我們需要面對的共同警惕的任務。」[55]

反對任何異議，維持社會穩定，是他們看一切事情的出發點。所以民族主義、國家主義的知識分子支持川普，反對美國現在的社會運動也是一個有機於國家權力的知識分子的題中應有之義。其實依靠川普把美國搞亂，把美國從「世界霸主」的地位上拉下來，中國即可趁虛而入，這也是民族主義者和國家主義者們心裡的盤算。

55　申華，〈美廣州總領館舉辦講座被批「搞事情」〉，美國之音中文網，2020年7月20日。

　　不過中國革命的經驗告訴我們，無論是自由主義、民主主義的知識分子，還是國家主義、民族主義的知識分子，為了一個他們認為好的目的而採用了在倫理上有問題的手段時，他們就變成了有機知識分子，而且用這種手段來實現他們美好目的可能性是很小的。就如革命使用了暴力，其後果是更多的暴力。美好的社會並沒有出現，出現的是一個更邪惡的社會。

　　而且在與魔共舞的時候，很難防止自己也變成了魔鬼。如前所述，他們的批判性話語文化使得他們認為自己真理在握，而且只有自己的「真理」才是真理。這就導致了古爾德那所說的「對人的麻木，對人的情感和反應的漠然，使人和人之間失去了互信的基礎」，「新的理性可能地矛盾導致新的黑暗在正午出現」。

　　依靠川普幫助中國實現民主化，無異於緣木求魚。最近出版的原美國國家安全顧問博爾頓的回憶錄揭示，川普對中國的民主、人權，甚至公平貿易，基本沒有興趣。他所關心的主要是自己的政治利益，即下屆能否連任。滕彪說將希望寄託在川普身上，是所託非人，把敵人的敵人看作是自己的朋友，是幼稚的看法[56]。美國的民主體制也是問題多多。就像好多知識分子對中國革命、對毛澤東的失望一樣，他們對川普最終也會失望的。而且由此引發的或許是更多的鎮壓，正如在我們在香港見到的那樣「攬炒」的結果[57]。這是有機型知識分子的倫理困境。

56　BBC中文網，〈BBC採訪「川普中文同步推」主創：探求海外異見者力挺川普的原因〉，2019年7月28日。

57　郝志東，〈對比美國和香港的社會運動與暴力〉，澳門《訊報》，2020年6月11日；也轉載於《中美印象》。

知識分子的批判性角色及其倫理困境

如前所述，像郭于華、孫立平、劉瑜這樣的知識分子，在國內都是為底層老百姓的利益呼籲、對國家制度的批判都非常犀利、竭力主張民主自由的人士，是著名的自由派知識分子。廖亦武是著名的詩人，1989年民主運動的參與者，並且因此坐牢四年，最後不得不流亡海外。他出版書籍表達了對底層人物、對社會的邊緣人、對少數民族境況的同情與關注。從邏輯上講，如果一個人關心自己國家的底層人士，也會關注並同情其他國家比如美國的底層人士。但是在這些自由派知識分子身上，這個特點並不明顯。

從我們前面討論的批判型知識分子的行為與倫理上來講，他們本來要堅持道德主義的倫理，呼籲族群平等，對不公不義進行不屈不撓的鬥爭，讓抗議不公的火焰持久燃燒。那麼在川普問題上，在美國人反對員警暴力、種族歧視的問題上不也應該是這樣嗎？如果不是的話，是否可以至少說明他們在道德倫理上陷入了一個困境？另一位批判型知識分子艾曉明也說[58]，

> 你一個被邊緣化的、受排斥和政治、文化壓迫的弱者，不反種族主義卻支持強權，我搞不懂這啥邏輯啊。不正是主流文化（制度性的）種族主義、白人優越、強權至上、社會達爾文主義的投射嗎？

茉莉在和孫立平商榷的一篇文章中說[59]，

---

58 艾曉明對朋友說她「哈哈，原來你是白左」的回應。個人收藏。
59 茉莉，〈孫立平和羅曼·羅蘭，不同方向的朝聖〉，美國華人網，2018年5月27日。

人權在全世界範圍裡倒退，與川普上臺有很大的關係。孫教授不會不知道，川普上臺後撕毀了多少國際協議，破壞了多少國際規則，對貧窮國家以及移民有多少歧視與謾罵。二戰後西方建立了新的人文價值觀，例如平等人權、環境保護、反對一切形式的歧視等理念，美國前總統羅斯福所建立的戰後世界秩序，這些全都被川普棄之如敝履。對此，孫教授似乎視而不見。

這和他們藉以立身的自由主義、普世價值也是嚴重衝突的。正如周保松所說，

> 自由主義的基本理念，是每個人都是獨立自主的個體，各有自己的目標和理想，國家的首要責任，是確保每個公民享有一系列基本權利和自由，包括人身自由、言論和思想自由、集會和結社自由、參與政治的權利和擁有私產的權利等，從而容許每個人能活出自己想過的人生。[60]

　　儘管批判型知識分子的這個困境和站在人行道上看著歷史的車輪向前推進自己卻無能為力的困境相比不太一樣，但是畢竟也是困境，一種自相矛盾的困境，在邏輯上無法自洽的困境。如果是像茉莉說的那樣，中國的自由派陷入了極右的誤區，甚至到了接近新納粹的地步，搞中國傳統中的「強人崇拜」、大漢族主義、歧視弱勢民族、歧視女性和美國的極右派相似，那麼，問題就會變得更加嚴

60　錢永祥、劉擎、周濂、周保松，〈自由主義與愛國主義〉。2020年7月5日線上講座整理稿。

重[61]。

如上所述，作為有機於一個運動的知識分子有可能使他們稍微擺脫一些這個困境，但是他們於是又陷入了我們在上面所說的有機型知識分子的現實主義倫理的困境。或許陷入一個一個的困境，並且試圖從中擺脫出來，正是知識分子們尋找自己的認同、尋找發揮自己作用的過程。這是他們的宿命。

當然一個邏輯上能夠自洽的批判型知識分子，比如我們上面舉例的資中筠和張千帆，也無法避免自己在現實面前無能為力的困境。只是他們的困擾可能會稍微少一些而已。所以如何將現實主義倫理和道德倫理結合起來，既能達到好的目的，又盡量減少對不道德手段的使用，的確是一個難題，是一個真正的政治家必須做到的事情，也是知識分子們應該努力的目標。

結論：知識分子政治角色對中國未來發展的影響

中國人注定是一個多災多難的民族。從100多年前帝制結束之後軍閥混戰、抗日戰爭、國共內戰、中共的各種政治運動，不一而足。其間千百萬人喪生，生靈塗炭，哀嚎遍野。文革結束，改革開放也一波三折，從鄧胡趙到江朱、胡溫，再到今天的習近平定於一尊，似乎又要走回到毛的老路。人們經歷了希望、失望和絕望，再希望，再失望，再絕望的循環。其間知識分子扮演了各種不同的角色，專業、有機、批判等等，即使在今天，他們也還在扮演著這些角色。

這篇文章總結了知識分子們所扮演的這些政治角色，並且分析

61　見茉莉，〈孫立平和羅曼・羅蘭，不同方向的朝聖〉，美國華人網，
　　2018年5月27日。

了這些角色背後的意識形態和倫理的基礎及其倫理困境。在當代中國儘管大多數知識分子都在扮演專業和有機於國家和政府的角色，但是他們還是有扮演批判角色的潛能，而且他們有時候也會扮演批判的角色，也即我在文章裡所討論的角色的重疊。這是知識分子的意識形態基礎所決定的。儘管扮演典型批判型知識分子角色的人數很少，但是也不乏其人，歷來如此。

不過無論他們扮演什麼角色，都面臨著和自己角色相關的倫理困境。他們的專業角色和批判角色或許使他們能夠站在某種道德的高地上，奉行道德主義倫理，感覺到真理在握。但是他們卻無法直接左右歷史車輪前進的方向。他們的有機角色，或許可以使他們靠近權力，或者靠近某個政治或者社會運動，影響權力的運作。但是他們畢竟不是權力的持有者。他們奉行現實主義倫理，與魔共舞，更有很多風險在裡面。況且自己使用有倫理問題的手段，很少能夠達到自己的理想目標，就像參加了中國革命的那些知識分子們所經歷的那樣。

在美國政治問題上，他們的專業角色要求他們將自己的分析建立在事實基礎之上，他們的有機角色要求他們注意不要在與魔共舞的時候，自己也變成了魔鬼或者被魔鬼所吞噬。他們的批判角色則要求他們堅守自由主義和普世價值的立場，防止種族主義和社會達爾文主義的陷阱。

如果扮演一個對中國民主運動的有機角色，支持川普對華高壓，關閉休斯頓中國駐美領館或者更多的領事館，驅逐其外交官，繼續和中國打貿易戰，冷戰，甚至熱戰，能夠促進中國的民主化，那也值得。但是「攬炒」的可能性，冷戰、熱戰導致兩敗俱傷的可能性，會更大一些。如前所述，將道德主義倫理和現實主義倫理結合起來，以最小的代價取得最大的成功，是異常艱難的事情。

　　不過知識分子的不同角色卻又是社會進步所不可或缺的。他們的專業角色要求他們奉行科學主義，克服偏見、追求真相、追求真理。否則便是他們的失職。他們的批判角色要求他們站在自由主義、普世價值的立場上，為社會平等、政治平等發聲，無論是中國還是外國。否則也是失職。他們的有機角色使得他們可以接近權力或者社會運動去影響變革，但是他們面臨手段和目的如何能夠和諧的困境。儘管有各種倫理困境，知識分子們在克服這些困境的過程中，尋找扮演自己角色的最佳時機與方法。這就是他們的宿命。他們綜合起來的力量，就是推動社會前進的力量。

　　本文從目前中國知識分子在美國政治問題上的分化談起，分析了他們在中國問題和美國問題上所扮演的政治角色。希望這個分析能夠幫助他們認識自己的角色扮演，也幫助別人來認識這些人的角色扮演，進而推動中國的政治與社會變革。

　　郝志東，澳門大學榮休教授。最近著作有《生死存亡12年：山西省平定縣的抗戰、內戰與土改》（2021待出版）；《澳門歷史與社會》（英文，2020年第二版）；《危機中的學術自由：東亞、美國與澳洲的高等教育》（英文，合編2020年）；《十字路口的知識分子：中國知識工作者的政治變遷》（2019，譯自本人2003年同名英文書）等。

也談五四激進主義與「文革」的關係

陶東風

　　從1990年代初開始，對五四新文化運動的評價，在知識界和思想界發生了一些戲劇性的爭論，呈現共識的碎裂。郭若平2014年出版的專著《塑造與被塑造：「五四」闡釋與革命意識形態建構》[1]，

1　郭若平的「話語故事」概念類似舒衡哲先生所謂「寓言」。舒衡哲將五四的記憶史（所有關於五四的回憶和言說的總和）稱為「寓言化」（allegorization）的歷史。所謂「寓言化」即「將歷史作成批判現實的鏡子」。因為「隨著時間的推移，歷史的真相及其教訓已發生了變化。每代新人都因為他們自己的需要和抱負，為五四啟蒙運動創造了不同的意象。」這樣，「寓言（allegory）是指為了有明確目的來教育當代的記憶重建。」舒衡哲還引用了歷史學家路易士的觀點，認為關於五四的各種追憶的總和，是「一個共同體或國家的集體回憶，或者說國家的領導、詩人及賢人等，有選擇性地回憶某些事情，並視其為重要的事實和象徵。」從舒衡哲區分的五四記憶史的兩大來源，即「紀念」和「回憶」（前者是與重大政治事件相關聯的集體性活動，而後者則是個人性記憶），以及她對官方五四紀念意圖變遷的追溯，都可見出這種選擇性記憶的寓言本質（她甚至把五四天安門示威運動剛剛結束不到三個星期羅家倫寫的〈五四運動的精神〉視作關於五四的「第一個寓言」）。舒衡哲特別揭示了在1949年、1969年和1979年三個歷史關節點，知識分子必須使自己的五四回憶「適應中國政治生活中的決定性轉變」，是否忠於

以十年為單位把有關五四的「話語故事」分為四個版本：1979版、
1989版、1999版和2009版。這四種關於五四的話語故事或寓言雖然
也不乏內在的差異與緊張，但仍然不難發現其基本一致的話語型。
大體言之，1979版為思想解放寓言，走出「現代迷信」是其核心。
1989版是現代化寓言，其三大話語基石分別是：以民主與科學為精
髓的「理性主義」，傳統文化的「創造性轉化」，以及「馬克思主
義的現代形式」。從1990年初開始，激進主義、保守主義、自由主
義、民族主義等思潮紛紛登場競逐話語權，新啟蒙運動所建立的「脆
弱的同質性」業已解體。因此，從1999版開始，關於五四的寓言（話
語型）呈現分裂之勢。2009版的五四寓言更加劇了諸主義紛爭的局
面，但「民族復興」論題異軍突起，因為它呼應了新世紀「中華民
族偉大復興」的政治意識形態目標。在種種紛爭話題中，最缺乏共
識、最具挑戰性的一個話題或許就是：五四新文化運動與文革有「淵
源關係」嗎？前者應該為後者負責嗎？在什麼意義上可以肯定或否
定這種關係？抑或這種所謂的「關係」完全是一個偽問題？

一

　　依據現有資料，最早明確提出五四─文革「淵源」假說的，恰
恰是自由主義內部受到英國經驗主義、特別是哈耶克思想影響的學
者林毓生[2]。林毓生的《中國意識的危機》把五四的思想特徵概括為

────────

（續）──────────────

　　官方五四形象成為檢驗一個學者是否對黨忠誠的嚴峻考驗。見舒衡
　　哲，《中國啟蒙運動：知識分子與五四遺產》，劉京建譯（北京：
　　新星出版社，2007），頁287頁-298。

2　比如袁偉時就認為林毓生這本《中國意識的危機》是對五四激進主
　　義進行反思的開始。見袁偉時，〈回答對新文化運動的三大責難──

「借思想文化以解決問題」的「全盤反傳統主義」。在這本書的緒
論中，林毓生寫道：「二十世紀中國思想史的最顯著特徵之一，是
對中國傳統文化遺產堅決地全盤否定態度的出現與持續。」[3]他認
為，這種全盤否定傳統文化的激進態度可以追溯到五四時期，並一
直延續到「文革」結束前。林毓生堅信在中華人民共和國的歷史上
重新出現五四時代盛極一時的「文化革命」口號，且發展成1966-1976
年間非常激烈的文化大革命「決非偶然」，因為兩次文化革命的特
點，「都是要對傳統觀念和傳統價值採取嫉惡如仇、全盤否定的立
場」。兩者的「前提假設」也是一樣的，即「要進行意義深遠的政
治和社會改革，基本前提是要先使人的價值和人的精神整體地改
變」。接著林毓生闡釋了毛澤東的「文化革命」思想與馬克思、列
寧思想的差異性，以證明前者實際上是來自本土五四知識界的激進
思想[4]。在該書的結論部分，林毓生斷言：「毛澤東晚年竭力堅持的
文化革命的思想和激烈的反傳統與五四運動的激進遺風有緊密聯

（續）

　　獻給「五四」85周年〉，《探索與爭鳴》2004年第8期。順便指出，
　　林毓生本人即為哈耶克的學生。

3　林毓生此書之〈序〉為著名漢學家本傑明・史華茲所作，其中似亦
　　隱含類似假設：「在共產黨掌握政權以後，人們敏銳地覺察出中國
　　領導人的意識形態中有外國的根源，正是這種意識形態明確主張要
　　與過去的封建文化進行完全革命性的決裂。」這裡提到的是共產黨
　　的「革命性意識形態」而非明指文革與五四全盤反傳統主義之間的
　　聯繫，但從中可以推出的結論是：文革作為「革命性意識形態」的
　　極端化發展，應該也與五四的全盤反傳統主義有關。見林毓生，《中
　　國意識的危機：五四時期激烈的反傳統主義》，穆善培譯（貴陽：
　　貴州人民出版社，1986），頁2。這本書現在已有新的譯本，見林
　　毓生著，楊貞德等譯，《中國意識的危機：五四時期激烈的反傳統
　　主義》（台北：聯經出版公司，2020）。

4　林毓生，《中國意識的危機：五四時期激烈的反傳統主義》，頁2-3
　　頁、253。

繫。」[5]

　　在發表於2009年的〈魯迅國民性論述的深刻性、困境與實際後果〉一文中，林毓生繼續堅持自己的觀點，認為五四激進的反傳統思想對文革的發生有直接責任。文章以魯迅的《阿Q正傳》為例，認為它「影響非常大，使很多人對傳統產生了極強的二分法：傳統是壞的，中國要做激進、徹底的革命，把舊社會、舊文化傳統扔掉，最後到了文化大革命」。但與此同時，林毓生緊接著在括弧中對上述最後一句話進行了補充解釋：「文化大革命有很多種原因，但其中一個思想文化的原因，就是繼承了五四的激烈反傳統思想。」也就是說，林毓生似乎只認為文革的**思想文化**（而非其他）原因是五四的激進反傳統主義。在林毓生看來，這樣的反傳統產生了「自我毀滅的後果」。因為一方面，阿Q（比喻傳統中國）的病是思想病，所以要通過思想反思的方法加以解決；但另一方面，阿Q又如此病入膏肓，不可救藥，以至於完全失去了思想反思的能力[6]。林毓生認為，世界上沒有一個啟蒙運動是在徹底否定自己民族文化的前提下搞成功的，因此，「中國的啟蒙運動一開始就夭折了」。

　　必須指出的是，林毓生《中國意識的危機》一書（也包括上引這篇文章）重點在於分析五四的激進主義思想的內在結構，對於文革只是捎帶提及而已。換言之，雖然他對中國現代激進主義思想的分析是深入的，但關於這種激進主義思想如何導致了文革，他只是拋出了一個想法，並沒有具體、系統、深入的論證[7]；但這個只是捎

5　林毓生，《中國意識的危機：五四時期激烈的反傳統主義》。

6　林毓生，〈魯迅國民性論述的深刻性、困境與實際後果〉，《揚子江評論》2009年第1期。此文依據林毓生2008年11月7日在南京大學的演講整理。

7《中國意識的危機》的導言和結論中簡單提到了毛澤東對思想文化革

帶提及的「想法」的威力和後續效應依然不可小覷。如果說在《中國意識的危機》中文譯本初版的1986年[8]，由於當時語境的關係，關於五四—文革的淵源假說有點像空谷足音，難以產生很大影響，那麼到了1990年代，由於大陸思想界風氣的轉向，情況就大為不同了。

林毓生的言論首先啟發了王元化先生。王元化在1990年代初期開始反思五四時，基本上還持一種辯證立場。一方面，他明確地說：「海外有一些對五四進行反思的文章，把五四和六七十年代的文化大革命聯繫起來看，這我不同意。」因為兩者的性質是不同的：「五四運動是被壓迫者的運動，是向指揮刀進行反抗。文化大革命反過來，是按照指揮刀命令行事，打擊的對象則是手無寸鐵無反抗能力的被壓迫者。」但他同時又承認：雖然性質不同，兩者的思維方式卻是「可以比較的，甚至有相同之處」。在王元化看來，相同的思維方法「可以出現在立場觀點完全相反的人身上」[9]。他將五四新文化運動的思維方式歸為「意圖倫理」（立場決定一切）、「激進情緒」、「功利主義」、「庸俗進化論」四個方面。關於「激進情緒」，王元化解釋說：「我所說的激進主義，是指思想狂熱，見解偏激，

（續）

　　命的極大興趣，但這仍然不屬予在學理上詳細分析五四和「文革」
　　的繼承關係。

8　此書英文版出版於1979年，Yu-sheng Lin，*The Crisis of Chinese Consciousness: Radical Antitraditionalism in the May Fourth Era*（Madison, Wisc.，University of Wisconsin Press, 1979）；簡體中文版以《中國意識的危機：五四時期激烈的反傳統主義》為名於1986年出版，是「傳統與變革」叢書之一。同名繁體中文版於2020年由聯經出版。

9　王元化，〈對於五四的再認識答客問〉，《開放時代》1999年第3期。

喜愛暴力，趨向極端。」[10]換言之，王元化試圖把價值訴求與思維
方法剝離開來，堅持五四的基本價值訴求（比如自由、平等、民主），
但反對五四的思維方法，甚至認為它應該對文革負責。

　　林毓生和王元化雖然都反思了五四激進主義的「思維方法」，
但是很難將其簡單歸入反自由主義意義上的保守主義或新保守主義
陣營，因為他們仍然堅持自由、平等、民主、個性解放等啟蒙價值。
也許正是因為這個原因，持堅定自由主義立場的袁偉時先生在反駁
文革起源於五四的論調時這樣寫道：「多年來一些朋友一再否定新
文化運動，從認為它是無產階級文化大革命的起源，進而指斥思想
文化變革就是災難根源。這些朋友認同新文化運動宣導的自由法治
和民主、憲政，但反對它所推動的思想文化變革。」[11]這裡袁偉時
用了「朋友」（所指應該就是林毓生和王元化）的稱呼，顯然是將
之視作自由主義陣營的內部人（儘管觀點有分歧）。

　　同樣批評五四激進反傳統主義的杜維明的立場，似乎也介乎保
守主義和自由主義之間。一方面，他把全盤反傳統的「啟蒙心態」
視作現代中國的「宰制性意識形態」，並對之多有反思批評。杜維
明推崇把儒家價值普世化的日本道路，認為後者「調動自己的資源
面對西方的潮流做出有目的性有針對性的回應」。但另一方面，杜
維明對儒家並不採取抱殘守缺的態度[12]，對西方啟蒙價值也非一概
拒絕；相反，他提出了「儒家的西化」這個命題，即把西方啟蒙的

10　王元化，〈我對「五四」新文化運動的再認識〉，《炎黃春秋》1998
　　年第5期。

11　袁偉時，〈回答對新文化運動的三大責難——獻給「五四」85周年〉，
　　《探索與爭鳴》2004年第8期。

12　比如他認為保守派的「中學為體西學為用」流於空洞，成了保守者
　　的思想避難所，沒有發揮積極的作用。

核心價值（自由、理性、法律、人權等）「作為批判儒學內部反自由、反法律、反理性、反人權的那些因素的主要的精神武器」。只是杜維明覺得光是儒家的西化還不夠，還要進一步發展到「儒家的現代化」，即以「經過西化洗禮而存活下來仍然有生命力的儒家價值，促進當代中國的現代化。在這個奮鬥過程中發現了有一些儒家的核心價值不僅是普世價值，而且面對西方的啟蒙的核心價值而言，可以作出積極的貢獻」[13]。杜維明把儒家思想一分為二：和西方啟蒙普遍價值不相容的和相容的，揚棄前者而發揚後者。而他之所以在「西化」之外又提出「現代化」的命題，估計是為了引入「有生命力的儒家價值」而創造出不同於西方現代性的中國現代性。如果借用學術界近年來流行的一個術語，上述諸位先生的立場或許可以命名為保守自由主義。

二

　　但也有一些學者，比如黃萬盛、秋風等，其保守主義立場更多地走向了反啟蒙，他們不僅反對五四的激進主義思維方法，而且不再堅持乃至明確反對自由、個人權利等基本價值，也更加明確地把文革的原因追溯到五四。

　　和林毓生、杜維明一樣，黃萬盛也認為「沒有任何一個國家可以完全割裂自身的本土資源，僅僅依靠外來的因素，形成它的現代性」，而中國現代化的悲劇就在於徹底否定了自己的傳統資源。但黃萬盛的獨闢蹊徑之處在於，進一步將五四反傳統看作是導致1949年後「傳統資源匱乏」的原因。在思想方面，他把梁啟超的「新民」、

13　杜維明、黃萬盛，〈啟蒙的反思〉，《開放時代》2005年第3期。

譚嗣同的「新人」、魯迅的「改造國民性」直接與社會主義新中國
的「鬥私批修」、「破四舊」、「靈魂深處爆發革命」等思想改造
運動和新人培育計畫捆綁在一起,指責其導致整個民族全部捲入「思
想靈魂改造的文化大革命」。表面看黃萬盛也是在否定文革,但實
際上依照他的邏輯,要否定文革就必須進而否定五四新文化運動,
因為前者只是後者下的蛋。於是他就有了這樣的感歎:「令我難以
理解的是,人們在聲淚俱下地控訴文化大革命思想改造對人的精神
摧殘的同時,卻能夠津津有味地欣賞『改造國民性』的偉大意義」,

> 同樣令我難以理解的是,人們在批評文化大革命的同時,仍然
> 對「五四」寄託無限的未來希望,完全不願顧及這兩場思想文
> 化運動之間有什麼相互聯繫,甚至要捨近求遠地把法國大革命
> 當作中國文化大革命的源頭活水,而無視它自己的血緣脈絡,
> 這實在是荒謬得匪夷所思。[14]

　　在所謂「政治管理的本土資源」方面,黃萬盛將1949年後「採
用準軍事社會的社會組織方式導致對民間社會的消解與現代化的難
以實現」[15]看作是五四割裂傳統、徹底否定傳統中國管理經驗(比
如朝議廷諫的「公共決策機制」、通過文官制度限制皇權,等等)
導致的結局。這大概是把「文革」歸罪於五四新文化運動的最大膽
和最有想像力的觀點了。
　　遺憾的是,這樣的觀點大膽則大膽矣,但如欲令人信服卻無法
迴避下面的問題:意在把臣民培養成公民的「新民」思想和意在把

14　杜維明、黃萬盛,〈啟蒙的反思〉,《開放時代》2005年第3期。
15　杜維明、黃萬盛,〈啟蒙的反思〉,《開放時代》2005年第3期。

公民重新馴化成臣民的「思想改造」扯得上關係麼？難道1949年後的「準軍事社會」是引進西方啟蒙觀念，包括自由、平等、人權等的結果？是五四反傳統的結果？傳統中國既然有如此優秀的「管理經驗」和「民主傳統」可以促生自己的「現代性」，又怎麼會長期陷於專制制度而無法實現政治的民主化、現代化？遺憾的是，黃萬盛的文章對這些問題都沒有做出有說服力的論證。

　　而最為不可思議的是，黃萬盛認為在教育方面，五四時期的「廢舊學」「立新學」要對文革時期「再度把學校廢掉」的鬧劇負責（他好像不知道文革時期廢掉學校的理由恰恰是其所謂的「資產階級化」，也就是毛澤東說的「資產階級知識分子統治學校的現象再也不能繼續下去了」（1968年7月毛澤東〈對調查報告《從上海機床廠看培養技術工程人員的道路》和《人民日報》編者按的批語和修改〉）。而資產階級知識分子統治的學校當然屬於「新學」而非「舊學」，聲稱「這種動不動就把學校廢掉的做派，在中國歷史上是聞所未聞的，它完全是中國現代社會的創造發明，聯想到文革中所謂『大學還是要辦的，我這裡主要是指理工科大學還要辦』的最高指示，這和五四提倡的重視實學知識的教育模式有什麼不同呢？」[16]黃萬盛大約忘記了，民國時期的中國也是「現代社會」，卻沒有什麼「廢除學校」這樣的「創造發明」。把廢除學校視作「中國現代社會」的創造發明，其荒唐程度無異於說只有文革時期的中國社會才是「現代社會」。如果我們把文革時期與民國時期——包括國難空前深重、高等教育卻異常發達的西南聯大時期——分開，而不是籠而統之地稱之為「中國現代社會」，就會明白真正導致教育危機、導致「把教育與文化的傳統徹底割斷」的罪魁禍首是誰了。至於「大

16　杜維明、黃萬盛，〈啟蒙的反思〉，《開放時代》2005年第3期。

學還是要辦的,我這裡主要說的是理工科大學」與五四實業救國思潮的差別就更大了。不要忘記毛澤東這句話的後面還有更重要的部分:「……但是學制要縮短,教育要革命,要無產階級政治掛帥,要走上海機床廠從工人中培養技術人員的道路。」[17]毛澤東念茲在茲的不是人文知識與科技知識哪個重要,而是知識和教育的顏色(階級屬性)。這是一種民粹主義化了的階級學說。除非能夠證明五四實業救國思潮也具有明顯的無產階級屬性,證明實業救國論者心目中的技術人員都是清一色的工人階級出身,否則就不能說它和毛澤東的教育思想屬於同一模式。

蕭功秦對激進主義的批判似乎更加難以歸類(因此我要事先聲明一下把他放在這裡並不是非常合適)。蕭功秦的〈知識分子如何避免觀念的陷阱——從新文化運動的啟蒙理性到政治激進主義〉[18]一文開宗明義就聲言自己是「以一個保守主義者的視角,從經驗主義的立場」對五四新文化運動中的「激進主義作進一步的反思」。他同樣也將激進反傳統看作是延續至文化大革命的一脈相承的思維方式,認為1966年開始的「橫掃一切牛鬼蛇神」運動、「徹底砸爛舊世界」的「破四舊」運動,其「邏輯依據」就來自五四時期的激進反傳統,是激進反傳統主義者「文化自虐」的結果。作者認為這種激進反傳統的動力並不是意識到自己文明的局限和西方文明的先進(因為日本、土耳其等國家在現代化的開始階段也有這樣的認識,卻沒有發展出激進反傳統主義),而是浪漫主義的心態情感和進化

---

17 《建國以來毛澤東文稿》,第十二冊(北京:中央文獻出版社,1998),頁509。

18 蕭功秦,〈知識分子如何避免觀念的陷阱——從新文化運動的啟蒙理性到政治激進主義〉,《探索與爭鳴》2015年第11期。以下直接引用的蕭功秦的觀點均見此文,不再一一標注。

論的思想邏輯在作祟。前者使人在激進的破壞行為中體驗到「登仙般的飛揚感」，後者則「為拋棄傳統提供了完整的理論邏輯框架」。由於蕭功秦的文章經常在「理性主義」「啟蒙主義」「浪漫主義」「激進主義」等諸多概念之間跳躍，因此梳理他的思路並非易事。但大致而言，他的「保守主義」約等於「經驗主義」，他的「激進主義」或「激進反傳統主義」則差不多就是「建構主義」或「啟蒙理性」，是一種「以普世主義的『第一原理』為演繹依據，運用概念推演得出真知判斷的思考方式」。

所有這些範疇、觀念和說法都令人想起哈耶克（雖然蕭文中沒有一處出現哈耶克的名字）[19]。所謂「啟蒙理性」非常類似於哈耶克批判的那種片面誇大理性能力、自以為能夠設計出「理想社會」藍圖的建構理性主義（或曰「理性的濫用」；在哈耶克那裡，它相對於英國的經驗理性主義或進化理性主義）。但與哈耶克不同的是，蕭功秦進而把這種「啟蒙理性」分為右翼的個人本位的「西化自由主義」和左翼的工團主義、基爾特主義、安那其主義、暴力革命主張的平等世界論等等。蕭功秦不僅認為「《新青年》提倡的正是這種以西方個人主義為本位，以道德、倫理、政治與法律系統為準則的啟蒙理性」（這個論斷帶有明顯的批判意味），而且還斷言，「全盤西化論產生的對西方民主的建構主義的追求，以及文革的極左思潮對烏托邦極左世界的追求，都是右與左的建構理性的產物，它們也都是觀念的異化的歷史後果」。

疑問也在這裡暴露出來：蕭功秦所謂「右翼啟蒙理性主義」，與哈耶克一生誓死捍衛的個人主義的自由主義到底是什麼關係？就

---

19 順便指出，1990年代以降哈耶克思想在中國大陸的傳播與反思五四激進主義思潮之前的關係，是一個值得深入研究的重要課題。

我的閱讀而言，哈耶克從來沒有把個人主義的自由主義歸入他批判的建構主義或建構理性主義。建構主義在哈耶克那裡的現實所指是計畫體制（雖然其歷史源頭被追溯到笛卡爾、盧梭等），與之相對的則是「自發擴展的秩序」，也就是資本主義自由市場制度，其核心價值恰好就是個人本位的自由主義[20]。換言之，當蕭功秦把西方的資本主義民主制度、議會制度、中國的計畫體制、「窮過渡」的平均主義、文革極左思潮乃至波爾布特赤棉以大清洗製造「新人」統統歸入西方的啟蒙理性、建構理性在本土「水土不服」而導致災難的例子，都是「觀念陷阱」之罪過的時候，他所澄清的問題與暴露的問題一樣多。這樣的過度概括帶有誤導性。在我看來，西方的個人主義、民主制度在中國雖然不能簡單照搬，但其本身是一種代表人類文明方向的制度設計（而且並不能簡單地認為它是建構理性設計出來的），而波爾布特的極權主義卻代表了一種反人類的制度設計。

其次，蕭功秦對文革和五四激進主義之關係的處理也是倉促的。他寫道：

激進反傳統的思維方式以人們並不曾意識到的方式延續到文化大革命，1966年6月1日《人民日報》發表「橫掃一切牛鬼蛇神」的社論，支持紅衛兵的「橫掃一切」的「破四舊的革命行動，其邏輯論據就是「徹底砸爛舊世界」。文化大革命反傳統思潮

---

20 哈耶克也稱之為「個人主義」或「真正的個人主義」。參見哈耶克《個人主義與經濟秩序》，賈湛譯（北京：北京經濟學院出版社，1991）。當然，蕭功秦並沒有明確說他批判的右翼啟蒙理性（個人本位的自由主義）就是哈耶克的「自發擴展的秩序」，但是我認為他的文章邏輯上包含了這樣的意思。

的核心就是，包括所有「舊思想、舊文化、舊風俗、舊習慣」
在內的傳統，都是「封建主義的腐朽上層建築」，因而被統統
列入要打倒與掃蕩之列。

蕭功秦沒有對自己的此一斷言做進一步的申述，從上述文字
看，他所說的實際上是一種態度的同一性——全盤的、激進的反傳
統，但是完全忽視了五四反傳統與文革打砸搶在價值觀和目標方面
的分歧。「激進反傳統主義」完全變成了一種態度和思維方法，而
不問出於什麼目的和價值目標而反傳統，被反的傳統是什麼樣的傳
統，以及（也是更重要的）在什麼樣的制度框架下反傳統。**五四時
期的激進反傳統只是部分知識分子的思維方法（即使是非常流行的
思維方式），而文革的破四舊卻是一種制度化的、由最高權力發起、
被官方意識形態合法化的暴力行為**。由此導致的一個更根本的區別
是：五四激進知識分子雖然有「廢除漢字」「不讀中國書」等激憤
之言，但漢字實際上並沒有廢除，中國書也還照讀不誤，傳統文化
的研究更是取得了累累碩果（尤其是在1930年代）；而「文革」「破
四舊」的結果卻是大量古籍和文物**事實上**的灰飛煙滅。如果連這樣
的基本事實都視而不見，籠統的「激進反傳統主義」「建構理性主
義」又能說明什麼呢？

三

對於五四激進主義的批評一直都遭到來自不同陣營學者（大多
屬於但也不限於自由主義者）的反批評。有些人強調反傳統的激進
立場在當時有著具體的社會現實語境（比如袁世凱和張勳的復辟），
有些人認為激進反傳統主義並不能完全代表五四的時代精神，也有

人指出1949年後國家意識形態對五四的「重述」是一種選擇性的五四寓言，其中加入了對自身合法性的重塑企圖。還有人認為，即使承認儒家傳統文化是現代社會轉型的價值資源之一，但是這種資源並非是整全的，等等。下面擇其要者而述之。

　　針對五四激進主義來自西方的流行觀點，余英時在〈五四運動與中國傳統〉[21]一文中指出，反傳統思想不僅僅是西方文化衝擊的結果，同時也利用了傳統或本土資源，五四運動雖然以提倡新文化為主旨，但其中仍不可避免地夾雜有舊傳統的成分。新文化、新思想的宣導者如陳獨秀、胡適、錢玄同、魯迅等，都出身於中國舊傳統，於舊學問有相當的造詣和建樹。雖然他們之中許多人都曾出國留學，受到西方思想的衝擊，受到進化論、革命等源於西方的社會政治思想的刺激，但他們又在不知不覺中接受了其對中國傳統的解釋。他認為，五四知識分子打破偶像的反傳統精神本來就不僅僅來自西方，而且也源於康有為、章太炎等人。他們在反傳統、反禮教時最先求助的常常是傳統中的非正統或反正統源頭，因此，「五四與傳統之間是有著千絲萬縷的牽連的」。正因為傳統和五四的這種複雜關係，「五四以來的中國人儘管運用了無數新的外來觀念，可是他們所重建的文化秩序，也還沒有突破傳統的格局」。通過這些旁徵博引的辨析，余英時要告訴我們的是：五四啟蒙思潮與傳統文

21　余英時，〈五四運動與中國傳統（節錄）〉，《魯迅研究動態》1989年第4期。此文後收入余英時的《中國思想傳統的現代詮釋》（南京：江蘇人民出版社，1989）一書，並由江蘇人民出版社2003年重印出版；此書另有台北聯經出版事業公司1987年的版本；廣西師範大學出版社於2004年出版的《中國思想傳統及其現代變遷》（《余英時文集》第二卷）亦收入該文，該書另有廣西師範大學出版社2014年第2版。

化的關係並不像人們想像的那樣簡單。

　　保守主義者對五四啟蒙的質疑，不但難以被余英時這樣的對傳統文化多有倚重的學者接受，更引起原本就對傳統文化多持批判態度的自由主義者的反彈。李慎之20世紀80年代就提出了「重新點燃啟蒙火炬」的命題，認為「啟蒙就是以理性的精神打破幾千年來禁錮中國人思想的專制主義和蒙昧主義」，它的任務至今沒有完成。在李慎之看來，傳統文化雖然博大精深，但其核心是專制主義。他明確反對把五四激進主義說成是文化大革命的起因，認為文化大革命的起因恰恰應該到中國的歷史和傳統文化中去找（比如農民革命傳統），是啟蒙的不徹底導致了文革專制主義的大爆發，而不是相反。當然，李慎之並不認為五四的反傳統沒有任何不足，但這個「不足」與保守主義者的理解卻大異其趣。比如，他認為五四反傳統思潮只抓住了儒家卻放過了法家（這點在王元化和秦暉等人那裡得到了呼應），有些五四前賢不恰當地讚美太平天國農民革命等等。李慎之頗具深意地指出：「像文化大革命這樣重大的政治事件，必有其深厚的歷史原因，決不可能僅僅因為幾個知識分子在幾年內思想過激就能產生出來的。」[22]對此筆者深表贊同。

　　資中筠、袁偉時也多次撰文釐清五四與文革的區別。資中筠認為，把五四期間有人提出的「打倒孔家店」的口號，與五十多年後的「批林批孔」運動相附會，是極端簡單化的、以偏概全的說法。對五四反思中的另一種頗具影響力的說法，即認為五四受法國革命影響太大，而沒有引進英美模式的漸近改良，使激進思想占上風，終於導向追隨蘇俄十月革命的暴力模式，資中筠同樣認為其缺少仔

22　李慎之，〈重新點燃啟蒙的火炬——五四運動八十年祭〉，《開放時代》1999年第6期。

細分辨。這一點顯示了資先生與王元化、林毓生、高全喜等學者（他們的觀點雖然也有分歧，但都不同程度地持有自由主義立場）的分歧。她認為，在運動的主要力量、方向、客觀效果及追求真理的言論空間四方面，五四與文革都有天壤之別。五四運動的主要力量是知識分子，其方向是反傳統，客觀效果是無論在道德倫理還是在其他方面都有中西優勢互補的成果，言論空間也是自由、開放、多元的。與之相反，文革是由最高掌權者發動，全民被迫盲目追隨的聲勢浩大的造神運動；它的目的是為高層權力鬥爭服務，因而其方向是通過政治鬥爭甚至政治陰謀進一步走向專制；它的客觀效果是真正的文化斷裂，只剩下一部「紅寶書」和「八個樣板戲」；在追求真理的言論空間方面，文革時期流行的是思想專制和文字獄[23]。

早在2004年，在〈回答對新文化運動的三大責難——獻給「五四」85周年〉一文中，袁偉時就批駁了新文化運動是文革根源之說[24]。他認為，

「文化革命」的源頭是義和團運動，兩者的文化基礎都是迷信和排外，共同的手段是用暴力解決文化問題，踐踏文明，摧殘人的尊嚴和權利。至於新文化運動，繼承的是從文藝復興以來

23　資中筠，〈五四新文化運動的當代意義〉，《晚霞》2009年第10期。
24　所謂「三大責難」是：（1）新文化運動是激進主義的根源；（2）新文化運動主導思想是無政府主義。（3）新文化運動導致極端思潮氾濫和國民黨專制體系的建立。關於這三大責難的由來，袁偉時有這樣的解釋：「這些觀點的始作俑者是林毓生教授。去年（2011）林先生在香港城市大學重申舊說；今年（2012）2月23日朱學勤教授在鳳凰衛視世紀大講堂中承襲和發展了林先生的觀點。」（見〈回答對新文化運動的三大責難——獻給「五四」85周年〉，《探索與爭鳴》2004年第8期）。

的人文精神，其基本內涵是人的尊嚴和權利，相應的訴求是自由、民主、法治和理性；手段是自由討論。

關於最後一點，袁偉時特別強調地指出：「同一切思想文化討論一樣，人們可以輕而易舉地從支持新文化運動的各式人物的文章中找到各種錯誤觀點。但是，由於沒有政權和暴力介入，這類觀點通常不會損害社會秩序和侵犯其他公民的自由；而且在多數公民特別是知識階層日趨理性的狀況下，其市場也十分有限。」[25]也就是說，袁偉時（和李慎之一樣）認為：僅有一些偏激言論不能導致實際的文化專制結果，重要的不是有些人的觀點是否偏激（這是難以避免的），而是思想文化討論的制度環境（是不是自由平等理性，是不是被暴力和權力扭曲）。用他自己的表述，「海內外學者之所以會出現不應有的混淆，是因為不重視處理文化問題的不同方法（自由討論與強迫改造）的內涵。」[26]這個觀點在袁偉時於2010年發表的另一篇文章〈釐清新文化運動與五四愛國運動的基本問題〉中得到了重申。剛才說到，林毓生的《中國意識的危機》一書對借助思想變革解決社會政治問題的方法論持有強烈的懷疑，袁偉時則針鋒相對地肯定思想變革對於社會變革的促進作用，認為新文化運動代表的思想變革是「沒有權力和暴力介入的論爭」，是社會變遷的「催化劑和正常途徑」，與文革時期被權力和暴力綁架的所謂「思想革命」不可同日而語。他對「思想文化的革命必然帶來災難」，個性解放、改造國民性是「人民共和國成立後思想改造和文革時期『靈魂深處爆發革命』的根源」，「新文化運動是法國啟蒙的孽子」等

25　袁偉時，〈回答對新文化運動的三大責難——獻給「五四」85周年〉。
26　袁偉時，〈回答對新文化運動的三大責難——獻給「五四」85周年〉。

觀點或說法一一進行了反駁。關於反傳統，袁偉時認為五四只是摧毀了應該摧毀的傳統（比如三綱五常），同時，由於吸收了西方學術研究的方法和規範，傳統文化的研究實際上不但沒有消亡，而且被空前啟動[27]。這些持自由主義觀點的學者對文革與五四的異質性作了清醒的辨析與釐清，其出發點和歸結點是捍衛自由和個人權利，這兩點也的確抓住了自由主義的根本，體現了他們評價新文化運動的基本尺度。當然，有些針對具體人物言論的指責或許並非無可商榷。夏中義通過對王元化思想的洞燭幽微的考察，指出王元化五四反思是對主流版「五四定論」的雙重解構。首先是解構主流教材將狹義的、1919年爆發的五四運動冊封為中國現代史的源頭，認為它混淆了其與1915年開始的新文化啟蒙之間的異質界線；其次是通過區分以偏激言論為導向的「五四思潮」和以「個性解放」為旗幟的「五四精神」，解構了主流學術界對之的普遍混淆。夏中義認為，王元化「反思五四」之興趣所在，是「在對自身曾浸潤的、卻又被歷史與良知所證偽的左翼教旨作思想史嘔吐。」[28]這就避免了將所謂的「五四激進反傳統主義」的概念泛化。這樣的辨析對我們認識王元化思想的複雜性是有幫助的。

四

　　由於參與五四新文化運動爭論諸多人物都明顯受到了哈耶克的

27　袁偉時，〈釐清新文化運動與五四愛國運動的基本問題〉，《社會科學戰線》2010年第4期。

28　夏中義，〈林毓生與王元化「反思五四」——兼論王元化學案「內在理路」與「外緣影響」之關係〉，《清華大學學報（社會科學版）》2013年第4期。

影響，都援用哈耶克的理論來論證自己的觀點，因此回顧一下哈耶克對自由主義、保守主義和激進主義的辨析，或許是富有啟發意義的[29]。

　　哈耶克曾經特別撰文解釋「我為什麼不是一個保守主義者」，以防止「把自由的捍衛者」與「真正的保守主義者」混為一談[30]。哈耶克認為，「真正的」或「確切意義上的」保守主義是一種態度，是「一種反對急劇變革的正統態度」[31]。這個意義上的保守主義並沒有自己明確的目標和價值訴求，也不能提供實質性的替代選擇，而只能延緩變化──不管是朝向什麼方向的變化──的速度。換言之，保守主義的具體內涵取決於它所要反對或試圖拖延其發展的「急劇變革」到底是什麼。哈耶克別有深意地指出，「在社會主義興起之前，保守主義的對立面一直是自由主義」[32]。因為那時的自由主義就是「急劇變革」的力量，相應地，那個時候的保守主義是反自由主義的。因此，要想確定「保守主義」在特定時期特定國家的確切含義，必須先確定這個國家當時的主流現實和變化方向是什麼。如果主流現實是自由主義，那麼主張維持現狀的保守主義就幾乎等於自由主義；而如果主流現實是社會主義，那麼，保守主義者要保

29　非常有意思的是，在90年代以後的中國學界紅極一時的哈耶克，在被很多人奉為「保守主義者」的同時，也被很多人奉為「自由主義大師」。在此意義上閱讀哈耶克此文，別有意義。

30　參見哈耶克〈我為什麼不是一個保守主義者〉。此文作為「跋」收入哈耶克《自由秩序原理》（下），鄧正來譯（北京：生活・讀書・新知三聯書店，1997），頁187。值得指出的是，在哈耶克的著述中，「真正的保守主義」常常又被稱為「傳統上所理解的保守主義」「較為確切的保守主義」「嚴格意義上的保守主義」等等。

31　哈耶克，《自由秩序原理》（下），鄧正來譯，頁187。

32　哈耶克，《自由秩序原理》（下），鄧正來譯，頁188。

的就是社會主義。同樣道理，如果當時的變化方向是自由主義，那麼保守主義就接近反自由主義；如果變化方向是社會主義，保守主義就差不多等於自由主義。

上面的原則也適用於「激進主義」。如果我們把哈耶克說的「急劇變革」思潮視為「激進主義」，那麼，在考察激進主義時最關鍵的並不是變革的方式是不是激進，而是這種「激進變革」的方向和目標是什麼。如果目標是實現個人自由和憲政民主，那麼，反對它的理由可能有兩種：一是反對其過快的變化速度和暴力方式，但不反對其目標（中國20世紀90年代的思想界不乏這樣的「保守主義」，比如前面說到的王元化和林毓生）；另一種則不但反對其速度和方式，更在根本上否定其目標和方向，即反對自由本身，並試圖倒退到專制獨裁。

保守主義的這種特點決定了自由主義者對其的態度。對自由主義而言，首要的問題不是發展變化的速度，而是它的目標和方向（遺憾的是，很多簡單地把五四與文革相提並論的文章恰恰忽視了這點）。正如哈耶克說的：「自由主義者必須首先追問的，並不是我們應該發展得多快、多遠，而是我們應當向哪裡發展。」[33]在自由遭到窒息的地方，自由主義者必然選擇贊成變革乃至激進變革，同樣，在這樣的地方，保守主義則必然墮為專制獨裁的維護者。我們不能僅僅因為某種制度或文化是傳統而保之，也不能僅僅因為它是傳統而毀之，而要問這個傳統是不是自由傳統。「對自由主義來說，美國的那些制度之所以極具價值，主要不是因為它們已經確立久遠，也不是因為它們是美國的，而恰恰是因為它們符合自由主義者

---

33 哈耶克，《自由秩序原理》（下），鄧正來譯，頁189。

所珍視的理想。」[34]在一個建立了自由傳統的國家,自由主義和保守主義當然可能合流,因為堅守傳統就是保護自由。但是仍然必須指出,自由主義者之所以維護自由秩序,並不是因為它們已經存在,而是因為它們在價值上是可欲的。

相反,如果在「保守主義接受了大部分集體主義(在哈耶克那裡「集體主義」就是極權主義)的綱領」的地方,對自由主義與保守主義做出嚴格的區分卻是「絕對必要的」。在這樣的地方,自由主義必然與保守主義「交火」,而且這種交火必然採取「本質上激進的立場」。這就是說,在「集體主義」統治的地方,保守主義必然與自由主義相敵對,因為維護現狀就是維護集體主義。假設一個傳統的極權主義國家發生了以自由民主為目標和方向的激進變革,而保守主義者又不問其目標而只因其激進(暴力)方式而一概排斥,那就可能出現保守主義和極權主義的合流或聯盟。

這裡,「本質上激進」是一個非常重要的提法,「本質上激進」的意思是:新舊兩種社會制度和文化價值的差別是性質的差別,因此,變革也是性質的而不是數量的變化。與「本質上激進」相對的是形式上激進。比如,宮廷鬥爭中的篡權奪位、皇帝易主,很可能在方法、形式上看是暴力、激進的,但本質上卻不是激進的(因為新舊朝廷的制度和文化價值沒有根本改變)。同樣,1980年代末、1990年代初的東歐劇變從形式上看是和平的而不是暴力的,但這種變革卻是激進的,因為這些國家的社會制度及支撐它的意識形態發生了根本改變(在這個意義上它才是「劇變」)。

把哈耶克具有啟發性的觀察和辨析運用於五四新文化運動與文革的激進和保守之爭,重要的是在變化的速度、程度、方式等問題

34　哈耶克,《自由秩序原理》(下),鄧正來譯,頁190。

之外，提出一個更具根本性的問題：五四激進主義的變革方向和目標是不是個人自由？同樣，五四保守分子所捍衛的傳統是什麼樣的傳統？自由傳統還是專制傳統？相比於這個根本性的問題，變化方式、變化速度是次要的。運用這個標準，我們更可以問：五四激進主義和文革、激進主義共用一個同樣的目標和價值訴求嗎？而1990年代質疑「激進主義」的所謂「保守主義者」要保的又是什麼「傳統」？自由傳統還是專制傳統？古代儒家傳統還是當代「集體主義」傳統？即使是儒家傳統，又是儒家的哪個傳統（「三綱五常」還是「仁者愛人」）？

　　在比較五四和文革這樣重大社會思潮的時候，同樣重要的是不能只在所謂「思維方法」層面做文章，更不能把思維方法孤立出來，熱衷於其表面的相似性，或者談論其是否「激進」。與哈耶克分析的保守主義一樣，「激進主義」如果被當作一種抽象的、與特定變革方向、價值目標相脫離的思維方法，就變成了一種抽象的態度和情緒，一種要求激烈、決絕、迅速的求變衝動，至於朝向哪裡變？變的目的是什麼？等等，都是不清楚的。在這樣抽象的態度和情緒層面上把五四和文革等同起來並冠之以相同的「激進主義」名號，其學術和思想價值我是很懷疑的。

陶東風，廣州大學人文學院教授，主要從事文學理論、當代中國文藝思潮與文化研究，已經出版《當代中國的文化批評》、《新時期文學三十年》、《當代中國的文藝思潮與文化熱點》、《文化研究與政治批評的重建》等專著多部。

民族意識濫觴與民族主義歧途：
從德川到明治的思想轉型及其啓示

榮　劍

　　美國學者約翰・道爾在其《擁抱失敗》一書的開篇這樣寫道：「日本作為現代國家的興起令人震驚：更迅猛、更無畏、更成功。然而最終也比任何人能夠想像的更瘋狂、更危險、更具有自我毀滅性」[1]。事實上，這位美國學者觀察到的日本在二戰前後所發生的令人震驚的變化——從瘋狂的崛起到瘋狂的自我毀滅，在明治時代已經埋下種子了，甚至可以上溯到德川時代，在朱子學作為幕府官方意識形態的解體過程中，一種根深蒂固的民族主義情緒已經開始支配著日本思想向皇國史觀、日本主義和國家主義轉變。正是在這種思想轉型的軌道裡，日本從明治維新逐步走向了法西斯主義的思想及行動。總結日本從德川到明治的思想轉型及其後續影響，對於中國或許會有重大啟示。

一、從「脫亞入歐」到「脫歐返亞」

　　1840年中英鴉片戰爭被人們普遍視為中國近代史的開啟，同

1　[美] 約翰・道爾，《擁抱失敗：第二次世界大戰後的日本》，胡博譯（北京：生活・讀書・新知三聯書店，2008），頁1。

時，也被許多日本人視為日本從近世走向近代的一個轉捩點。日本史學家增田涉的看法是有代表性的，他認為：「鴉片戰爭是世界史的問題，至少是東洋歷史的大問題。在中國，認為鴉片戰爭的失敗，引起了『近代』的覺醒。對於我國也可以說，以鴉片戰爭為契機轉換了歷史大方向。」[2]增田涉在他的著作中記載了這樣一個事件：肩負與日本締結通商條約的美國使節哈里斯在安政四年（1857）到訪江戶時，在幕府將軍的首席老中（幕府最高行政官員）堀田正睦的府邸發表了六個小時的演說，最後特別強調，如果日本不實行開國政策，美國將效仿英國對付中國那樣從香港派遣軍艦到日本來，用火炮打開日本的國門。增田涉認為，這確實是「歷史上決定性的瞬間」[3]，日本朝野在震動之餘決定了向新時代邁進的決心。

　　如果說幕府末期在英美炮艦的壓力下，被迫從「勤王攘夷」的鎖國政策走向了開國政策，那麼，到了明治維新初期，明治政府選擇的則是一條主動開國的路線，從制度轉型、置產興業、文明開化、國民教育到社會生活各個領域，都採取了向西方學習的立場，日本由此進入了「鹿鳴館時代」[4]。但在新的時代氛圍中，日本並沒有成為一個西方式的國家。明治維新的主要任務是「王政復古」，一方面是重建天皇的中央集權，另一方面則是重建日本的民族精神。用宮崎市定的話來說，「隨著中央集權的明治政府的成立，勤王攘夷

2　[日]增田涉，《西學東漸與中國事情》，由其民、周啟乾譯（南京，江蘇人民出版社，2011），頁33。

3　同上書，頁35。

4　鹿鳴館是日本明治維新後在東京建的一所西洋風格的會館，是達官貴人們聚會的主要場所，代表著日本最西方化的生活方式和交際方式。

史觀馬上轉變為皇威發揚史觀、日本民族發展史觀」[5]。而就「日本民族發展史觀」而言，宮崎市定認為：

> 明治維新是日本民族的覺醒，其實也可以說是亞洲各民族覺醒的先驅。歐洲實現產業革命以後，勢力不斷向外伸張，亞洲逐漸淪為其殖民地；與之相拮抗的，是位於亞洲東端日本的覺醒，這種覺醒不久就擴展到了整個亞洲。從這一結果來看，明治維新也是世界歷史上的重大事件。[6]

從制度轉型來看，明治維新無疑具有雙重性質，就它所完成的王政復古、廢藩置縣、版籍奉還等措施來看，這是封建的幕府體制向中央集權的天皇體制的轉變；就它所完成的君主立憲、置產興業、文明開化、富國強兵等措施來看，這是近世社會向近代（現代）社會的轉變。明治時代圍繞著這兩個轉變所展開的思想啟蒙、政治實驗、黨派鬥爭和各種風雲人物前仆後繼的表演，以及繁蕪複雜的世界形勢和東亞形勢的變化，實際上始終貫穿著兩條主線，那就是宮崎市定所提到的皇權史觀和民族史觀。皇權史觀的集大成主要體現在明治憲法中，該憲法賦予了天皇至高無上的權力，這個權力最後導向了一種「絕對國家主義體制」（丸山真男語）。而民族史觀則在持續支持皇權史觀的漫長時間裡，衍生出它的各種理論形態，從日本主義到亞洲主義再到大亞洲主義，以及關於東亞主義和大東亞主義的各種敘事，並且在民族史觀不斷甚囂塵上的時代氛圍中，湧

5　[日]宮崎市定，《日出之國與日沒之國》，張學鋒、馬雲超譯（上海：上海古籍出版社，2018），頁186。

6　同上書，頁185。

現出民族主義的各種組織,比如玄洋社、黑龍會、老壯會、經綸學盟等。

　　基於皇權史觀和民族史觀的演變來觀察明治維新的思想轉型及其對制度轉型的影響,大致可以作出一個判斷:明治維新的思想演進並不是單向直行的,而毋寧是一個雙向反復的過程,我把這個過程稱之為從「脫亞入歐」到「脫歐返亞」。

　　「脫亞入歐」論的主要代表人物非福澤諭吉莫屬,他在明治十八年(1885年)三月十六日的《時事新報》上,以〈脫亞論〉為題撰文,明確指出:「朝野無別,採擇西洋今世之文明,擺脫舊套,開全新之機軸於亞細亞,其主義唯『脫亞』兩字。日本地處亞細亞東部,而其精神深處,業已擺脫亞洲固陋,朝向西洋發展」[7]。福澤的主張非常明確,毫不含糊,脫亞就是入歐,脫亞和入歐如同一枚硬幣的兩面,不可分割。他在自傳裡曾寫道:「我在日本竭力提倡洋學,定要使日本變成一個文明富強的西式國家,因此使慶應義塾成為西洋文明的嚮導,宛如西洋文明的東道主,一手包辦西洋文明制度的買賣,或是洋學在日本的特別代理人」。他還說:「我的目的不是教年輕人讀外文原著,而是使閉關自守的日本打開門戶,走向西方那樣的文明世界,最終富國強兵,躋身文明諸國」[8]。

　　事實上,在福澤諭吉公開提出「脫亞入歐」論之際,全盤西化的浪潮已經在日本全境形成了勢不可擋的局面,福澤的文章不過就

7　[日]福澤諭吉,〈脫亞論〉,《時事新報》明治十八年(1885)3月16日,轉載盛邦和,《亞洲認識》(上海:上海人民出版社,2019),頁109。

8　《福翁自傳》第十章、第十二章,轉引自[英]艾倫‧麥克法蘭,《福澤諭吉與現代世界的誕生》,周堅譯(深圳:深圳報業集團出版社,2019),頁96。

是像在熊熊的烈火上又澆上了一大桶油。明治維新前「蘭學」在日本的興起與普及，昭示著一個前所未有的「新學」的崛起，它對日本的「舊學」——從朱子學到古學再到國學，都構成了根本性的挑戰。明治維新確立的「五條御誓文」，將「求知識於世界，大振皇基」作為其中的一條，表明明治新政府在當時已經充分意識到學習西方新的知識對於振興皇國的基石性作用。

從「脫亞入歐」來看，「入歐」的方向性非常明確，那就是擁抱西方文明，在政治、經濟、軍事、科技、教育和社會生活各個領域，全面向西方學習。而就「脫亞」來說，方向性也是非常明確的，那就是脫離中國和朝鮮這樣的「東方惡友」，尤其是要脫離中國對日本已經持續了上千年的歷史影響。因此，福澤諭吉的「脫亞入歐」論既是全盤西化論，也是去中國中心論。作出這樣的理論定位，既符合日本自明治維新以來國家近代轉型的訴求，也滿足了日本從德川時代到明治時代日趨高漲的民族主義情緒。子安宣邦教授對此有精闢的概括，他認為：「日本的近代史也就是把東亞中的中國從日本的政治地理上或者從日本人的意識層面抹消的實驗過程」[9]。

從明治維新的實際進程來看，「脫亞入歐」論所取得實際效果是極其驚人的，在短短三十年的時間裡，日本從一個蕞爾小國迅速成長為一個東亞大國，並開始具有世界性影響。其標誌性事件是1894年的中日甲午戰爭和1905年的日俄戰爭，在這兩場戰爭中，日本一舉擊敗亞洲和歐洲的兩個老大帝國，不僅讓世界列強刮目相看，而且極大激發出日本的民族自豪感和民族主義情緒。福澤諭吉就是在中日甲午戰爭之後欣然地認為，他不需要再為國家的前途擔憂了，

9　[日]子安宣邦，《近代日本的亞洲觀》，趙京華譯（北京：生活‧讀書‧新知三聯書店，2019），頁2。

新日本的文明富強已經來臨，他以後只需要去討論道德和宇宙的哲學問題[10]。

然而，正是以中日甲午戰爭和日俄戰爭為轉振點，日本在其後的歷史進程中並沒有沿著「脫亞入歐」的路徑一直走下去。相反，發生了新的思想轉型，從歐美的立場又開始退回到亞洲的立場，對此，我謂之「脫歐返亞」。丸山真男教授在論述福澤諭吉的「脫亞入歐」論時曾認為，把維新以來到今天的現實歷史過程概括為「脫亞入歐」是否妥當，屬於近代日本的全盤性問題。丸山的質疑是：假如「脫亞入歐」真能象徵日本近代的根本動向，那麼，作為「大日本帝國」精神支柱的「國家神道」從明治時出現了全國性的組織化，到伴隨第二次世界大戰日本的失敗和盟軍的命令而被迫走向解體的歷史，難道能用「脫亞入歐」一詞來表現嗎?那個鑲嵌著濃厚儒教道德色彩的「教育敕語」（1890年頒布），究竟在什麼意義上屬於「脫亞」和「入歐」？隨著日中戰爭的擴大，新設的「國民祭日」（1939年9月起每月一天）被命名為「興亞奉公日」，而1941年以後，第二次世界大戰中日本所謂「聖戰」的思想根據，也正是所謂「大東亞共榮圈」的確立。在這樣的歷史動向中，哪裡有什麼「脫亞」意識和「入歐」意識？那些由「大日本帝國」高唱的「亞洲主義」不過是令人嗤笑的虛偽意識而已。這已經為歷史所證明[11]。基於上述質疑，丸山認為，把「脫亞入歐」視為福澤諭吉獨創的片語而大肆傳播，甚至被作為福澤思想的關鍵用語流傳於學界，進而波及一

10　參見艾爾伯特·克雷格，《明治時代民族主義的哲學奠基人福澤諭吉》，頁135，轉引自艾倫·麥克法蘭，《福澤諭吉與現代世界的誕生》，頁105。

11　參見[日]丸山真男，《福澤諭吉與日本近代化》，區建英譯（北京：北京師範大學出版社，2018），〈序言〉，頁7。

般的新聞出版界，會嚴重阻礙人們對福澤思想的客觀理解。

以丸山之見，明治維新以來的「脫亞入歐」進程是否可以被一筆勾銷了？或者說，需要對明治以來的思想轉型重新進行新的梳理或概括？以子安宣邦教授的看法為對照，「以西洋文明為本位的福澤文明論，同時也發現了作為否定性對象的東洋專制王國中國，而為近代日本設計了『脫亞入歐』的文明化路線」[12]。當把丸山和子安放在一起閱讀時，我們或許可以更加清晰地觀察到明治思想轉型的兩條相反路徑是如何形成的。而且，能夠促使我們進一步思考明治以來的思想轉型為什麼會有這種顛覆性的反復？回答這些問題，需要探討日本從德川以來直至明治時期的思想變遷。明治思想不是突如其來的，明治思想轉型及其變化有著從德川以來思想史的深刻邏輯。

二、德川朱子學解體過程中的民族意識

內藤湖南在〈日本文化的獨立〉一文中提出了一個關鍵性的問題：「日本文化到底最初是在什麼樣的狀態中發展起來的、又在什麼時候形成了真正日本的文化？」[13]這個問題與其說是文化發生學的問題，毋寧說是日本的自我認同、自我意識或民族意識如何生長以及何時生長起來的問題。而這個問題的實質，是日本文化或日本民族意識是如何以及何時從長達上千年的中國文化影響下獨立出來。

---

12 [日]子安宣邦，《近代日本的亞洲觀》，頁9。
13 [日]內藤湖南，《日本歷史與日本文化》（北京：商務印書館，2018），
　　頁104。

內藤湖南的弟子宮崎市定在他的《日出之國與日沒之處》一書中認為：「西方人和中國人動輒認為日本因靠近中國而被包含在中國式體制之中，不得不說這是一個極大的誤解。數千年以來，日本始終獨立於中國體制之外，保持著日本式體制，並且不斷地用日本式體制撼動著中國。」[14]宮崎市定這本著作的書名就是來源於推古天皇遣使隋朝觀見隋煬帝時所發出的問候：「日出處天子致日沒處天子，無恙」，這被宮崎市定視為是日本獨立於中國的一個重要標誌。他由此認為：「雖然東亞範圍內有時也有國家向中國要求平等，但都早已滅亡，只剩下日本數千年來始終維持著平等的精神，這就是日本式體制對於世界歷史的意義。」[15]

在宮崎市定卓越的史學見解中，是不是也不可避免地滲透著一種民族意識或民族主義情結？日本在中國隋唐時期連續數十次遣使中國，廣泛地向中國學習，是無可爭議的歷史事實，但日本由此建立起來的唐式律令制國家的確和中華帝國的治理模式有著重大差異，宮崎市定據此認為日本在那個時期已經獨立於中國，的確未嘗不可。問題就在於，地理和政治上的獨立是不是就意味著文化上的獨立？內藤湖南對這個問題的看法顯然要比他的弟子更為客觀一些，他認為大致在13世紀末至14世紀的日本南北朝時期，由於日本面臨社會革新的形勢，「以往一切皆墨守中國陳規的日本文化也面臨得以獨立的機遇。」[16]獨立的主要標誌是北畠親房於1339年編撰了六卷本《神皇正統記》，該書記述了從神武天皇到後村上天皇的皇位傳承的歷史。湖南對該書給予了高度評價，他認為日本歷史上

14　[日]宮崎市定，《日出之國與日沒之國》，頁126。
15　同上書，頁128。
16　[日]內藤湖南，《日本歷史與日本文化》，頁105。

能夠提出自己的真知灼見並付諸筆墨的人寥若晨星，「《神皇正統記》是一部令人景羨的皇皇歷史巨作」[17]，該書開闢了明治維新王政復古思想的先河，同時也意味著日本文化獨立的開始。「在此之前，日本敬仰中國，而在這一時期，中國已不足道，印度亦不足道，沒有哪個國家能像日本如此尊貴，這樣一種觀念成為了當時的新思想，這一時期日本的文化正是基於這樣一種觀念才得以實現獨立。」[18]

　　宮崎市定從政治史觀、內藤湖南從文化史觀來闡釋日本政治和文化的獨立性，顯然都貫穿著一種民族史觀或民族主義敘事。因此，他們關於日本如何以及何時獨立於中國的史學見解，究竟在多大程度上符合中日兩國文化交往的實際歷史情況，需要進一步探討，民族意識和民族觀念有可能會遮蔽或妨礙他們對歷史的某些事實判斷。在我看來，在宮崎市定和內藤湖南的歷史敘事中，至少沒有合理地解釋：為何在德川時代，也就是內藤湖南所說的南北朝終結之後約兩百多年，日本重新從中國引進朱子學，並將朱子學確立為幕府的官方意識形態和社會的基本道德準則？由此是不是可以進一步推論：到了德川時代，日本獨立的文化意識、歷史意識和民族意識實際上並沒有從中華文化的巨大影響下脫穎而出；或者更準確地說，日本文化獨立於中國的這一歷史性任務，是在德川時代的朱子學確立其思想統治地位之後才逐步完成的。

　　在中日思想交流史上，德川時代可以被看作是日本大規模地、成體系地學習和引進儒家思想的時代。所謂大規模，是指朱子學不僅成為德川幕府的官學，而且也成為流布於民間的私學。當時的大

17　同上書，頁112。
18　同上書，頁118。

儒山崎闇齋開設學館，弟子多達六千餘人，影響廣泛，波及市肆野
鄉。所謂成體系，是指日本儒者對中國儒家思想的引介不是像以往
朝代那樣，僅限於片鱗半爪，抓住一點，不及其餘，而是選擇系統
地引進和研究朱子學，並從朱子學出發，回溯先秦儒學，經歷了從
宋學的大學、中庸主義，到伊藤仁齋的論語、孟子中心主義，再到
荻生徂徠的「六經」中心主義，並且在方法論和語言學上完成了從
理學到古義學再到古文辭學的演變。

　　儒學何以在德川時代被確認為官方的意識形態，或者說朱子學
成為德川幕府的官學？丸山真男在他的代表作《日本政治思想史研
究》中有精闢的概括。他主要是基於兩點理由：一是儒學內在地具
有其普適性的價值，在傳播異域的過程中被不斷地「抽象化」和規
範化；二是儒學的思想結構大致符合日本幕府體制的「封建性」，
在類型上可以同作為儒學前提的中國帝國結構相對照。「要而言之，
日本近世封建社會的社會結構與儒學倫理的思維結構在類型上相
似，這就是近世儒學作為最強力的社會倫理在思想界中能夠佔據指
導地位的客觀條件。」[19]

　　確立朱子學為德川時代的意識形態，對於鞏固德川政權和教化
社會意義重大，德川時代擺脫了對宗教（主要是佛教）的依附而走
向了自立。這個情況也表明，日本的思想和文化在德川時代非但沒
有從中國儒家思想的影響中獨立出來，反而是在朱子學的基礎上建
構了德川時代的思想形態。以藤原惺窩、林羅山父子、山崎闇齋等
為代表的大儒，對於朱子學的闡釋和推廣盡心盡力，不僅在學理上
深信朱子學對於德川時代建構與幕府制度相適應的思想秩序、政治

---

19 [日]丸山真男，《日本政治思想史研究》，王中江譯（北京：生活‧
　 讀書‧新知三聯書店，2000），〈序言〉，頁7。

秩序和社會秩序的重要性,而且還轉化為在信仰上對朱子學的一種虔誠的態度。山崎闇齋的話是有代表性的,他說:「學朱子而謬,與朱子共謬也,何遺憾之有?」[20]由此可見,德川初期朱子學在幾位大儒的推動下並在幕府官方的支持下,已成為社會公認的知識和道德準則。丸山真男認為:「這些朱子學家對待程朱幾乎就像對待聖人一樣皈依不二,因此他們的學說也只是忠實地介紹程朱的學說而沒有越雷池一步。」[21]他由此很不客氣地將德川早期的朱子學大儒稱之為「精神奴隸」。

對朱子學從接受到迷信的這種思想局面其實並沒有持續多久,以林羅山於1605年進入德川幕府擔任侍講為標誌,朱子學確立了其作為德川官學的地位,但這個地位很快就遇到了挑戰。挑戰首先來自於山鹿素行發表於1666年的《聖教要錄》,這篇四千餘字的文章對朱子學的批判是顛覆性的。素行有言:「宋之心學、道學流布,可謂盛也。然不達治平之效,禮樂不盛,更有夷狄之禍,及至南宋之偏安。」[22]一句話就擊中了宋學的痛處。朱子學作為中華帝國的意識形態,沒能在本土解決好夷夏之辨,何以能指導日本取得治平之效?

因此,從17世紀下半葉起,朱子學就處在不斷分化和解體的過程中,出現了從水戶學到古學再到國學的思想演變。用丸山真男的話來說:「『朱子學的思維方式』在江戶時代初期,剛一達到社會普遍化,就在17世紀後半葉和18世紀初之間開始逐漸崩潰,並開始面對新興古學派所發出的挑戰。」[23]丸山的著作就是旨在從朱子學

---

20 轉引自同上書,頁23。

21 同上書,頁20。

22 轉引自丸山真男,《日本政治思想史研究》,頁31。

23 同上書,〈序言〉,頁21。

思維方式所經歷的歷史變遷中,追尋德川時代正統世界觀的解體過程。

　　德川朱子學為何在其確立為幕府官方意識形態之後不過半個世紀,就面臨著一個自我解體的過程?其自我解體的動力學機制何在?丸山真男的解釋是基於兩個關鍵字:內生性和近代性。在日本德川思想史研究中,丸山的著作無疑建構了一個理論高地,他首先把德川朱子學解體視為一個內生的過程,著力證明德川朱子學解體並不是來自於外部的壓力,而毋寧是朱子學在日本的條件下所進行的自我革新,或者說,是一個自我的解體過程。丸山這樣寫道:「日本朱子學派、陽明學派的產生,特別是排斥宋學、直接復歸原始儒學的古學派的興起等,近世儒學的這種發展過程,同中國宋代的朱子學、明代的陽明學、清代的考據學的產生過程,從現象上看,是頗為類似的。但其思想的意義卻完全不同。日本近世儒學的發展是這樣一種過程,即通過儒學的內部發展,儒學思想自行分解,進而從自身之中萌生出完全異質的要素。」[24]

　　這個「完全異質的要素」,實際上涉及到丸山著作中的第二個關鍵字──近代性,也就是丸山自己強調的「用『近代意識』成長的觀點來敘述德川思想」[25],闡明從近世朱子學的解體過程中日本的近代思想是如何成長起來的。正是基於「近代意識」,丸山把荻生徂徠視為朱子學解體過程中的一個關鍵性人物,認為徂徠接續山鹿素行對宋學合理主義的批判和伊藤仁齋主張回到原始儒學的立場,進一步通過論述「公私二元論」、政治優先於道德的觀點以及進行以「禮樂刑政」為目標的政治實踐(經世致用),最終為從藤

---

24 [日]丸山真男,《日本政治思想史研究》,頁10。
25 同上書,〈序言〉,頁17。

原惺窩開始展開的近世儒學劃下了一個句號。丸山實際認為，徂徠著作中的這些「完全異質的要素」，為後來的明治維新變革封建社會、建立近代秩序提供了「邏輯武器」，從而「能在德川時期的思想發展過程中，完全探尋出乍看起來猶如深淵相隔的維新後的『近代』思想的邏輯脈絡。」[26]

丸山從「內生性」和「近代性」這兩個視角切入，來把握德川朱子學的自我解體過程，顯示出他基於自由主義學理的深邃理論能力，克服了日本史學長於敘事而短於理論概括的局限，將邏輯的敘事方式和歷史的敘事方式結合在一起，從而能夠持續地對後來的研究者給予極大的啟示。但是，丸山關於德川思想史的敘事未必可以視為問題的最終解決[27]。就「內生性」而言，中國學者呂玉新的著作《政體、文明、族群之辯：德川日本思想史》，以晚明儒者朱舜水東渡日本為切入點，揭示出德川朱子學的自我革新和解體——從水戶史學的建構到以伊藤仁齋、山鹿素行、荻生徂徠為代表的古學派對宋學的批判，最後完成對宋明理學和心學的超越而走向古典儒學，完全是來自於朱舜水的思想啟示，朱舜水從「外部」為德川的

26　[日]丸山真男，《日本政治思想史研究》，頁160。

27　丸山研究德川思想史的「近代意識」，其真正用心顯然不僅僅在於將荻生徂徠的思想「提前」納入到近代性的思想譜系中，而且更重要的是要通過這項研究將明治維新的近代化變革的思想源頭上溯到德川時代，由此證明，日本從德川向明治的思想轉型，一方面體現出「去中國中心主義」的思想趨勢，另一方面則體現出內在於日本思想結構中的近代化動力——在此動力之下，日本從明治維新開始了它的「東亞現代性」進程。因此，丸山的「內生性」和「近代性」的敘事最後必定會導向一種「民族主義」敘事，這既是由德川思想轉型的民族主義邏輯所決定的，也是由丸山本人的民族意識和民族主義情結所決定的。

思想變遷和轉型提供了關鍵性的學術和知識支援[28]。

德川朱子學的解體，從幕府統一的意識形態逐步分化為水戶史學、古學、國學和後期水戶學的不同思想形態，其原始動力不管是來自於外部——諸如呂玉新所論的朱舜水對日本儒者的思想啟示，還是來自於內部——丸山真男的「內生變革」論，最後是在明治維新的前夜促進了日本民族意識的高漲和民族主義的覺醒。所以說，在主導德川思想演變的「內部因素」、「外部因素」和「近代因素」之外，還有一個「民族因素」始終貫穿於德川時代。由內藤湖南所揭櫫的日本自白畠親房撰寫《神皇正統記》以來，日本的歷史意識和民族意識不斷覺醒的力量是在德川朱子學的解體過程中，完成了關鍵性的突破。

在學習朱子學階段，以藤原惺窩、林羅山、山崎闇齋等為代表的官學和私學，儘管在學理上完全服膺宋明理學和心學的一系列基本教義，但這並沒有改變他們的民族意識和民族情結。德川初年發生的明清變革不僅對於漢族士人構成前所未有的衝擊，而且對於朝鮮和日本的知識人也有重大和深遠的影響，由此在朝鮮和日本產生一個核心問題：誰是中華？在中華母土發生了華夷之變時，作為中華文化次生地帶的朝鮮和日本，必然面臨著誰是中華文化的真正傳承人的問題意識。當時不少日本儒者都主張「華夷變態」論，所謂

---

28 呂玉新，《政體、文明、族群之辯：德川日本思想史》（香港：香港中文大學出版社，2017）。該書對朱舜水和日本水戶學、古學的互動關係有令人信服的分析和展開，材料詳實，見解獨到，堪稱是對丸山真男的德川思想「內生自我變革」論的一個挑戰，至少是一個重要的補充。值得注意的是，日本學者關於德川思想史研究很少有人談到朱舜水的「外部影響」，這是不是因為民族主義情結而有意遮蔽這一點？本文限於篇幅，點到為止，不再展開論述。

「中華有夷狄，夷狄有中華」，日本取代滿清成為中華文化新的中心。林羅山後人林春勝、林信篤父子編撰的《華夷變態》（1674年）記述了從1644年至1724年滿清入主中原之後所發生的各種事情，認為「崇禎登天，弘光陷虜，唐魯才保南隅，而韃虜橫行中原，是華變於夷之態也。」[29]

在華夷變態的觀念下，德川朱子學的建構一開始就具有雙重面向，一方面是為幕府主導的政治統治秩序的合法性和正當性提供學術支援，這是對中國儒家思想「敬」的一面[30]。另一方面則是為培養日本的歷史意識和民族意識而展開一系列自我理論建構，這是對中國儒家思想「變」的一面。「華夷變態」的實質，就是要變中華為日本。

觀察從藤原惺窩、林羅山、山崎闇齋為代表的正統朱子學，到伊藤仁齋、山鹿素行、荻生徂徠的古學派，再到賀茂真淵、本居宣長、平田篤胤的國學派，可以發現日本的民族意識和民族情緒不斷膨脹的過程，不僅主導著朱子學的解體，而且還主導著「中國中心論」的解體。具體表現為，古學對朱子學的突破，是揚棄宋學而走向古典（先秦）儒學，從「四書」走向「六經」，從坐而論道走向經世致用，這個變化大致還是在中國儒家思想譜系中進行的。但是，國學對宋學乃至古學的突破，已經完全離開了中國儒家思想譜系，國學回到古典，不再是回到中國古典儒學，而是回到日本古典，以《日本書紀》、《古史記》、《萬葉集》等日本古典文本為思想源

---

29 轉引自楊棟樑主編，《近代以來日本的中國觀》第二卷，趙德宇、向卿、郭麗著（南京：江蘇人民出版社，2012），頁59。

30 伊藤仁齋認為對孔子所編的六經真諦，惟以「敬」一字概括之。參見呂玉新，《政體、文明、族群之辯——德川日本思想史》，第114頁。

頭，驅除日本文化中的「漢意」和「漢心」，重新構造屬於日本自
己的思想世界——以皇國史觀為核心的思想建構。通過這種思想建
構，最終是為了證明日本實乃皇國，日本民族實乃皇民，皇統萬世
一系，居於世界第一。

在德川思想演變中可以看出，日本民族意識和歷史意識的覺醒
和建構，經歷了從學習朱子學到改造朱子學再到拋棄朱子學的不同
階段，最後在國學和後期水戶學階段，完成了日本皇國史觀以及一
系列以日本話語為中心的民族主義敘事。特別是在平田篤胤的宣導
下，國學向更加能動的意識形態方向的發展，塑造出被神格化的以
天皇為中心的國民統合概念，由此深刻地影響著明治維新時期的思
想轉型。用日本學者吉野耕作的話來說：「其結果，對尊皇運動，
還有戰前、戰時的民族主義意識形態的主軸即國家神道的發展產生
了重要影響。」[31]

三、明治思想轉型的民族主義動力

德川思想和明治思想的關係可以用一句話來概括：德川的「種
子」開出了明治的「花」，明治思想是德川思想合乎邏輯的結果。
明治維新的成功，從思想上看，是基於德川思想在明治前夜完成了
三項前提性的工作：

第一，水戶史學提出的「尊皇敬幕」的主張，以確認天皇作為
國家最高權威和幕府作為國家實際最高統治者的雙重合法性，經過
後期水戶學的再闡釋，被改造成一個徹頭徹尾的皇國史學，以確認

---

31 [日]吉野耕作，《文化民族主義的社會學：現代日本自我認同意識
    的走向》，劉克申譯（北京：商務印書館，2005），頁57-58。

「神州萬國之元首,皇統不得有二,以萬民奉一君,其義在盡臣子之分也。」[32]這套說法為明治維新的「尊王倒幕」、「大政奉還」的政治主張創造了直接的理論根據。

第二,古學派對宋學的批判、返回古典儒學以及宣導儒學「經世致用」的傳統,徹底解構了朱子學作為德川時代的官方意識形態的地位。雖然「儒學在幕末的最後瞬間,還頑強地保留著流通市場」[33],甚至在明治維新之後天皇頒發的《教育敕語》中被改造成一系列道德教條,但儒學對日本官方和民間思想的束縛已經被打破,這為日本迎接新的西方思想掃清了障礙。

第三,國學派徹底告別儒學,回到日本的古典,以《日本書紀》、《古史記》和《萬葉集》為依託重建日本歷史意識和民族意識,不僅為皇國史觀提供了主要思想資源,而且也為後來的一系列民族主義動員提供了重要的學術性支持,國學、國粹、國體成為民族主義和國家主義可以共用的關鍵字。

如果說德川時期所完成的上述三項前提性工作是理論動員和理論準備,是「文化民族主義」,那麼,明治維新則是將理論動員直接轉化為政治實踐和政治制度建設,「文化民族主義」則轉化為「政治民族主義」。民族主義構成了明治維新思想轉型和制度轉型的一個主要動力。

丸山真男的《日本政治思想史研究》第三章以「『早期』民族主義的形成」為題,對德川封建體制下的民族意識進行了初步探討。他基於現代民族國家的觀念,認為「民族主義恰恰就是近代國家作

32　[日]會澤正志齋,《下學邇言》,轉引自呂玉新,《政體、文明、族群之辯:德川日本思想史》,頁280。

33　[日]丸山真男,《日本政治思想史研究》,〈序言〉,頁22。

為近代國家而存立所不可缺少的精神推動力。」[34]在丸山看來，德川封建體制所形成的270個「屏藩」以及碎片化的社會結構，對於日本形成民族統一意識是一個根本性的桎梏，因此，「明治維新是通過一君萬民的理念，排除介於國民與國家政治秩序之間的障礙，打開民族主義發展軌道的劃時代的變革。」他同時也強調：「從廣義上說，一切反對乃至超越封建的思維形態，它自身之中就包含有近代民族主義的因素。」[35]

確如丸山所言，民族主義是近代民族國家形成的理論前提，也是近代民族國家形成後的結果。當「民族」以「國家」的形態出現時，民族主義對於推動形成統一的民族（國民）意識，加強國民的民族（國家）認同，意義重大。而且，近代民族國家建設不是如以前封建體制那樣，處在與外部世界隔絕的條件下，而是處在一個以民族國家為主體的新的世界秩序中，這對於明治初期的日本來說，必然面臨著民族主義建構的雙重挑戰。一方面，是如何通過民族主義教育來整合日本的國民意識，培養日本的民族精神；另一方面，是如何通過民族主義動員來應對外部挑戰，特別是應對來自於英美發達國家的挑戰。事實上，正是兩個挑戰，對於明治維新之後的思想轉型和制度轉型產生了重大影響。

明治維新初期首先是致力於以天皇制為中心的制度建設，經確立「五條御誓文」，統一建國理念，實行王政復古、廢藩置縣、版籍奉還等政策，民族國家的雛形初現。但隨後也出現一系列混亂，其間有藩閥執政、西南戰爭，西鄉隆盛兵敗自殺，木戶孝允病死，大久保利通被刺身亡，明治三傑均退出歷史舞臺。內政動盪，外交

---

34 [日]丸山真男，《日本政治思想史研究》，頁269。
35 同上書，頁280。

亦是風起雲湧，從1873年起，日本對外關係中先後出現「征韓論」
（1873）、征台之役（1874）、朝鮮壬午之亂（1882）、甲申之變
（1884）、中日甲午戰爭（1894），直至1905年發生日俄戰爭。因
此，日本的民族主義建構和民族國家建設緊密相關，如何在國內建
設一個既符合天皇制又具有英美式文明準則的國家，以及如何在既
有的世界秩序中維護國家主權和爭取國際地位，就成為明治政府迫
切需要解決的時代課題。

　　大致在明治六年（1873）前後，為促進文明開化，明治政府大
力推行新學制、徵兵制和地租改革，明確了日本近代公民的三大義
務——接受教育、服兵役和納稅；同時，引導國民開啟新的生活方
式，提倡散髮、廢刀、穿西洋服飾。該年成立的「明六社」，標誌
著一個自由民權運動的興起，西洋教育蔚然成風，民辦報紙和雜誌
如雨後春筍般紛紛成立，以宣導西方普世價值為核心的思想啟蒙開
始在日本廣泛展開。在此期間，福澤諭吉當之無愧地起到了思想領
袖的作用，他寫的《勸學篇》和《文明論概略》在當時可謂振聾發
聵，是明治自由主義思想最重要的代表作。

　　福澤諭吉從勸學篇到文明論再到脫亞論，貫穿著他對文明本質
的深刻理解和以西洋文明為目標的基本立場。他從「天不生人上之
人，也不生人下之人」的原則出發，強調人作為萬物之靈，生而平
等；進而認為，國與國之間也應該秉持平等的原則。如他所言：「只
要真理所在，就是對非洲的黑人也要畏服，本諸人道，對英美的軍
艦也不應有所畏懼。如果國家遭到侮辱，全體日本國民應當拼著生
命來抗爭，以期不使國威失墜。」[36]正是基於平等、自由、獨立的

36　[日]福澤諭吉，《勸學篇》，群力譯、東爾校（北京：商務印書館，
　　1958），頁4-5。

觀念，福澤試圖在「民權」論和「國權」論之間達到一種平衡，即「對外基於國際公法與各國建立邦交，對內向人民宣示自由獨立的原則。」[37]用現在的話來說，就是達到「人權」和「主權」的統一。而就民權（人權）和國權（主權）的關係而言，福澤事實上更強調民權的重要性，認為根基於個人主義和世界主義的民權論是天然的正道，而人為的國權論只是「權道」（權宜之道）[38]。國權之獨立是取決於民權之獨立，沒有人民的獨立精神，就不會有國家的文明和國家的獨立。

從福澤諭吉的上述思想來看，民族主義的內在緊張——民族意識的整合與外部世界的緊張關係——似乎基於自由主義的理念已經在理論上被解決了，可是這種緊張關係一直體現在明治維新之後日本對中國、朝鮮包括對後來的俄國、英國和美國的關係之中。福澤文明論的宏大構想無疑是指向建設一個獨立的、自尊的、強大的日本。但是，在日本與外部世界的現實關係中，民權和國權的平衡則始終難以被正常建構起來，以致福澤也不可避免地陷入在民權主義和國權主義的悖論之中。

丸山真男在詮釋福澤的思想時，精闢地看到了福澤的悖論所在，即福澤作為個人主義者的同時，也扮演著一個國家主義或國權主義的角色。或者說，福澤在日本面臨著弱肉強食、強權環伺的國際形勢以及與朝鮮、中國的地緣政治而不得不對國內聲浪日高的國權論作出重大妥協。丸山認為，福澤的國際社會觀到寫《勸學篇》（1872-1876）時為止，基本上是以啟蒙主義的自然法為根基，並主張以自然法支配的國際平等觀。但大致在四年之後（1880年），福

---

37 同上書，頁5。
38 參見同上書，頁28。

澤的國際社會觀便轉向了對「強權即公理」的認可，所謂「百卷之萬國公法不如數門大炮，幾冊和親條約不如一筐彈藥。」[39]福澤之無奈，由此可見一斑。

福澤從民權論轉向國權論，從自由主義轉向民族主義，反映了當時日本思想界的民族主義浪潮已不可阻擋，即使像福澤這樣在日本引領風氣之先的思想領袖亦不得不主動或被動地去適應這個浪潮。丸山真男所說的「福澤的民族主義」，也就是「近代民族主義」，是力圖和自由主義達成某種平衡，但在其他思想領袖那裡，比如本來也屬於「明六社」的思想家加藤弘之，則從民族主義完全轉向了國家主義的理論建構，成為明治政府中對國家決策有決定性影響的「學帥」。至於像德富蘇峰那樣的民族主義者，曾被人稱為「日本的梁啟超」，以創辦「民友社」和《國民之友》雜誌而著名，提倡平民主義，反對藩閥政治。但自壬午之亂後「韓事」再起，尤其是在甲午戰爭前後，為配合明治政府對朝和對華關係的激進政策，德富蘇峰徹底改變立場而鼓吹《大日本膨脹論》，明確認為：「我國民在向世界各處膨脹之際，不要忘記其大敵不是白色人種，而是支那人種。」「我國將來的歷史，無疑就是日本國民在世界各地建設新故鄉的膨脹史。」[40]

日本取得甲午戰爭的勝利，對日本國民的民族主義情緒無疑是個巨大的鼓舞，對於福澤諭吉這樣具有自由主義情懷的思想家來說，似乎也解決了持續存在於他內心的「民權論」和「國權論」之間的悖論。日本戰勝中國並獲得巨額賠款，讓他深感欣慰，認為當

39　轉引自丸山真男，《福澤諭吉與日本近代化》，頁87。
40　轉引自楊棟樑主編，《近代以來日本的中國觀》第三卷，劉嶽兵著，頁348、349。

世界已經淪為弱肉強食的「禽獸世界」時，日本要生存下去，也不得不作為禽獸的一員來行動。這在丸山真男看來，無疑意味著「福澤意識到了當時已再沒有給日本的國家及其權力行使附上道德性美化形容詞的餘地了。」[41]這話毋寧是說，明治時期的民族主義已不需要或已被剝去了自由主義的外衣，它只需義無反顧地向著國家主義的方向裸奔而去。

明治時期日本民族意識的高漲和民族主義的總動員，儘管持續存在著諸如福澤諭吉、中江兆民這些自由民權運動主導者基於自由主義理念所產生的困惑，也持續存在著諸如那些對中華文化還抱有複雜情感的學者們的內心糾結，但隨著維新政策的日趨深入，明治政府在短短三十年的時間裡，通過民族主義總動員的確在全體國民中激發出前所未有的巨大能量。中日甲午戰爭之前，從天皇到普通平民，紛紛捐款，共同籌備軍費，全國上下，團結一致，同仇敵愾，誓與大清帝國決戰到底。德川時代古學派和國學派一直夢寐以求的以日本取代中華的夢想，終於在明治時代一舉實現，日本以東亞大國的身份躋身世界列強之林，這等民族崛起的圖景讓每一個身臨其境的日本人都會油然而生一種民族自豪感。在這樣的時代氛圍中，即使是再冷靜的思想家恐怕也不能不被感染。問題就在於，由皇權史觀和民族史觀所主導的「明治奇蹟」能不能持續地維持下去？由民族主義為動力的「明治列車」究竟會駛向何方？

四、從民族主義到國家主義

明治維新作為制度轉型，從時代上看，是從「近世」走向「近

---

41 [日]丸山真男，《福澤諭吉與日本近代化》，頁157。

代」；從制度性質上看，是從幕府封建體制走向天皇中央集權體制；從國家形態上看，是從家族國家走向民族國家。由此可以判斷，明治時代是對德川時代一個質的變革和超越。但是，從德川到明治的思想轉型，則並不是像制度轉型那樣，新舊時代的關係猶如深淵相隔。主導明治思想演進的皇權史觀和民族史觀以及最後形成民族主義運動，實際上是來源於德川時代民族意識的濫觴，正是在德川時代朱子學的解體過程中，經由從水戶史學到古學再到國學的思想演變，日本的自我認同、歷史意識和民族意識才從原來的自發狀態轉變為自覺狀態，並從中華儒家思想的束縛中走了出來，最後匯流成聲勢浩大的時代潮流。因此，明治思想絕不是與德川思想的斷裂，而是對德川思想的發揚光大。

從德川到明治的思想轉型不僅主導著明治維新的具體路徑，而且對於明治之後的大正和昭和時代的國家政治運行也產生了深遠的影響。確切地說，明治時代的皇權史觀和民族史觀以及民族主義運動，自大正之後有了更加極端的發展，那就是從民族主義走向了國家主義，最後走向了法西斯主義。日本學者堀幸雄在其撰寫的《戰前日本國家主義運動史》中認為，日本戰前的最大問題是「天皇主義」或「日本主義」在進入近代國家的入口處沒有受到清算，由此「導致日本破滅的國家主義運動，一方面旨在通過建立國家社會主義來改造國家，另一方面，連綿不斷地維持著日本精神的日本主義驕橫跋扈之時，所有的人都被瘋狂的波濤所吞滅。理性從日本消失了。」[42]

皇權史觀作為明治時代的意識形態，核心是確認和維護天皇作

42　[日]堀幸雄，《戰前日本國家主義運動史》，熊達雲譯，高士華校（北京：社會科學文獻出版社，2010），頁7。

為國家最高統治者的地位，天皇擁有國家統治大權，被憲法賦予了
召集、解散國會，統率陸海軍，宣戰，締約，制定法律，宣布戒嚴，
授予勳章爵位榮典，大赦特赦等廣泛的權力，天皇制成為國體。因
此，皇權主義或皇道主義實質就是國家主義，甚至是超國家主義或
絕對國家主義。而日本主義則是民族主義的典型表述。明治三十年
（1897）由哲學家井上哲次郎和高山樗牛等人組建「大日本協會」，
出版刊物《日本主義》，「日本主義」由此成為日本民族動員和建
構民族精神的一個核心關鍵字。日本主義從實質上看，既是民族主
義，也是國家主義，日本學者野村浩一在探討北一輝的思想性質時
就認為：「北一輝從明治維新中看到了最重要的成功要訣，那就是
日本的國家民族主義的興起。」[43]國家民族主義是以國家為後盾，
是在「國家意識覺醒」的基礎上以民族主義為武器來對抗英美所主
導的國際秩序。丸山真男對此也有精闢的看法，他認為：

> 民族主義乃是立志推進國家統一、獨立、發展的意識形態運動。
> 所以民族主義概念具有多種意義，它與國家這個範疇的多種意
> 義乃至曖昧性是分不開的。但賦予民族主義生命力的，無疑是
> 被稱為國家主體契機的民族意識。民族主義乃是這種民族意識
> 在一定歷史條件下，從單純的文化階段提高到政治階段，也就
> 是有了預想的敵對意識與行動時始會出現。[44]

丸山的這個看法揭示出了日本的民族主義走向國家主義的真實

---

43 [日]野村浩一，《近代日本的中國認識》，張學鋒譯（南京：江蘇
   人民出版社，2014），頁67。
44 [日]丸山真男，《現代政治的思想與行動》，陳力衛譯（北京：商
   務印書館，2018），頁295。

邏輯，那就是當日本以擴張性和進攻性的態勢向周邊國家以及國際秩序發起挑戰時，民族主義必然走向國家主義。

雖然從德川時代的民族意識到明治時代的民族主義再到昭和時代的國家主義，具有一脈相承的邏輯關係，但明治時代的民族主義就其加強天皇制這一「國體」和日本追求其平等、獨立的國際地位而言，是有其正當的「國家理由」；即使從中日甲午戰爭來看，日本通過訴諸民族主義的動員手段來提高其國家戰爭能力並致力於取得戰爭勝利，應該也是符合當時流行的國際準則，兩國交兵，選擇民族主義，無可厚非。而且，當時以福澤諭吉、中江兆民等為代表所推動的自由民權運動，試圖在自由主義、平民主義和民族主義之間達成某種平衡，對極端的民族主義有所約束。如日本學者內山秀夫所說：「福澤的自由主義與民族主義只是一種『對立統一』。就是說，一方面需要自由的民族主義，另一方面需要民族的自由主義。這種思想與實踐在雙重意義上構成福澤自由主義的本質，它以辯證的形式給歷史創造提供能源。」[45]

自由主義一直試圖讓民族主義在國家理性的軌道中運行，一些富有見識的政治家也在試圖控制民族主義情緒的惡性膨脹。比如，參與甲午戰爭後中日談判的日本外務大臣陸奧宗光，對當時日本國民陶醉於日清戰爭勝利成果而普遍陷入的「主觀判斷」深感憂慮，對「狂放不羈」的「愛國精神」頗覺尷尬，他甚至引用了斯賓塞說的「愛國精神原本就是一種蠻俗的遺風」來對當時日本的政黨和國民輿論所表現出來的「傲慢風氣」發出警告[46]。但歷史的弔詭就在

---

45 轉引自丸山真男，《福澤諭吉與日本近代化》，頁248。
46 [日]陸奧宗光，《蹇蹇錄》，趙戈非、王宗瑜譯（北京：生活‧讀書‧新知三聯書店，2018），頁94。

於，這種情況後來在昭和時代也同樣發生，日本從政界到民間的一息尚存的理性力量始終無法控制民族主義向國家主義方向演變，最後只能在軍部力量的主導下無可挽回地走向了法西斯主義。

　　丸山真男在戰後對絕對國家主義和法西斯主義的深刻批判是無與倫比的，他痛徹感受到了民族主義向國家主義的惡性發展給日本以及亞洲國家所帶來的災難性影響。他對國家主義做了如下概括：

　　（1）對國家的忠誠優先於任何其他形式的忠誠；（2）對平等和強調國際連帶的思想及宗教的憎恨；（3）對反戰和平運動的抵抗情緒和對「武德」的讚美；（4）對國家「使命」的謳歌；（5）呼籲保護國民的傳統和文化免遭外部勢力的邪惡影響；（6）一般重視義務勝於權利，強調秩序超過自由；（7）重視作為社會結合基本紐帶的家族和鄉土；（8）把一切人際關係用權威主義方式來編成的傾向；（9）「正統」國民宗教以及道德的確立；（10）對知識分子或自由職業者抱有警戒心和猜疑心的傾向，其理由是這些人容易變成破壞性思想傾向的普及者。[47]

　　丸山所概括的國家主義這十個特徵，在日本從明治維新到二戰前的歷史進程中得到了充分的體現。正是在國家主義的本質規定下，日本在明治時代還有所收斂的民族主義到了昭和時代則是無所顧忌了，繼承德川時代的民族意識所發展起來文化民族主義，鋒芒不僅是針對中華思想，以完成徹底「去中國化」的任務；而且在20世紀新的時代條件下，為配合日本進一步獲得在國際秩序中新的利益，鋒芒又開始指向西方思想了，由此開始了「脫歐返亞」的歷史

47　[日]丸山真男，《現代政治的思想與行動》，頁205-206。

進程。在這個歷史進程中，不僅是政治家和軍部分子共同謀劃以戰爭方式來建立所謂的「東亞共同體」和「大東亞共榮圈」，而且還有數量眾多的知識人——從左翼到右翼，從自由主義到馬克思主義，從「國粹」派到「歐化」派，幾乎盡數淪陷於國家主義的泥坑之中，成為「大東亞聖戰」的積極鼓吹者。甚至像內藤湖南這樣的學者，曾經奉中國文化為圭臬，終身治中國學問達至極高的境界，也無法擺脫民族主義幽靈的纏繞。1914年和1924年，湖南兩次撰寫《支那論》（後篇以《新支那論》為題），前文認為中國文化不會因為國家的滅亡而滅亡，中國文化遠勝於日本文化，後文則認為「日本對支那之侵略主義」實乃是「將中國從衰死中救了出來」的「大使命」。正如野村浩一批評：

> 湖南一方面想為日本入侵中國正名，另一方面，卻又忍受不了世間對中國文化的貶低與鄙視。所以，一面談論著「支那之亡國」，一面又竭力讚揚中國文化，這一顛倒不堪的意識，就是從這裡產生出來的。他的《支那論》是在日本帝國主義侵略大陸這一平面上展開的，這一事實是不言自明的。[48]

　　湖南的「支那論」因為來自於研究中國問題的頂級學者而在當時被廣泛引用，對日本官方制定所謂的「大陸政策」和「滿洲政策」提供了切實的學術支持，而且，對京都學派後來轉向全面支持國家主義的政治傾向有直接的影響。二戰期間，來自京都學派的一些代表性人物，諸如西田幾多郎、田邊元、和辻哲郎、高阪正顯、高山岩男，以及像竹內好、保田與重郎這樣的左翼作家和浪漫派詩人，

48　參見野村浩一，《近代日本的中國認識》，頁50-51。

從哲學、歷史、文學諸方面來參與「輿論總力戰」，提出了諸如「近代的超克」、「世界新秩序」、「世界史立場與日本」等各種新的理論和說法，形成了「昭和的意識形態」（子安宣邦語）。這個意識形態的核心是國家主義，其理論邏輯是「近代的超克」──即用東亞（以日本為中心）現代性來超越西方現代性，重建日本在「世界史」和世界秩序中的支配性地位，用戰爭手段推動建設「東亞協同體」和「大東亞共榮圈」。子安指出：「『東亞協同體』論的確是日本在中國及亞洲實施的帝國主義戰爭的理論產物。但是，同時也是現代日本眾多的學者知識分子從一開始便參與的有關亞洲問題理論建構的歷史體驗。」[49]學者們的任務就是為日本政府所進行的「大東亞戰爭」提供正當性的理論證明。

　　從民族主義走向國家主義的進程中，日本逐步偏離了近代民族國家發展的正常軌道而走上了軍國主義之路，從「脫亞入歐」到「脫歐返亞」，不僅在文化上選擇與中華思想和西方思想同時「脫鉤」，而且轉化為政治上的衝動，選擇了同時與中國和英美的戰爭，由此導致了日本的災難性命運，並對東亞秩序和國際秩序造成了重大的負面影響，教訓極其深刻。

　　日本戰後著名政治家吉田茂用「激盪的百年史」來概括日本自明治維新以來一百年裡所展現出來的進步、動盪、曲折、失敗和失敗之後的再次崛起，幾乎就是一篇新的民族主義宣言。他明確認為：「戰後日本完成的事業既是日本明治時期的偉大振興事業的再現，又是對日本明治時期事業的延續」。令人欣慰的是，在這篇宣言裡，民族自決、獨立、發展和強大的觀念又被重新納入在自由主義和民

---

49 [日]子安宣邦，《近代日本的亞洲觀》，趙京華譯（北京：生活‧讀書‧新知三聯書店，2019），頁63。

主主義的理論框架中，日本在戰敗之後坦然面對由佔領軍主導的巨大變革，就像明治之前武士們「攘夷運動」失敗之後下決心打開國門一樣，坦然「承認以英美為代表的傑出的文明」[50]。日本由此徹底告別戰爭，和平地與各國平等相處成為日本憲法的最高宗旨，日本戰後的發展和政治實踐也證明，憲政民主制度是解決古今（現代性）之爭和東西（民族性）之爭的最佳路徑，日本為此提供了極其寶貴的歷史經驗和重要的啟示。

榮劍，獨立學者，著有《民主論》、《馬克思晚年的創造性探索》、《社會批判的理論與方法》等專書，以及論文多篇。2019年在香港出版《山重水複的中國——榮劍演講及對話錄》。

---

50 [日]吉田茂，《激蕩的百年史》，趙曉丹、趙一喬譯（哈爾濱：北方文藝出版社，2019），頁107-108。

「公民宗教」與儒學：

日本的過去，中國的現在，以及當前的儒學研究[1]

白貴理 Kiri Paramore

鑑於我們這個民族在過去漫長歷史中所取得的成就，幾個世紀之後的世界定將樂見我們將西洋文化都吸收洗練。我堅信此乃我民族壯志之所歸，也誠是其天命之所在。

——鳩山一郎，文部大臣，1934年1月27日在日本儒教宣揚會上的就職演講

美國人從一開始便意識到我們的共和嘗試對整個世界所負有的責任和重要性。

——羅伯特·貝拉《美國的公民宗教》[2]

1　本文英文原文"Civil Religionand Confucianism: Japan's Past, China's Present, and the Current Boom in Scholarship on Confucianism" 發表於 *The Journal of Aisan Studies* 74, no. 2 （May 2015）: 269-282。感謝《思想》，為推動對於儒學在當代中國發展的討論，邀請作者將原文改寫為中文發表。本中文版由泰然協助完成，特致謝忱。

2　Bellah, Robert N, "Civil Religion in America," *Daedalus* 134, no. 4 （[1967] Fall 2005）: 53.

前言

　　就在對儒學政治學的研究迎來新一輪熱烈討論之時，羅伯特‧貝拉（1927-2013）的過世促使我們去反思亞洲研究學界在過去和當前處理宗教在政治社會中的地位時所使用的那些後設理論。貝拉的著作卷帙浩繁，影響空前，但他在1970和1980年代提出的一個他自己很快就感到疏離的理論，卻在當下重新再起──至少在對儒學的評論上是如此的。「公民宗教」（civil religion）是貝拉提出的一個試圖理解他自己的國家──美國的概念，當時它正經歷著1960年代晚期這個在歷史上極富挑戰性的階段。在一個對他生前最後的訪問中，貝拉對採訪者孫笑冬和楊鳳崗（兩位都在近期發表過關於儒學的著作）表示，最初談「公民宗教」的那篇文章是在壓力下寫成的，他自己從一開始便對它有所保留，對後來別人使用這一概念的方式，他更感到特別地不自在[3]。事實上，在那篇於1967年發表在 *Daedalus* 上的文章中，貝拉已經表達了他對該概念所具有之危險性有所意識。他說：「一直以來，它（公民宗教）都經常被用來掩蓋狹隘的利益和醜惡的激情」[4]。他對「公民宗教」概念的闡述，如他大部分著作一樣，原本都是歷史性的而非規範性的。對貝拉而言，「公民宗教」只是美國政治在過去和當下的根基之一部分，而這一部分需要格外小心，以防被他認為會產生影響的那種「醜惡的激情」所操持利用。在貝拉的文章中，可以窺出美國例外主義（American

---

3　參閱Feng-gang Yang, and Anna Sun, "An Interview with Robert N. Bellah, July 8, 2013," *Review of Religion and Chinese Society* 1, no.1（April 2014）: 6.

4　Bellah, Robert N, "Civil Religion in America," 55.

excpetionalism）意識形態的隱微身影，但這恰恰說明貝拉從一開始便不認為自己提出的這一模型可被用到其他地方。他並未主張它可被當做別國的萬能靈藥。相反地，這篇文章的主要框架是對美國在越南發動戰爭的含蓄譴責，貝拉事實上似乎是要讓大家對美國模式在其他地方的強制推行保持警惕。

　　奇怪的是，貝拉所提出的「公民宗教」正被新生一代的社會科學家當做一個規範性的概念，並且理所當然地把它應用到其他社會——尤其是中國。貝拉這個被披上了規範性外衣的公民宗教概念的再度興起，實際上是一個廣見於當下人文和社會科學領域研究思潮的一部分，這一思潮企圖通過重新利用一系列舊有的關於文化和宗教的後設理論，來理解中國及其周邊國家快步邁入晚期資本主義過程中的宗教性情感的爆發。當楊鳳崗和孫笑冬的著作利用貝拉之魅影，將儒學想像為中國「可能的」公民宗教之時，其他學者，例如蔣慶和陳維剛，則重新搬出馬克斯‧韋伯，或至少非常類韋伯式的社會學模型，來為中國或「大中華」（"Greater China"）建構出一個對於儒學所啟發的政治體（Confucian-inspired polity）的理想主義式的想像[5]。

　　當前這波儒學研究因而不單代表了對儒學在東亞的復興，以及

5　相關資料請參閱Weigang Chen, *Confucian Marxism: A Reflection on Religion and Global Justice* （Leiden: Brill, 2014）、Qing Jiang, *A Confucian Constitutional Order: How China's Ancient Past Can Shape Its Political Future*. Edited by Daniel Bell and Ruiping Fan. Princeton, （N.J.: Princeton University Press, 2012）、Anna Sun, *Confucianism as a World Religion: Contested Histories and Contemporary Realities* （Princeton, N.J.: Princeton University Press, 2013）、以及Feng-gang Yang, and Joseph B. Tamney, *Confucianism and Spiritual Traditions in Modern China and Beyond* （Leiden: Brill, 2012）.

對中國傳統日益增加的興趣做出反應。它還標示著一套舊的社會科學後設理論的復活，再次被用來理解宗教傳統與現代性之間仍然棘手的關係。正如同對儒家傳統的一些解釋，這些基於後設理論的路徑通過回溯過去來獲得學術靈感。在本文中，我要反駁這一研究傾向，並建議學者們應運用更新和更具歷史意識的學術範例，特別是社會史和宗教人類學的方法，來理解當前東亞儒學的複雜動態。如我在下文要闡發的，運用後設敘事和後設理論進行儒學研究的問題在於：它們最終總是將儒學和抽象化的「儒家價值」聯繫起來，而這種「價值」通常簡單地指向以教義為本的概念而非社會實踐。要在這波討論中想出新的途徑去研究儒學，我贊成孫笑冬所說[6]，認真考察儒學在現代世界裡的研究史至關重要。這一歷史方法不僅需要含攝歐洲的儒學視野（如孫笑冬所做的那樣），還需要參考在20世紀（在歐洲、中國，尤其是美國）深具影響力的、近代日本的學術觀點。更重要的是，這一歷史的取徑必須要意識到，儒學的歷史是近代日本高度資本主義和帝國的經驗的一部分，這些經驗可為理解當前中國正在發生的許多事情提供明顯的對應和參考。

一、儒學、文化與現代性

在普遍或全球的意義上理解儒學時，現代的學術努力持續地遇到下面三個問題：（1）它根深柢固的政治力（political valency）及隨之而來與國家的糾葛；（2）它在傳統文化意義上與中國的重合；（3）它的位置超然於任何清晰的現代學術範疇，如宗教、哲學抑或政治。

6　詳見Anna Sun, *Confucianism as a World Religion*, 32-76.

　　儒學在大部分東亞歷史上的強大政治力導致它在西方學術寫作中常被指為是具政治性的、一個賦予了某種價值的特殊政治文化的標記。國際關係學者如康燦雄（David Kang）和王元綱（Yuan-Kang Wang）在其近期著作中沿用這一路徑，把儒學作為理解某種具有或「和諧」或「暴力」屬性之「另類」政治的一把文化鑰匙[7]。如蔣慶、范瑞平（Ruiping Fan）、陳祖為（Joseph Chan）和貝淡寧（Daniel Bell）等政治哲學家，雖理想性遠大於歷史性，但其處理儒學問題所用的方法大同小異[8]。雖然做出的價值判斷可能有所不同，這些當代學者都延續了將儒學陳述為中國文化他者性標記的傳統。從黑格爾經馬克思一直到韋伯，儒學就一直被完美地用來標記一種宗教和國家之間的特殊互動，在它最著名的馬克思式外衣下，它與亞洲專制主義形成聯繫。這些都是將儒學置於某種目的論的世界觀中的複雜操作的部分，這種世界觀把宗教、國家、民族和文化之間親密的互動跟所謂「前現代」的處境聯繫起來。

　　在這個意義上，儒學和中國人被視為「有問題的」，就像猶太教和猶太人一樣。馬克思的「猶太人問題」中心問題是：猶太人的

7　請參閱David C. Kang, *East Asia Before the West: Five Centuries of Trade and Tribute*（New York: Columbia University Press, 2010）、以及Yuan-kang Wang, *Harmony and War: Confucian Culture and Chinese Power Politics*（New York: Columbia University Press, 2011）. 至於對這一在國際關係領域的研究進路的關鍵討論，請參考William A. Callahan, "Sino-Speak: Chinese Exceptionalism and the Politics of History." *Journal of Asian Studies* 71, no.1（January 2012）: 33-55.

8　相關資料請參閱Joseph Cho Wai Chan, *Confucian Perfectionism: A Political Philosophy for Modern Times*（Princeton, N.J.: Princeton University Press, 2014）、Ruiping Fan, and Erika Yu, eds. *The Renaissance of Confucianism in Contemporary China*（Dordrecht: Springer, 2011）、以及Qing Jiang, *A Confucian Constitutional Order.*

宗教信仰、社群組織和結構三者過於緊密地糾葛在一起[9]。猶太人問題既源於猶太文化和猶太性自身，同時又定義了猶太文化和猶太性。同樣，儒學既表現了中國社會專制性，同時又定義了這一特性。正是國家和社會之間通過儀禮緊密地聯繫起來，從而模糊了個體在其中的位置，使得儒學成為「前現代的」，這也正是為何儒學不能被歸入現代形式的哲學、宗教或其他範疇。這一問題讓人聯想到塔拉·阿薩德（Talal Asad）所指出的、內在於現代宗教概念的問題。阿薩德認為，「後啟蒙社會給予基督教〔同時也暗指其他宗教〕唯一的合法空間是個人信仰的權利……」[10]。在原文中，阿薩德自己對「信仰」一詞用了斜體進行強調，而同樣的強調也可以用在「個人」一詞上。對馬克思而言，宗教的現代性本質正在於其個人性，也正因如此，猶太教和儒教被排除在現代之外[11]。這明顯地是所有想把「儒教作為一個世界宗教」或者想用全球視角看待儒教的人所必須面對的問題。

在過去的五十年裡，儒學專家和儒學推廣者（在美國和中國，這二個群體常彼此重疊）為了迴避這些問題，將儒教跟（在現代物質主義意義上的）成功社會連在一起 —— 最有名的是日本以及20世紀80年代之後的南韓、台灣和新加坡等「小龍」。這些社會都是儒家社會，並且都在物質上取得了現代性的成功，因此儒家與現代

9　見Karl Marx, *Selected Essays*. Translated by H. J. Stenning. Freeport. （N.Y.: Books for Libraries Press, 1968）, 36-45.

10　Talal Asad, *Genealogies of Religion: Discipline and Reasons of Power in Christianity and Islam* （Baltimore, Md.: Johns Hopkins University Press, 1993）, 45.

11　阿薩德關於西方對宗教的現代和前現代問題的討論，見Talal Asad, *Genealogies of Religion*, 234-235.

性之間能夠兼容共存——至少其論證是這樣暗示的[12]。隨著「中國的崛起」，中國自己也躋身上述名單。與此相關，這群學者中的部分人士也從思想層面力證所謂儒學的現代性。他們提出，儒家教義內容與自由民主和資本主義特別契合。廣義來說，這便是1980年代和90年代狄百瑞（1919-2017）、杜維明等人儒學研究的取徑[13]。而羅伯特・貝拉的《德川宗教》（1985）一書大體上也能在這些韋伯式的輪廓下來被閱讀。

　　通過其對思想作為價值取向的關注，這種方法可以被理解為一種用現代典範去呈現儒學的企圖，使之能在「哲學」的標籤下，或者至少在較寬泛的、德語學科系統裡的「世界觀」（Weltanschauung）的意義上被討論。透過這種途徑，這些在20世紀對儒學的學術脈絡重新概念化的努力，跟19世紀末20世紀初期對佛教進行「現代化」的嘗試很相似。透過重建，現代化佛教傳統的核心在於「重新分類」，把佛教傳統妥當地劃入「哲學」或「宗教」這些定義業經修正後的

12　請參閱Wei-ming Tu, *Confucian Traditions in East Asian Modernity: Moral Education and Economic Culture in Japan and the Four Mini-Dragons* （Cambridge, Mass.: Harvard University Press. 1996）.

13　相關資料請參閱Paul Cohen, "The Quest for Liberalism in the Chinese Past: Stepping Stone to a Cosmopolitan World or the Last Stand of Western Parochialism?: A Review of 'The Liberal Tradition in China.'" *Philosophy East and West* 35, no.3 （July 1985）: 305-310. 兩本狄百瑞的著作Theodore De Bary, Wm., *The Liberal Tradition in China. Neo-Confucian Studies* （Hong Kong: Chinese University Press; New York: Columbia University Press, 1983 ）, *The Great Civilized Conversation: Education for a World Community* （New York: Columbia University Press, 2013 ）, 以及Wei-ming Tu, *Confucian Traditions in East Asian Modernity*.

西方範疇中[14]。貝淡寧將儒學當作哲學來進行討論，以及杜維明為儒學發明出的「宗教—哲學」（religio-philosophic）範疇都是這一路數的當代版本。尤為重要的是，就連將儒學看作是某種形式的現代性，這一簡單的做法也傾向於將其注意力集中在「儒學價值」而非儀式或實踐上，對儒學的重建從而主要是在教義或從教義衍生出的、基於思想的、或哲學性的意義下進行。

這樣一來，上世紀對儒學的政治性、中國文化根性，以及與現代學術範疇的齟齬等問題的回應，實際上全都加深了這些個別問題之間的關係。

二、公民宗教與國教：日本歷史與美國範式

孫笑冬的*Confucianism as a World Religion: Contested Histories and Contemporary Realities*（2013）一書在傳統思想史研究的路徑基礎上添入了社會學的視角，試圖為一些問題開闢一個新的前景。她所要分析的是儒教在當前中國的現實：一個充滿活力的宗教運動，橫掃大中國的宗教復興運動裡的一個部分。孫笑冬對此一運動的社會性的關注使其研究具有清晰的「後阿薩德」色彩。作為一個非西方宗教，儒教不再是對前現代的回復，即使其中只有思想概念有打撈的價值。尤有甚者，孫笑冬並未將自己局限於社會學調查，而是把研究建立在與較廣泛而且有意思的一些學術和政治問題的聯繫上：（1）西方現代學界將儒教定義為「世界宗教」的歷史；（2）近期中國共產黨和中國官方學術機構對如何定義儒教的辯論；（3）

---

14 末木文美士，《近代日本と仏教（近代日本の思想再考2）》（東京：トランスビュー，2004）。

儒教未來在中國所可能扮演的政治或社會角色及與中國政府的關係。藉此，她試圖把社會學的研究方法及其對當代社會的關注，跟某種歷史意識和文本層面的學術研究進行結合。

　　然而，儘管這種方法非常具有開創性，但孫笑冬最終未能對儒學作出突破性的社會學分析。她那本書的前三章對儒學成為一門現代學科的歷史以及關於話語辯論的討論引人入勝，然而本應在第二部分展開的社會學分析讀來卻只不過數據的羅列。由於僅關注於個人以及個人對諸如「改宗」和「信仰」等命題的體驗和認知，她研究的問題實際上正落入阿薩德等學者已然警告過的那種個人化的現代宗教概念之中。她在這一社會學研究進路上的失利導致她在做結論的時候又不得不回到貝拉的理論。她以一句意味頗為模糊的話作為全書結尾：「儒教復興的未來無疑會帶給我們焦慮，但同時也會帶來希望」[15]。而這焦慮指的是負面的國族主義（negative nationalism）。在該書末章那以「儒教國族主義政治」為題的一節裡，孫笑冬這樣總結道：「有一種微弱的可能性，即國家將會把儒教熔鑄成類似日本『國家神道』那樣的『國家儒教』」[16]。她所說的焦慮就是由國教概念所引發，而國教概念又是在與日本的國家神道教的類比中浮現出來的。孫笑冬在書末所說的「希望」乃是基於她對貝拉之「公民宗教」概念的獨特闡發，即「不與某一具體宗教相關聯卻又富有宗教感的一種共同良知，以及對民主共和社會所負有的一種政治良知的公民宗教」[17]。孫笑冬似乎把在中國的儒教視為運作於多元宗教傳統之中的公民宗教[18]。所以她那本書的最後幾

15　Anna Sun, *Confucianism as a World Religion*, 183.

16　Anna Sun, *Confucianism as a World Religion*, 178.

17　Anna Sun, *Confucianism as a World Religion*, 180.

18　見Anna Sun, *Confucianism as a World Religion*, 182-183.

頁似乎是在說：或許我們會擔心儒教在中國可能成為日本神道教那樣令人恐懼的國教，但我們最終更能寄望於它在中國，如當前這樣，繼續作為宗教多元性裡的一成分，為中國發揮公民宗教的作用，而這宗教集合體便是貝拉意義上的「共和國的宗教」（religion of the republic）。

　　然而，若用一種歷史的以及跨亞洲的視角和觀點來審視孫笑冬的結論，就會發現許多至關重要的問題。針對「國教」的負面性，孫氏所舉出的例子只有日本神道教一例。但是，日本利用宗教來服務於其現代政權、尤其是1930和40年代日益法西斯化政權，明明並不僅僅局限在神道教。近來的研究已不斷重申，神道教在日本不過是被用來支持本土主義、極端國族主義、天皇獨裁政體和最終的法西斯主義的眾多宗教基柱之一[19]。一旦我們了解到，同時大多數學者也同意，法西斯或極端國族主義並非一種自上而下強力貫徹的意識形態，而是從底層草根社會朝上生發出的力量的話，那麼討論宗教在推動極端國族主義過程中所扮演的角色問題時，就必須在一個更廣闊的層面上進行思考，而不能單從政權結構層面來解讀[20]。佛教各類新舊宗派、新興宗教、天主教全都參與了19世紀中葉日本走

19　相關資料請參閱Bernard Faure, *Chan Insights and Oversights: An Epistemological Critique of the Chan Tradition* （Princeton, N.J.: Princeton University Press, 1993）、Hans Martin Kraemer, "Beyond the Dark Valley: Reinterpreting Christian Reactions to the 1939 Religious Organizations Law." *Japanese Journal of Religious Studies* 38, no.1（2011）:181-211、以及Daizen Victoria, *Zen at War* （New York: Weatherhill, 1997）.

20　見Yoshiaki Yoshimi, *Kusa no ne no fashizumu: Nihon minshu no senso taiken* [*Grass-roots fascism: The war experience of the Japanese people*]（Tokyo: Tokyo University Press, 1987）.

向極端國族主義的歷程，儒教也不例外。因此，若要將儒教在目前中國的應用跟一種被19世紀中期日本所利用的宗教進行比較的話，這比較的對象不應該是神道教，而是兩者共有的——儒教。

儘管神道教時常被跟日本帝國主義意識形態聯繫起來，但在學校和軍隊中的國族主義和帝國主義教育的主要意識形態之形式卻是看來已被世俗化了的「國民道德」（national morality）。神道教甚至於可以被描述為多元公民宗教建構，也就是「國民道德」的一個組成部分。國民道德運動的首要學術倡導者和意識形態理論家是井上哲次郎（1855-1944）。他是《國民道德概論》（1912）的作者，東京帝國大學東洋哲學教授，同時他寫作的《勅語衍義》（1890）成為對明治日本核心意識形態文件《教育敕語》的官方闡釋。《勅語衍義》與《教育敕語》一起被分發到各地學校，為《敕語》進行極端國族主義式的解讀，包括對自由主義者和基督徒的攻擊，提供了關鍵基礎[21]。井上反覆強調國民道德的非宗教屬性，部分是為了反對那種把基督教作為學校道德教育基礎的觀點。在諸如《國民道德概論》等著作中，井上突出了道德的神道教層面，並通過那著名的神道非宗教的轉喻，將國民道德跟世俗主義結合起來[22]。

井上不僅用世俗主義的論述去提倡神道這一宗教傳統，他也用相同的方式在20世紀的頭二十年中不斷鼓吹更多地用儒教推動現代日本的國民教育和意識形態建設。井上對日本歷史上的儒教傳統所做出的積極評價，以及他對該傳統對現代道德教育長期的適用性的重視，廣見於他在1900至1905年間出版的關於日本儒學歷史的皇皇

21 詳請參閱Kiri Paramore, *Ideology and Christianity in Japan* （London: Routledge, 2009），141-153.

22 見 John Breen, and Mark Teeuwen, *A New History of Shinto* （Chichester: Wiley-Blackwell, 2010）.

巨著各卷前序之中[23]。在20世紀前二十年中，在遊說將更多的儒家內容增補進國民道德教育的同時，井上也為師範教育編寫了國民道德教育的核心文本[24]。例如，他在1908年日本哲學會所做的公開講演中這樣說道：

> （在教育中）若有像儒教這樣的內容是好事，因為最廣義地來說，儒教的目標是純道德性的。另外，在學校裡教授儒學並沒有什麼困難，因為〔不像佛教和基督教〕它與自然科學並不抵觸。[25]

梁啟超（1873-1929）在1898到1908年間旅居東京，也是日本哲學會定期的參與者。他在1899年會晤了井上哲次郎，並很快翻譯出他的兩本著作[26]。梁啟超提出的公德概念也被直接上溯到井上的國民道德概念[27]。因此，影響了中華民國和中華人民共和國的一組意識形態建構，都跟日本利用儒教建構類似公民宗教的嘗試有著歷史關聯。

23　請參閱井上哲次郎，《日本陽明学派之哲学》（東京：冨山房，1900）、《日本古学派之哲学》（東京：冨山房，1903）、以及《日本朱子学派之哲学》（東京：冨山房，1905）。

24　見井上哲次郎，《国民道德概論》（東京：三省堂書店，1912）。

25　井上哲次郎，〈儒教の長處短處（哲学会講演）（1944）〉，收入《日本朱子学派之哲学》（東京：冨山房，1905），頁806。

26　參閱Joshua A. Fogel, *The Role of Japan in Liang Qichao's Introduction of Modern Western Civilization to China* （Berkeley: Institute of East Asian Studies, University of California Berkeley, Center for Chinese Studies, 2004）, 183.

27　參閱Joshua A. Fogel, *The Role of Japan in Liang Qichao's Introduction of Modern Western Civilization to China*, 207.

的確，在日本的例子中，儒教被公認為提供了國民道德教育課程的主要基礎，並且，隨著日本在1930年代擴張主義的不斷抬頭並最終滑向法西斯主義，儒教在其帝國意識形態中扮演了益發重要的角色[28]。

日本之例所帶來的教訓是，那種最終替法西斯主義提供支柱的國族主義意識形態更多地是井上哲次郎等人有意而為的建構物，此建構物事實上跟貝拉定義的公民宗教並無多少差異。井上他們要公民宗教或所謂國民道德，若借用孫笑冬對貝拉理論的總結來說，基於一種「不與某『獨一的』具體宗教相關聯的公共道德，以及一種作為政治良知的公民宗教」[29]。而日本的例子似乎表明，孫笑冬那種只要有多種宗教獲准參與國家意識形態建設，就能確保某種「希望」的預設，若不是天真地地忽略了歷史的前車之鑒，那或許就是過於一廂情願了。

畢竟，就算孫笑冬從日本的例子過渡到貝拉在美國經驗的脈絡裡所提的論點，難道美國的歷史現實真的就能支撐起她對公民宗教在美國社會中角色所做的範式化甚至理想化的解讀嗎？之前已經提到，貝拉自己早就將歷史現實中的美國公民宗教和美國國族主義那不時出現的負面形式聯繫起來，在這種國族主義負面形式的助長下，美國在國際上所犯的嚴重暴行跟日本在「國民道德」大纛下所

---

28 詳請參閱Martin Collcutt, "The Legacy of Confucianism in Japan." In *The East Asian Region: Confucian Heritage and Its Modern Adaptation*, ed. Gilbert Rozman.（Princeton, N.J.: Princeton University Press, 1991），111-154、日本儒教宣揚会，《日本之儒教》（東京：日本儒教宣揚会，1934）、以及Warren W. Smith, *Confucianism in Modern Japan: A Study of Conservatism in Japanese Intellectual History*（Tokyo: Hokuseido Press, 1959）.

29 Anna Sun, *Confucianism as a World Religion*, 180.

犯的非常相似[30]。貝拉自己在大約1980年之後對「公民宗教」這一術語所持的保留態度正因他意識到了這一問題[31]。孫笑冬試圖採取貝拉借「公民宗教」之概念對美國所進行的理想主義式想像,讓我想起井上哲次郎對德國在20世紀早期所進行的「國民道德」的帝國主義自我想像的挪用。井上深信德意志帝國的政府、國民和宗教間總體關係的運作是一個極佳的、且應被效仿的典範。我懷疑,孫笑冬提出對21世紀初的美國的看法時是否也做出了與井上類似的、令人質疑的假設。

三、文化特殊性:儒教的「世界」?

　　最終,上述問題使我們回頭去思考蘊含於孫笑冬書名中的一個未能實現的承諾——作為一個「世界宗教」的儒教的全球性。在吉拉多特(2002)等人的基礎上,孫笑冬精準闡述了19世紀晚期將儒教安置於馬克斯・繆勒(Max Müller, 1823-1900)的「世界宗教」學術聖殿中的部分歷史。但她從未認真探討過儒教在世界史上的全球化這更為顯而易見的問題,或更確切地說,即儒教在世界史中顯著的缺位。事實上,儒教在繆勒的「世界宗教」中十分獨特,因它在過去千年裡從未能跨過其初創時所處的地理區域而向遠方傳播。明末清初的反基督教作者們就經常疑惑,為何更悠久的儒教卻不像佛教、伊斯蘭教和基督教那樣能傳播於寰宇,它似乎從未對中國腹地以西的人群具有任何吸引力。其實,除了歷史上偶爾成為中國朝

30　貝拉在此明確譴責了「我們所深陷的」「反革命」的鬥陣泥淖——越南戰爭(Bellah, Robert N, "Civil Religion in America," 53)。

31　見 Feng-gang Yang, and Anna Sun, "An Interview with Robert N. Bellah, July 8, 2013," 6.

貢國的越南和朝鮮外，儒教僅傳播到過日本。而日本是唯一一個為儒教所流被但未受中國政治統治過的國家。其背後的原因難道不值得去思考嗎？

是否是儒教與國家和文化的互動關係所具有的某種特殊性，讓它無法傳播到漢文化圈的邊界之外？就其在歷史上絕大多數時候的表現形式而言，儒教跟國家政權之間似乎存在一種特殊的系統性聯繫。儒教的諸多禮儀和實踐不僅看來跟國家儀式密切相關，也和中國的文化風俗緊密相連。值得注意的是，即便是在作為儒教遠播之例的日本，許多儒教的核心禮儀實踐也在異域環境裡被拋棄[32]。在漢文圈之外，當代精英形式下的儒家（例如所謂「波士頓儒家」）同樣也選擇拒絕將絕大部分儒教禮儀體系納入到他們的實踐之中——他們僅將實踐限定在修身上[33]。就這個意義而言，在學術話語層面上將儒學的整體化特徵（integrated nature）批評為它的「前現代性」可說是跟實際歷史問題有相關性。但這些實際的歷史問題尚未得到充分的研究，尤其是未能對中國之外的例子進行審視。要研究這些問題，需要走出抽象的教條和思想，尤其是要克服阿薩德所提醒的那種將信仰和實踐個人化的概念，從而對儒教進行重新認知。

然而，儒教現代形式的提倡者們恰恰做了與上述主張相反的

---

32 詳見James McMullen, "The Worship of Confucius in Ancient Japan." In *Religion in Japan: Arrows to Heaven and Earth*, eds. James McMullen and Peter Kornicki.（New York: Cambridge University Press, 1996），39-76.

33 參閱Robert C. Neville, *Boston Confucianism: Portable Tradition in the Late-Modern World*（Albany: State University of New York Press, 2000）.

事。他們不考慮儒教的社群性（sociality）的問題，而是傾向於通過簡單地否定儒教的宗教—社會配套，尤其是其儀式體系之社群性，來迴避歷史和社會問題。他們或公然或含蓄地通過其學術實踐，把儒教重新包裝成一種哲學或一套思想體系。

四、作為哲學的儒學、作為倫理道德的儒學、作為價值的儒學

最為明顯的當代例證是貝淡寧。作為一個哲學家，他致力於挖掘儒教的政治適用性，尤其是在當下中國——這個他生活和教學的地方。貝淡寧因此對儒教的社會意涵和效用很感興趣，但他的儒教全然被制定為一種哲學；它是一種思想的儒教，或者說，它最具價值的是它的思想[34]。在其儒教概念中，他並未研究或包括儒教傳統的儀禮系統及其社會性的歷史和實踐。杜維明雖然在學院系統中的定位是亞洲研究學者而非哲學研究者，並且他對儒學的宗教意涵也極為敏感，但他依然通過以教義規範（在他這裡主要是宋代新儒學）為本的個人實踐，而非通過觀察歷史社會中儒學實踐，來定義儒學。他的所謂「宗教—哲學」概念因此主要是一個限定在個人宗教或精神性體驗中的哲學範式。如果說他的研究有一些宗教關切的話，那也僅體現在阿薩德所定義的純粹宗教現代性上。

當代這種把儒教硬塞進理智化的哲學或思想範疇的作法可以追溯到20世紀早期的亞洲歷史。馮友蘭（1895-1990）在中國共和意識形態發展時期所撰儒學史著作影響了許多將自己的研究歸為「亞洲

---

34 請參閱Qing Jiang, *A Confucian Constitutional Order.*

哲學」、「中國哲學」或「東方思想」範疇的學者[35]。然而，馮友蘭等人接續的是更早的一批中國學者，如梁啟超（1873-1929）等人，這批人受到了19世紀晚期到20世紀早期日本在哲學和宗教範疇的參照下，對儒教和佛教重新定位的關鍵影響。

因此，理解儒學的現代研究路徑要求我們回到日本思想現代化的早期歷史，以及它跟中國和西方的發展之間的關係。這又把我們帶回到井上哲次郎那裡去。在1890年，井上成為第一個被任命為東京帝國大學哲學系正教授的日本人。自1882年擔任助理教授起，井上在大學的主要工作就是教授「東洋哲學」。在其職業生涯中，主要的學術貢獻一般被認為是他在此任內（特別是明治晚期）嘗試將東亞思想的教學納入西方學術框架之中，從而為「國民道德」創構起一個作為「日本哲學」的思想史基礎。如今看來，井上最富恆久性的學術作品因而並不是像《國民道德概論》那樣銳利的大眾性作品，而是其發表於20世紀頭幾年的歷史作品，這些作品建立了一個在今天日本能被政治正確地稱為「日本思想史」的領域，但這一領域直到1945年，還有在井上自己的寫作中，都一直被稱為「日本哲學史」[36]。

然而，將日本儒學重新包裝成「哲學」的學術工程和推行「國民道德」的公共計劃被緊密地連結在一起。隨著西方哲學和科學的分析方法在日本的公共討論中成為主導力量，那些以廣義的道德和狹義的「國民道德」為中心的論辯，愈發依賴於對哲學和宗教本身

---

35 詳見Yu-lan Fung, *A Short History of Chinese Philosophy* （New York: Free Press, 1966）.

36 井上歷史寫作的核心文本是其三卷本的日本儒學史：《日本陽明學派之哲學》（1900），《日本古學派之哲學》（1903），以及《日本朱子學派之哲學》（1905）。

性質的定義。對保守的國族主義者來說，去論證日本人的「國民道德」是日本國家的有機組成部分，並且在「日本哲學」中得到體現，他們需要定義何為哲學，並在其中找到一個日本品種。因此，對「日本哲學」的界定便有賴於明治時代定義西方「哲學」概念本身這一廣泛嘗試。然而，一物是否能構成「哲學」又與另一棘手的問題息息相關，即「宗教」應被視為具有何種有用的社會角色（如果有的話）。這不僅僅是一個一直存在於明治時期學者們腦海裡的思想問題，而且還是一個緊迫的政治和社會問題，1870年代早期對佛教的短暫壓制便是一個顯例。在1890年代，特別是在井上所建構的「日本哲學」裡，該問題愈發被捲入到對國家意識形態和宗教的討論中。

通過對「哲學」自身領域的重新定義，井上哲次郎與其出版商兼好友，同時也是新佛教活動家的井上圓了（1858-1919）二人在1890年代和1900年代早期參與推動了在「哲學」中界定儒教和佛教各自位置的討論[37]。井上於1900到1905年間出版的著作中對儒教作為一種道德哲學所作的闡釋，在內容和方法上都迥異於井上圓了自1880年代後期所進行的對「佛教哲學」和「西方哲學」的「綜合」。但是，二人的闡釋具有相同的基礎。依託於哲學和宗教在類目上的二分，這些基礎大體上都強調政治領域和私人領域的區別。作為一種「哲學」，儒教因此被置於理性知識的現代聖殿之中，並以一種特殊身分去影響政治討論。然而，那些本屬於儒學的元素，如宗教團體、儀禮和實踐等則被剔除出去。在過去的一個世紀中，包括西方學者在內的大部分現代儒學研究者，無論他們是否意識到，都延續

---

37 詳請參閱Judith Snodgrass, *Presenting Japanese Buddhism to the West: Orientalism, Occidentalism, and the Columbian Exposition* （Chapel Hill: University of North Carolina Press, 2003）.

了這一模式。

　　了解這種對宗教進行去社會脈絡化的後果，至少在日本這一歷史案例上，是非常重要的。對儒教的重新定義不單使之在現代概念體系中運轉，並跟像國家這樣的現代機構產生關聯互動，但更重要的是，它也讓井上哲次郎得以隨心所欲地把作為哲學的儒家價值與任何他想要的東西聯繫起來。從某種程度上看，這樣一個跟任何既存宗教機構和既有社會基礎或社會語境相隔絕的儒學，變成了一個無蓋之盒或無實之目（empty category），國族帝國主義（nationalist imperialism）的任何迫切內容都可被填充進去。從現代儒學的許多形式裡都能夠看到這種「空盒子」特性。由於其與社會機構和實踐的分離而僅作為一個智識上的價值體系，理論上，任何能夠跟其文本產生聯繫的價值或信仰都可稱為儒學。這實際上符合阿薩德就後啟蒙社會中基於個人化信仰的宗教特性所提出的理論：「任何哲學，只要能起到〔提供慰藉的個人信仰〕這樣的作用，都能稱為宗教」[38]。的確，儒學在20世紀中葉的日本成為了一個極易被扭曲操縱的範疇，以至於法西斯戰犯們在東京審判時甚至用儒家價值為其罪行進行部分的辯護[39]。一旦與其社會實踐的歷史分離開，「儒家價值」能夠被解釋為幾乎任何東西。

---

38 Talal Asad, *Genealogies of Religion*, 46.

39 詳請參閱 Ichiro Kiyose, "Opening Statement of Japanese Defense Council at International Military Tribunal for the Far East, February 24, 1947 （Session 166）, Tokyo." In *The Tokyo Trials: The Unheard of Defense*, by Kobori Keiichiro（Tokyo: Kodansha, [1947] 1995）, 38.

五、作爲宗教的儒學

　　因而，將儒學當作哲學來研究絕非一個清白無暇沒有既往包袱的實踐。這一實踐跟東亞政治現代性的歷史密不可分。哲學往往要跟特定的民族或者文明掛鉤——儒學是「中國哲學」或「亞洲哲學」，是「東方傳統」的一部分，抑或是1930和40年代的「日本帝國」。換句話說，將儒學標記爲哲學，強化了其文化專屬性和政治力，當然也模糊了其儀禮系統以及文化實踐的社會性。

　　不過，當前在儒學研究領域湧現出來的許多著作開始採用了另一徑路。例如，陳勇所著的*Confucianism as Religion: Controversies and Consequences*（2013）儘管沒有把儒學當作宗教進行研究，但其爲揭露現代分科背後的政治問題提供了一段思想史參照。孫笑冬的*Confucianism as a World Religion: Contested Histories and Contemporary Realities*（2013）則代表了試圖克服在過去研究裡的問題的更大規模嘗試。雖然孫笑冬最終未能給儒學描繪出一個全球性的面向，但她的確試圖在方法論上採用當前宗教研究界熱門的社會學和人類學方法，將儒學置於宗教社會性問題中加以審視。另一方面，孫笑冬欲借這一方法得出有意義的結論時所遇到的困難，以及她最終藉著將貝拉規範化而退回到一種政治觀點，都值得警惕。

　　與之相似，楊鳳崗和Tamney主編的*Confucianism and Spiritual Traditions in Modern China and Beyond*一書所收錄的多篇具有突破性價值的文章，都嘗試從社會角度自下而上地分析當代儒學的生長。但即便是在這樣一本書中，我們也依然遇到一些對儒學復興從價值層面進行解讀的問題。例如，康曉光在該書開篇文章中就主張儒學的復興應當被視爲一場「文化民族主義運動」，而且這場運動

是中國目前在其社會經濟發展到一定階段之後的結果。這聽上去倒還不錯，只是康曉光——這位在負責給中共高級幹部提供政治培訓的中國人民大學公共管理學院擔任教授的人——也致力於高唱所謂文化民族主義的興起將「為世界和平及中華民族的利益做出貢獻」的論調[40]。康曉光重蹈了樂觀的民族例外主義的典型覆轍，認為「中國的文化民族主義運動不僅可以決定中華民族的命運，最終還將影響全世界的命運」[41]。民族例外主義似乎總是要以某種方式跟「命運」並最終和「世界」牽扯到一起。但是這些本來是潛藏在全球現代化進程背後的新教神啟和天命的意識形態，到如今仍然令關於儒學的解讀感到敬畏[42]。

　　近期在儒學研究盛況中出現的許多文章同樣應用了韋伯式的或其他後設理論的徑路，將儒家價值置於政治系統之中。他們從而把儒學從社會或歷史的基礎中抽離出來，並延續了20世紀那種將儒學固化成一種特殊文化的世界觀的趨勢——以回應和取代新教在西方高度資本主義中的位置[43]。尤為值得注意的是，近期包括孫笑冬、楊鳳崗和陳勇在內等諸多關於儒學的著作都忽略了中國脈絡之外的儒學，從而在無意之中加劇了這一將文化固化（cultural reification）的解讀偏向。這或許是當前儒學的研究趨勢所面臨的最大危險：即

40　見Feng-gang Yang, and Joseph B. Tamney, *Confucianism and Spiritual Traditions in Modern China and Beyond*, 71.

41　Feng-gang Yang, and Joseph B. Tamney, *Confucianism and Spiritual Traditions in Modern China and Beyond*, 72.

42　詳請參閱Brian Stanley, *The Bible and the Flag: Protestant Missions and British Imperialism in the Nineteenth and Twentieth Centuries*（Leicester: Apollos, 1990）.

43　見Peter Van Der Veer, *Imperial Encounters: Religion and Modernity in India and Britain*（Princeton, N.J.: Princeton University Press, 2001）.

對非中國文化情境下的儒學缺乏認真的研究。儘管學者們可能並非有意要採用一種會導致對文化作出固化解讀的中國中心的方法，但這種情況往往不可避免。拿基督教來做比較參照就很清楚。對基督教的研究若僅僅局限在西方的語境之中，將不可避免地（儘管總是在不經意間）強化一種深植於現代帝國主義中的對基督教的文化想像。基督教在過去三個世紀一直到今天所面臨的許多問題，都源自於這種將基督教跟西歐文明畫上等號的不幸的文化習慣。然而我們一定要記得，在這一文化習慣從中世紀晚期和現代早期的歐洲開始，特別是作為19世紀現代資本帝國主義興起的一個組成部分的發展過程中，並不是是清白無瑕的。一種號稱自己單獨擁有某一宗教傳統的文化政治的確跟早前已討論過的文化天命或神啟思想有關，這種文化政治同時也反映在本文開篇所引鳩山一郎的演講之中。而當前的許多學術成果可以被看成是在替儒學建構相同的塹壕。

　　另一方面，除在內容層面的中國中心主義外，當前所出版的儒學研究成果在形式層面確實帶來了某些希望。這些對儒學的討論，至少在形式而非內容上，即就其出版時所用的語言，其出版商和經銷商，以及其所處的學術話語空間方面已經很明顯地具有了國際性。這或許是儒學復興在1930年代的日本和在當代中國最大的不同——儒學在當前中國脈絡裡的復興，處於一個全球化的學術和分析體系之中，相關的討論是理性的，並且是開放的。這一不同最終是否會帶來不一樣的結果，讓我們拭目以待。

　　白貴理（Kiri Paramore），愛爾蘭國立大學（科克大學）教授，主要研究東亞政治思想文化史，著有*Japanese Confucianism: A Cultural History*（2016），*Religion, Orientalism and Asian Studies*（2016），*Ideology and Christianity in Japan*（2009）。

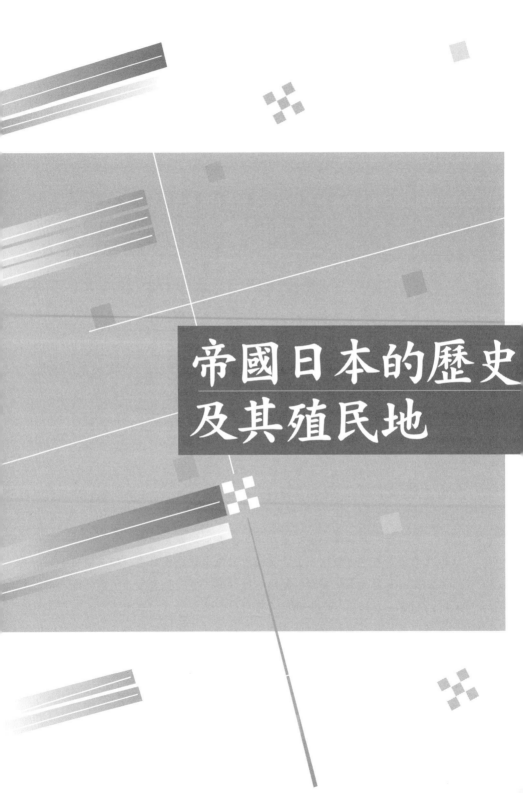

帝國日本的歷史
及其殖民地

前言

　　2019年5月在臺灣大學舉行了第九屆日臺亞洲未來論壇「帝國日本的知識與其殖民地：臺灣與朝鮮」，探究帝國日本知識的形構，及帝國日本的政治和知識與其殖民地臺灣和朝鮮的關聯等問題。在這個專輯中，我們選擇了在該研討會上發表過的山室信一和趙寬子兩位學者的論文。並在重新思考帝國日本歷史的問題意識上，加入子安宣邦的文章，及在山室信一論文問題意識的延伸下，加入藍弘岳的文章。

　　本專輯收錄的子安先生的文章無庸置疑有助於我們思考日本近代和明治維新的複雜性，山室的論文則討論了近代日本帝國在形成與擴張的過程中，各種學問和知識如何被動員，及其空間心性如何形成與作用的問題。藍弘岳的論文討論日本關於鄭成功的空間心性、歷史記憶如何在江戶文藝中形成，及其在帝國日本統治臺灣的時期如何作用的問題。趙寬子的論文則主要從朝鮮思想史的角度討論近代日本與朝鮮半島間各種政治理念、歷史認識的交錯、衝突與思想連鎖等問題。

　　這四篇文章所論主題不盡相同，其共同問題意識是，反思主流近代帝國日本歷史敘述，並在帝國史乃至全球史視野中討論帝國日本及其與朝鮮半島、臺灣的歷史認識問題，並對民族主義史觀持批判的態度。透過這些研究我們希望引進更多有關日本思想史乃至朝鮮思想史的研究與相關問題視野，並希望這些研究有助於我們更進一步地從東亞史乃至全球史視野中思考臺灣史的相關問題。

中央研究院史語所副研究員　藍弘岳

重思「日本近代化」：

於明治維新一百五十年之際

子安宣邦

一

　　去年2018年剛好明治維新（1868）屆滿一百五十週年[1]。雖然日本政府並沒有在國內特地舉辦些什麼慶祝活動，但是重新檢討明治維新與日本近代史主題的出版品相繼出版，幾乎淹沒了書店的整個書架。但這些並非從本質上重新閱讀或重新省思明治維新及以明治維新為起點的日本近代史。因為並沒有人對於明治維新是日本近代史正當且正統之開端的變革這件事感到懷疑。

　　我從幾年前，正確地說應該是2015年的秋天開始，以討論津田左右吉大作何謂《我國國民思想體現於文學的研究》為課題，而展開了一系列的市民講座（公民教室）。津田左右吉（1873-1961）在《神代史の研究》（1913）中，以文獻批判方式闡述《古事記》和《日本書紀》中之神話乃是為辯護天皇家自神代以來之正統性。他

1　本文為子安宣邦教授應邀，於2019年3月19日在中央研究院人文社會科學研究中心政治思想研究專題中心所做演講的演講稿譯文。譯者是日文工作者許婷婷。

是日本二戰後，在文化史方面獲得高度評價的歷史研究者。津田還
有另一部大作，《我國國民思想體現於文學的研究》。其中的第一
卷《我國國民思想體現於文學的研究——貴族文學的時代》於大正
五年（1916）刊行。接著，第二卷《我國國民思想體現於文學的研
究——武士文學的時代》於大正六年（1917），緊接著第三卷《我
國國民思想體現於文學的研究——平民文學的時代（上）》在大正
七年（1918），之後第四卷《我國國民思想體現於文學的研究——
平民文學的時代（中）》在大正十年（1921）出版。《我國國民思
想體現於文學的研究》至此極為順利地出版，但自〈平民文學的時
代（中）〉之後，則被迫中斷。

　　關東大地震（大正十二年，1923）之後，日本在內外極其不安
的政治社會狀況中迎接昭和時代。在昭和的戰前戰中時期，津田的
《我國國民思想體現於文學的研究》的最終卷〈平民文學的時代
（下）〉尚未刊行就面臨了敗戰（1945）。二戰後，津田將已經出
版的《我國國民思想體現於文學的研究》四卷進行了修訂工作，終
於在昭和三十年（1955，津田八十三歲）完成修訂，但第五卷《我
國國民思想體現於文學的研究——平民文學時代（下）》自始至終
都未能問世，津田就在昭和三十六年（1961）離世，享年八十九歲。
這時我們可以提出一個大問題：為何津田沒有完成其生涯鉅作《我
國國民思想體現於文學的研究》呢？在世界史的脈絡中，自大正至
昭和年間可謂是日本危機的時代，津田持續書寫、繼續出版的《我
國國民思想體現於文學的研究》到底是什麼呢？

　　若是以這樣的形式進行下去的話，今日的演講將會變成以津田
論來作結吧！這裡我想要先說一下我結論的部分。未出版的《我國
國民思想體現於文學的研究——平民文學的時代（下）》應該是處
理德川時代末期至明治維新及其後的問題。由此可窺知這卷或許應

該是〈國民文學的時代〉的前夜。在津田過世後的二年，也就是自昭和三十八年（1963）起，《津田左右吉全集》全三十三卷開始刊行。全集的編集室決定將未刊的《我國國民思想體現於文學的研究──平民文學的時代（下）》當作全集中的第八卷來出版。此卷是由津田沒後在書齋簍筐底下發現的原稿兩篇，以及二戰後至他離世的這段時期所寫有關明治維新和維新之後的論文所構成的。我從全集第八卷中所刊載的文章中，初次知曉津田並不認同「明治維新」這一變革的正當性（legitimacy）。

　　津田認為明治維新是：薩摩與長州這兩個有力的封建勢力聯合，並企圖以武力方式奪取中央權力的政變。在津田看來，封建勢力為了把這個政變當作是一種正當的革命而牽扯進了天皇，並以「王政復古」為革命的口號。津田否定其正當性，不只因明治維新是利用天皇這一傳統權威的政變，更是因明治新政府把天皇召喚回國家政治權力中心，而能以天皇之名施行專制，恣意地施政。

　　津田的文章否認明治維新作為日本近代化革命的正當性，並否定來自明治維新之明治政府的正當性，我因拜讀其文，而理解到他不再持續執筆與繼續刊行《我國國民思想體現於文學的研究──平民文學時代（下）》的理由。我想他不認同明治維新是促使國民成就自立性的革命。但是，津田否定明治維新正當性的此一維新觀使我不只知曉他放棄《我國國民思想體現於文學的研究》最終卷執筆的理由，且讓我能從將明治維新視為日本近代化正當起點這種看法不同的角度來理解日本近代史。因此，藉由津田所給我的這寶貴的思考啟發，我想重新思考明治維新與日本近代化的關係。

　　19世紀後期的日本正處於國際危機之中。企圖侵略東方的俄國船艦開始在日本周邊海域出沒。憑藉軍事力對中國要求自由貿易的英國，對日本而言也是一個大大的威脅。鴉片戰爭讓當時日本早先

覺醒的人認識到自國所身處的危機。1853年美國的培里艦隊航海來
到日本，要求鎖國的日本必須開港與通商，因此日本的國際危機便
迅速轉化為國內危機。因為當時的日本沒有能力處理此對外危機的
主權國家體制（外交的、軍事的、法制的體制）。這告訴我們一個
關於日本近代化的重要事情。日本的近代化與以此為目的之變革是
因處理對外危機而促成的國家變革。更重要的是，那是國家體制方
面的變革。據說當時在權力階層內部就要求模仿歐美先進國家，進
行國家體制的變革。我們可以說，這確實是在19世紀的亞洲危機中，
國家體制變革的先驅。津田對明治維新的批判告訴我們，在國家體
制變革方面，明治政府所採取的方向之外，尚可能有另一個方向。
這點我之後會再詳述。

　　若主要把明治維新當作面臨對外危機而因應產生的國家體制變
革的話，這樣就會和以往把明治維新當作日本全面近代化開始的過
去觀點有所差異。我認為明治維新乃是把國家體制變革當作緊急要
務，因而帶有一種國家主義色彩強烈的近代化變革。為了更進一步
闡述這點，我們就必須了解那個被認為是封建社會而被明治維新及
其完成者所否定的江戶時代（＝德川時代）。日本的歷史學家把江
戶時代（1603-1867）劃為「近世」。「近世」在英語中是「early
modern」，意即是「早期近代」或「前期近代」。但是日本卻不把
江戶時代定位為早期近代。因為，日本認為江戶時代乃中世封建社
會的後期，也就是帶有中央集權性格的後期封建社會。所謂的近世，
在日本被認為是中世後期。之所以會以如此的脈絡來看江戶時代，
是因為日本歷史上最大變革的明治維新被理解為「近代日本」的出
發點。也就是說，這依據於明治維新是「近代化革命」的視角。這
可謂是從明治至今日本的官方見解，也因此「明治維新一百五十年」
才能炒熱今日日本的新聞媒體。

　　以明治維新為日本史上最大變革的這個看法，近年來開始受到了質疑。給日本歷史帶來最大變化的並不是19世紀後期的明治維新，而是15世紀的應仁之亂（1467-1477）這個大規模的內亂。最初提出這個見解的是，日本學界中被認為近代支那學之祖的內藤湖南（1866-1934）。這個說法最近由一位將應仁之亂這個大亂的實際情況詳細濃縮在一本書中的歷史學家再提出來[2]。他把應仁之亂稱作是日本史上最大變革的主要原因是：在這個內亂之後，緊接著經過了16世紀戰國時代這個動盪的世紀，由京都的朝廷（貴族）、寺院（僧侶）、幕府（武家）等三者所構成的日本古代國家權力體制徹底崩解。也就是說，從這個觀點，我們可以重新審思17世紀德川政權的成立。意即西元1600年左右時，德川一族藉由統一並成立全國武家政權，終結了日本長久以來持續在京都自古以天皇朝廷為主體的權力體制。這也意味著「應仁之亂」乃是給日本史上帶來最大變革的內亂，而我也支持這個說法。

　　這也就代表著改變了過去以來對明治維新的評價。而這個變化關係到我們對明治維新相關的「近代」與「近代化」之意涵的理解。此外，這個見解不僅改變了明治維新的評價，也改變了對於江戶時代這個「近世」的看法。如同方才所述，西元1600年左右時，德川政權的成立就意味著在京都自古以天皇朝廷為主的權力體制崩解。江戶的德川幕府實行中央政權，擁有全國性的政治統治權，宮廷與寺院皆被去政治化，而被置於幕府統制之下。天皇成為祭祀與儀禮方面的權威，而被隔離在京都的御所裡。江戶幕府將宮廷或寺院山門去政治化的同時，自古以來被宮廷貴族或寺院僧侶所獨享的學問與文化也對一般民眾開放。藉此，民間也開始學習儒學。正如同我

2　吳座勇一，《應仁の亂》（東京：中公新書，2016）。

在《江戶思想史講義》[3]所述，在這個時代，在許多都市町人身分的
庶民當中，誕生出許多優秀的儒學者或國學者。更進一步地全國交
通網建立後，連結中心都市（江戶、大坂、京都）和地方都市的政
治性、經濟性、文化性的全國網路也因而建立起來。江戶（之後的
東京）在18世紀時擁有了一百萬人口，這在當時是世界最大的都市。
由此可知，從17到19世紀的江戶社會可謂是相當「近代化」的社會。
從這一點，我們可以想想到底明治的近代化意味著什麼？始於明治
維新的近代化其實就是國家體制的近代化，也就是模仿西歐先進國
家並以形成近代民族國家為目標的近代化。此乃如同上述，這是日
本在19世紀後期面臨國際危機時所提出的回答。日本以急速國家主
義式的近代化來應對這樣的危機。

二

　　明治日本把形成民族國家的這個課題以組成天皇制民族國家的
形式來實現。近世的德川政權把天皇隔離於京都御所這個非政治性
的祭祀儀禮空間。但是，明治時期的維新政府又再度把天皇拉入政
治操作的中心，把近代國家建造成天皇制性質的國家體系。津田對
於明治維新以及由明治維新促成者所建構的國家感到強烈的違和感
便在於這點。如津田所說，「王政復古」是發動明治維新這個政治
改革的反德川政權者所提出的口號。他們藉此口號將他們的政變合
理化。但是這個口號卻又在明治維新這個日本近代化改革上深深刻
印上復古主義或天皇主義的印記。明治國家最終制定了憲法，設立

3　子安宣邦，《江戶思想史講義》，丁國旗譯（北京：生活・讀書・
　　新知三聯書店，2017）。

了議會，完成了近代國家體制。但是，天皇制國家統治原則貫徹了近代國家體制，不久後整個昭和時期（1926-1989）都將國民包覆入了天皇制極權主義國家的範圍內。使總力戰這個昭和的戰爭化為可能的乃是天皇制極權主義。號稱「王政復古」的明治維新的確是為了使「真正的國民」成立而實施的近代化改革嗎？我想這應該就是讓津田深度懷疑並中斷繼續書寫《我國國民思想體現於文學的研究》的原因吧！因為他找不到近代日本中「真正的國民、國民文學」的成立。

始自於明治維新的日本近代化還有另一個特色，那就是從東方全面轉換到西方的文明論變化。在「文明開化」的口號之下，明治日本不只在國家制度和軍隊方面，在風俗乃至學問文化方面也都充分地全面西方化。明治政府通過了國民教育的方式，徹底實行西方近代化（＝文明化）的精神。明治政府在維新後立即將學校教育制度化，並讓西方近代化的精神藉由學校教育開始滲透。若說明治日本讓近代化（＝西洋文明化）最先成功的原因是什麼呢？我想這是源自明治近代化乃是帶有國家主義性格的變革之故。若問明治維新此一近代化的變革為何成功？我想這是源自和產業及軍事變革一同進行的教育變革獲得成功之故。這個成功，當然是國家整體的成功。

近來數年，在日本常聽到「明治維新一百五十年」，在此同時也興起一股重新詮釋「明治維新」和「日本近代史」的風潮。但是這些絕對不是批判性地重新質問「日本近代」。在這些重新評價「明治維新」的代表性著作[4]中，討論到在西方近代民族國家的全球化形成過程中，亞洲最早回應並體現成功的例子就是明治維新與明治國

4　三谷博，《維新史再考：公議・王政から集権・脱身分化へ》（東京：NHKブックス，2017）。

家的成立。這是在關於「明治維新一百五十年」的論述中，現代日本近代史學家的代表性言論。

在這種論述中，我們在重新思考明治維新或日本近代史之時絕對不可欠缺的前提——即「昭和日本的十五年戰爭」和「敗戰」——皆消聲匿跡。歷史家沒有把握到戰爭和敗戰，而這對應於現在的日本政權被歷史修正主義者長期掌握的情況。我在少年時經歷過戰爭日本與敗戰日本，所以我認為若把昭和的十五年戰爭與1945年敗戰等兩個事置於度外的話，則無法看清楚明治維新與日本近代史的真實樣貌。我反而認為明治維新和日本近代化的最終歸結乃是昭和時期的十五年戰爭與敗戰。因此，我不把「王政復古」的維新解釋為適合近代「主權」原理而建造出天皇制政治體制的近代化改革。我認為明治維新是種政變性質的政權輪替，正是明治維新使昭和時期的天皇制極權主義國家得以誕生。

如上所述，我這樣的看法緣自於我少年時的戰爭體驗，但是這戰爭體驗也可能導向和我抱持著相反立場，也就是導向了國家主義的立場。我知道安倍首相的背後也存在著幾位和我同世代的歷史修正主義者。我對日本近代的看法不僅來自我的戰爭體驗，另一方面也來自我的思想史方法論。也就是說，源自於「視點的外部性」或說「從外部來看」這個思想史方法論。一個國家的歷史不能單單一國主義式地「從內部來看」，否則無法將其相對化，並進行批判性的重新省思。我從1990年代開始批判性地重新閱讀日本近代史，也就是重新閱讀日本近代政治史、思想史、宗教史和言語史等等。那時我採取的是「從外部來看」這個方法論的立場。這個立場即是所謂「作為方法的亞洲」和「作為方法的江戶」。

「作為方法的亞洲」和「作為方法的江戶」都是我的著作《何

謂「現代的超克」》[5]以及《江戶思想史講義》所構成的思想史方法論的概念。首先是關於「作為方法的江戶」，我在《江戶思想史講義》把此解釋為「從江戶來看」。我企圖逆轉過去從「近代、東京」來看「前近代、江戶」的視線。透過這樣視點的逆轉，我不僅知道了「江戶」這個與明治近代不同的「另一個近代」；我也明白了「明治近代、近代化」的特殊性格。也就是說，我理解到在明治時代擁有權力之人的制作意志，那極具國家主義式近代化的性格，及以天皇制為框架下所形成的民族國家之復古樣態。藉著從「江戶」這個視角來看，日本近代被相對化為「明治近代」。與此同時，「明治近代」所否定的「江戶」重新被理解為「另一個近代」。

所謂「作為方法的亞洲」就是《何謂「現代的超克」》書中所看到的，竹內好對「西洋式的」近代日本作強烈反省性批判時所用的用語。據竹內所說，這裡所指的「亞洲」並非是實體，而是方法（看法）。因此，「作為方法的亞洲」意指「從亞洲來看」。這是促使日本近代史方法論轉換的重要用語。竹內認為當把日本近代史從被日本殖民地化的「朝鮮來看」，從被日本帝國主義戰爭當作戰場的「中國來看」。我把竹內留給我們戰後世代可說是遺訓的名言「作為方法的亞洲」再加上「作為方法的江戶」，並藉此生產出許多批判性地重新檢討近代日本的話語。我從《近代知識考古學》[6]以來，出版超過十冊關於現代性批判的書。我在這些書中所做的就是對抗這一國主義式的獨善話語。

歷史修正主義站在二戰前與戰後日本連續性之上，否定了二戰

5　子安宣邦，《何謂「現代的超克」》，董炳月譯（北京：生活・讀書・新知三聯書店，2018）。

6　子安宣邦，《近代知識考古學》（北京：生活・讀書・新知三聯書店，即將出版）。

後日本與戰前日本的國家整體的斷絕。其強烈主張「明治維新一百五十年」這樣的提法，其實是在歌頌近代日本的連續性。那是眼中不見亞洲這個他者或鄰人，亦不從江戶這個他者或他人來學習，而只是一國主義式獨善的話語。而我所能做的就是，放置一個重壓之石以對抗這樣墨守一國主義的狀況。

　　然而，我現在對於自己所作的批判性思想作業是以過去式的方法呈現的，那是因為現在我懷疑不管是「作為方法的亞洲」或是「作為方法的江戶」等這些方法的概念，在「明治維新一百五十年」的21世紀到底是否依然是有效的批判性方法。究竟這個「亞洲」對日本而言，是否能是一種外部的他者性呢？「從中國來看」的這個視角已和大國主義的視線混在一起了，「從韓國來看」這個視角也與民族主義式的對抗視線不可分了。這樣一來，它們所構成的亞洲已經不是作為批判方法概念的「亞洲」。現在我們所要追求的是，可以將21世紀的日本與中國以及韓國都一起能批判性地重新審視的那個真正作為外部他者的「亞洲」。

　　「作為方法的江戶」需要更深一層的深化。不僅如此，以關乎身處現代我們的生死問題本質的方式，我們有必要更深化被批判性理解的「近代」和批判性看待的「江戶」。如今的我一邊深化「作為方法的江戶」之餘，我更想問的問題是：「等待我們的只有孤獨死這個死法，不，這種過日子的方法是正確的嗎？」

　　我現在才要重新思考上述批判「近代」的方法，開始著手將之更加深化的工作。然而，我年事已高，我期待透過大家的手，能更進一步推進與深化此思想工作的課題，並以此作為我演講的結論。

　　子安宣邦，大阪大學名譽教授。曾任日本思想史學會會長。著作譯成中文包括《東亞儒學：批判與方法》（2003），《東亞論：日本現代思想批判》（2004），《國家與祭祀》（2007），《孔子的學問》（2017），《江戶思想史講義》（2017），《近代日本的亞洲觀》（2019），《何謂「現代的超克」》（2018），《近代日本的中國觀》（2020）。《漢字論》中譯本將於今年問世。

日本帝國形成的學知與心性

山室信一

一、學知與心性的視角

本次論壇的主旨是要探究以下的課題：「在漢文等東亞各國共有的傳統知識基礎上吸收西洋文明，在經歷甲午、日俄戰爭後，成為保有臺灣、朝鮮等殖民地的帝國主義國家的」近代日本，在形成帝國時是「如何吸收近代西洋的知識？以及在帝國日本的政治和知識的欲望中，臺灣和朝鮮是如何被理解、認識的？帝國日本的知識與殖民地的知識結構有何關聯？又，日本帝國與其殖民地間有什麼人的移動與交流？」[1]

對於這個課題，我認為有必要先界定有關「帝國」和「殖民地」的「知識」與「人的交流」等概念，以避免產生混亂。還有，在界定這些概念後還必須對「它們分別是以何種連鎖及斷絕的關聯性而展開演變的」這一視角和方法論具有明確的自覺。

1　此篇文章是山室信一教授為「第九屆臺日亞洲未來論壇：帝國日本的知識與其殖民地：臺灣與朝鮮」國際研討會所發表之演講稿的譯文，譯者為臺灣大學日文系副教授田世民。

　　當然，這樣的概念界定及視角，本身無法事先共有。不同的想法更能開拓嶄新認識的視野。只是，有必要避免明明使用同樣的語言，卻討論完全不同內容的情況。因此，我想先概略說明一下我所使用的概念和視角。

　　「學知」這個詞在日本也不是一般性的用語[2]。我個人在有關牽

2　「知曉（知る）」與「領有（領有する）」因為是日語特殊的用法故難以翻譯，然而究竟「知曉」與帝國形成有什麼樣的關聯？具體來說，事實上，排他性、獨占性地「知曉」作為對象的人和土地，就是一種支配。這件事應該不限於日本。不過，在日語已明確顯示在詞源之中。而這個與我為何使用「學知」這個在日本亦鮮少被使用，且難以理解的語詞這件事息息相關。「學知」這個語詞本身雖然看似新奇，然而當然不是日本所無之語。鎌倉時代指稱「知識淵博的人」，有使用「學智」乃至「學知」等語的先例。還有，在鎌倉時代的法語集、也是曹洞宗根本聖典的《正法眼藏》裡，有將學習所得的知識稱為「學知」，以相對於稱呼生活中所得知的知識為「生知」的例子。但是，這個語詞在現代日本的確是日常鮮少使用、亦不耳熟能詳的用語。不過，我認為應該留意，「知曉」與統治、還有與日本的帝國形成之間，有著密切的關聯性。例如，日本的明治憲法、也就是大日本帝國憲法的第1條是：「大日本帝國由萬世一系之天皇統治之（大日本帝国は万世一系の天皇、これを統治す）」。但是，起草最初草案的井上毅並不是使用「統治（統治す）」，而是寫作「治（治す）」，並讀作「しらす」。還有，寫「御大八洲天皇」而將「御」讀作「しろしめす」，代表「しらす」「しろしめす」這些詞是意味著天皇保有領土，並仔細知曉該領土的意思。這裡的「知らし」是「知る」的尊敬語，代表「御御統治（お治めになる）」的意思，而「しらしめし」的「メシ」則是「看」的尊敬語。因此，「しらしめし」或是「しろしめす（知ろし召す）」就是指天皇統治，例如「治理天下之天皇（天（あめ）の下、知らしめしける天皇（すめろぎ）の）……」（《萬葉集》4098）等，詩歌裡通常用作天皇的枕詞。如此，對於對象的土地和人民加以「知曉」，與「領有（領（し）る）」是同義詞，比誰都更為「知曉」正是「掌管（司る）」該土地、「駕馭（御（ぎょ）す）」該土地

涉日本國民國家形成的學問和知識方面，將國家機構形成所動員的法律學、經濟學、以及統計學（當初被稱為「國計學」或「國勢學」）等稱為「國制知」，而將與其對抗的設定為「批判知」，並試著闡明兩者對峙與合作的兩面性等課題。

這樣的概念也有必要放在帝國形成上面來思考。不過，在帝國日本這個空間裡，不管是「國制知」或是「批判知」，都由多樣的主體所擔負。例如，對於帝國日本的批判，在個別殖民地會出現在完全不同的課題狀況下，有些批判也會發自宗主國日本國內。並且，這些批判也有可能會連鎖性地呈現。

在這個事實基礎上，將跨越各種界限並發揮作用的知識和技術統括起來，並且以一個「知識型態」揭示出來的，便是「學知」這

（續）

> 人民，「知曉」這件事意味著正當化自己統治該範域的意思。還有，在農業社會的日本，了解季節的推移並且頒布曆法是維持統治的重要資訊，因此必須知曉時日的移動。也就是說，知曉日期是「日知り」＝「聖（ひじり）」，加以聖別化的要件。準此，知曉時間與空間，以此為基礎來進行統治的人，賦予立憲制的天皇這樣的地位，這便是井上毅的憲法草案使用「治（しら）す」一詞的目的所在。「知曉」自己統治的空間與時間，並且排他性地掌握「知曉」所需手段的技法，這是權力所不可或缺的課題。
>
> 　相反地，將日本的天皇統治與諸外國的統治區別，為了正當化天皇統治而井上毅所強調的是，相對於「しらす」的「うしはく」，這是指「領有該土地，稱主之意（その土地を領す、主（ウシ）たる意）」。井上認為，「うしはく」意味著以軍事的強制力來奪取領有土地，這樣的統治形態相當於以希臘語的「掌舵（kybernan）」為詞源的英語govern、以及法語的gouverner等語。接著井上論道，與歐美以力量統治不同，日本的天皇統治是由「知曉」人民的生活狀態而產生的，人民期望天皇治理而天壤無窮的國體得以維持至今。對於井上這個詞源的說法，在發表當時遭到批判，現在知道的人並不多。不過，我想舉出來當作過去如何思考「知曉」與「領有」之間關聯性的重要先例。

個概念。而且，在我擔任編輯委員的岩波講座《「帝國」日本的學知》全八卷裡，也取得共識，以「學知」來作為統括帝國日本的形成和管理經營相關的學問與知識的概念。這裡所使用的「學知」並不單單只是學術性的學術，而是由為了正當化、合法化統治的知識體系（episiteme）、以及與統治相關之實踐所用的技術（techne）所構成的。

　　但是，要探究帝國的形成和管理經營，光是「學知」是否足夠？金允植（김윤식，1835-1922）在提及細井肇（1886-1934）編纂的《朝鮮文學傑作集》時即率先指出：「如果說西歐帝國主義將傳教士當作爪牙，那麼可以說日本的爪牙主要是學者」（《韓日文學的關聯樣貌（한일문학의 관련양상）》），這句話的確說中一面的真實。但是，細井肇實際上與金允植所將之並列例舉的韓國語研究者小倉進平（1882-1944）、韓國巫俗研究者秋葉隆（1888-1954）等人不同，並不是專事學問研究的人（學者）。他充其量是與頭山滿（1855-1944）、內田良平（1874-1937）等人的亞洲主義運動有所聯繫，並且接受朝鮮總督府以及朝鮮總督齋藤實（1858-1936）等人的財政援助，持續出版正當化日本在滿洲國與朝鮮的殖民地統治著作的一個人。

　　誠然，不能將「學知」僅限定在隸屬於大學、研究機構或公部門的人所公諸於世的東西上。理所當然，有必要將沒有固定單位的研究者和新聞從業人員也包括在內。與組織和權威無關，其本身是什麼樣的著作內容和驗證方法才是癥結所在。準此，不可否認的，細井肇的著作與其說目的是在論證，不如說是在強調其預先設定的結論上。例如，他對日本併吞韓國，認為「國之興亡固非一日之故」，並追溯其歷史起源，說道：「只管事大服屬於接鄰大陸，除模仿以外別無任何發明……誅求民財而無所剩，遂招致家國民人之衰亡。」

其論述的目的在於辯證，併吞韓國絕非日本人所強逼，而僅僅是朝鮮人歷史上形成的政治志向和心態所自作自受招致的結果。這樣的論調與現在日本所流通的韓國併吞正當化論，超越時空而如出一轍。而且，我們更須關注的是，如上論述的標題是〈通觀古史古書之朝鮮人心性〉！

我認為我們在帝國形成之際，除「學知」之外，也必須關注以史料難以反證之「心性」層面來論述他國的歷史和民俗。因為「心性」雖無法驗證卻得以具有強韌的生命力和持續性，民間所流傳的「心性」所作用的領域，更廣泛深遠地持續具有滲透力。當然，以真假不明的威信、偏見、或幻想等感情層面所構成的「心性」作為研究對象，或許會有異議產生。因為，既然無法以學問研究來證明其真偽，只是淪為無止盡的爭論罷了。但是，正因真假不明，更不能迴避不顧那種緊抓住許多人念頭不放的分野。為了思考其妥當性，本報告將舉出幾個具體的事例。「心性」是譯自英語mentality的用語，在英語中包含「知性、智力、精神結構」、以及「心理狀態、心理傾向」這兩個層面。但是，這裡將其與「學知」相對，而以揭示口傳文藝及祭祀、傳說等出現的「心理習慣」，或是不論真偽而流傳在社會上的「集體心理」之類的表現來使用。（這樣的用法與法國年鑑學派所概念化的mentalité相近。）

二、作爲國民帝國的日本帝國

那麼，帝國與殖民地的關聯性該如何把握呢？

我提出「國民帝國」這個概念來作為假說。對此，有些批判認為，從帝國這由上往下的視線，無法把握殖民地統治的真實情況。確實，從形成帝國這個方向所看到的光景，與從被強迫賦予的前提

一方所反觀的光景，會有很大的差異。不用說，這個需要設定一個
能夠關照兩方的視角。

　　但是，之所以會以遭受批判為前提而提出國民帝國這個概念，
是因為我無法消除一個疑問：一如既往般將臺灣、朝鮮、關東州、
南洋群島、滿洲國、淪陷區等地區當作研究對象，並且以加法的方
式，究竟能否把握整個帝國日本？另外，還有一個疑問是：對於帝
國日本與歐美、奧斯曼帝國、以及大清帝國等家產帝國有何異同的
問題，光是闡明被統治區域的固有性，是否就能夠說得清楚呢？如
果是這樣的話，在探討作為帝國的日本的形成過程時，有必要思考
在個別的被統治區域出現了什麼樣的異同？

　　那麼，國民帝國這個概念，其與前此被視為研究對象的近代世
界體系的行動者（actor）之國民國家間的關聯性，該如何定義？

　　首先必須釐清，與羅馬帝國不同，近代帝國的特性是，其本身
不可能是單獨統治世界的主體，即使是稱霸七個海洋的大英帝國，
也是以一個主權國家之對等行動者而構成family of nations的。而
且，既然是主權國家，在國內必須是一個以「國民在法律之前平等」
為理念所追求的「國民國家」。這個事實意味著，國民國家形成與
帝國形成是同時並進的，而這就是近代的世界史。在日本高唱「對
內立憲主義，對外帝國主義」口號，也是顯示其在國內外面對的兩
大課題。如此，著眼於國民國家作為帝國所呈現的兩面性，並將近
代的帝國概念化為國民帝國時，其特質可歸納為以下六個命題。

　　首先，第一個命題是：「國民帝國是國民國家的擴張，其內含
了否定一民族一國家之國民國家而出現的矛盾」，這點非常重要。
第二個命題是必須留意：「其形成和推動的基礎從私人的經營體轉
化為國家型態。不過，在日本情況有所不同，其形成和推動的基礎
在軍部，並衍生轉化為國家的。」這一點可與以下事實做一對比，

亦即在17世紀初，英國、荷蘭、法國、丹麥、瑞典等國為了發展東洋貿易而設立的獨占型專利公司＝「東印度公司」成為了取得殖民地的尖兵。接著，第三個命題是：「以世界體系來說，其必定發展成『多數帝國同時競爭並聯手』的競存體制。」而第四個命題是：「本國與被統治地區（殖民地）是根據差異原理和統合原理之異法域結合而存在的。」再來，可加上第五個命題：「被統治地區從國民帝國體制獨立時，不得不採取國民國家的形式。」這同時也是反向要求，國民帝國本身不能否定國民國家的型態。最後，第六個命題是，與國民帝國為了維持發展自己的統治而必須是競存體制這一點相反，為了對抗其體制，「抵抗帝國統治的運動和獨立運動相應地也必須跨境的合作」，這個在達成脫殖民地化上面具有重要的意義。

　　本論壇旨在探究的課題是，絕非孤獨無靠的被統治地區有什麼樣的聯繫方式，對本論壇來說，第六個命題不可忽視。不過，在此無法全部論及，只能指出部分的事實。例如，就韓國遭併吞後的朝鮮獨立運動來說，在俄羅斯有大韓國民會議；在首爾有漢城臨時政府；在中國成立了上海臨時政府，而在美國西海岸則有旅美朝鮮人持續進行獨立運動。這些在外獨立運動組織雖然在1919年9月以上海臨時政府為中心而統合起來，但在1938年日本軍進攻、上海淪陷以前，離開上海並輾轉歷經桂林、武漢等地後移到重慶，在此創設韓國光復軍並正式向日本宣戰。而且，1945年8月從重慶凱旋回到韓國的金九（김구，1876-1949）等人，在解放後根據南北協商論為建立統一政府盡心盡力。（金九本人遭到疑為李承晚〔1875-1965〕派的軍人所暗殺。）

　　此外，在滿洲國，中國共產黨指導的東北抗日聯軍裡率領朝鮮人游擊隊的金日成（1912-1994）雖然獲得跨越國境襲擊朝鮮領土內

部等戰果，但卻遭遇激烈討伐而轉移據點至蘇聯。並且，他在蘇聯創設民族旅團之一的第88獨立狙擊旅團裡活動，戰後回國並領導了稱為「游擊隊國家」之北朝鮮的國家建設。（不過，有說法認為，在東北抗日聯軍率領朝鮮人游擊部隊的金日成與戰後的金日成不是同一人。）

如此，反映國民帝國日本擴張至東亞各地乃至南洋群島的事實，與其對抗的獨立運動也延伸其範圍，並且在第三國際的指導之下，透過推展至包含東南亞的歐亞大陸，而應勢形成了包圍網。這樣的國民帝國當然會隨著時代而有很大的變化，而其轉捩點則是兩次世界大戰。尤其，第一次世界大戰以後，侵略戰爭被視為違法，舊殖民地也只能作為國際聯盟監視下的委任統治領地來經營。

該如何描繪第一次世界大戰以後國民帝國演變的特徵？還有，在著眼於透過異法域結合和同盟條約等方式限制其他國家或民族主權的事態時，現在的美國和中國等是否能夠視為國民帝國的新型態？這些問題都有待今後持續探究。

三、帝國形成與帝國學知

那麼，作為國民帝國的日本帝國在形成時，其不可或缺的學知是什麼？

不外乎就是了解統治對象的空間是如何構成，以及該地存在何物等事情的學術和技術。而且，島國日本為了創造國民帝國必須跨越海洋，為了越洋挑起對外戰爭並擴張殖民地，派遣軍艦所需的水路圖和水深圖也是絕對必要的。

到底日本是如何取得渡海前往臺灣和朝鮮半島的水路圖的？還有，獲得殖民地之後，如果要將當地的利益帶回本國的話，了解當

地的農產品以及鐵、煤、石油等資源的礦產在何處,「利源調查」是不可或缺的要件。如此一來就必須進行地質調查,以及製作圖解的地質圖和地形圖等;徵收土地的租稅則需要揭示土地面積、地質、地目,以及確定所有權人的地籍圖。日本是如何準備這些東西的?這些問題層出不窮。

殖民地不單單只是以取得國家威信為課題,既然作為軍事據點並以經濟利潤為目的,如果忽視地形乃至地質的優勢,則殖民地擴張將毫無意義。又,即使是形式上的,在由國民選出的議員討論財政支出的議會制之下,如果無法獲得超過成本的價值的話,政府將遭譴責失政,若是政黨內閣,則還有喪失政權的風險。如此一來,如果不以如何把握對象的空間為前提,這個帝國是無法想像的。這個不僅是日本,而是法國、德國、英國在形成帝國時都會面對的相同課題。

因此,各國均設立王室地理院或帝國地理學協會等組織,日本也以此為模型在1879年創設了東京地學協會。換言之,海路圖和陸地圖等製圖能力的優劣決定了國民帝國形成的歸趨。但是,在這個「地圖的政治學」中不可忽視的一點是,國民帝國之間會互相交換、提供自己製作的地圖以互通有無。也就是說,他國所製作的地圖或海圖是國民帝國之間所利用的一種「國際公共財」。

例如,在日本尚未具有獨自測量技術和地圖製作技術的明治七年(1874)這個時點,之所以能夠出兵臺灣,是因為已進行日本近海測量的英國海軍提供了地圖和海圖,以及臺灣的地理資訊。英國之所以提供這些給日本,是因為相對於在東亞具有壓倒性存在感的家產帝國=清朝,日本承繼了歐美的國際法體系並與其對抗,以此為前提,英國有限制地採取了支援日本的政策。在這裡也可以看到

國民帝國是一個競存體制的意義[3]。

　　有關這樣的空間學知的形成，不可忽視的是其制度的基礎。例如，政府乃至軍部設置了水路部門和測量部門，民間也創設各種地理學協會、地學協會、以及地質學會等。其中，英國是在1795年創立製作海圖和水深圖的水路部的，在此之前，英國海軍本部會要求結束航海的船長提出原圖和報告書。此外，在殖民地所設置的測量局方面，第一代孟加拉總督克萊芙男爵（Lord Clive，1727-1774）在1767年於加爾各答創設了孟加拉測量局，並且之後發展成印度測量局。成為這個印度測量局第一代局長的，是有「印度地理學之父」美譽的詹姆斯雷內爾（James Rennell，1742-1830）。雷內爾本人身為英國東印度公司的海軍測量技師，並在各地的海洋及港灣累積了許多測量經驗，並通曉了測量和製作地圖的技術。雷內爾製作的實測地圖，並在1780年出版的孟加拉全境的地圖冊命名為*Bengal Atlas, containing Maps of The Theatre of War and Commerce on that side of Hindostan*。國民帝國所製作的地圖，正是宛如在劇場上演「戰爭與商業的現場」一般，將其視覺化地凸顯出來，並且是將帝國的統治空間予以視覺化之不折不扣的裝置。地圖一方面是遂行「戰爭與商業」之殖民地形成的兩大事業不可或缺的手段，在本國的民間也透過商業製作和販賣，成為培養「帝國意識」的裝置。

3　關於「固有的領土」與地名的問題，我舉一例來說明。當今「東亞地圖戰爭」焦點之一的尖閣諸島乃至釣魚臺列嶼，在琉球個別的島嶼被稱為ヨコン乃至ユクン、イーグン，或是稱作クバ，有說法認為「尖閣諸島」是1900年以後才被使用的名稱。也就是說，尖閣是英國軍艦沙馬朗（Samarang）號測量這個島嶼時將其記載為Pinnacle Islands，後來日本海軍翻譯為「尖閣群島」「尖頭諸嶼」而來的。如果這個說法正確的話，照理說是「日本固有領土」的名稱，也是作為國民帝國之「國際公共財」的一部分，由英國帶進日本的。

四、作爲空間學知旗手的軍部

　　另一方面，在日本，參謀本部陸地測量部負責製作地圖；海圖
則由海軍的水路局（名稱歷經水路寮、海軍水路局、海軍水路部等
名稱而定爲水路部。陸軍的話不是隸屬陸軍省而是直屬參謀本部的
部門；海軍水路部則是直屬海軍省的部門。）獨占性地負責。這表
示地圖、海圖等空間配置圖是作戰用兵亟需的「兵要地誌」，非常
值得重視，且是先後順序上最優先的課題。其次，日本政府將這樣
的地圖製作列爲國家課題，例如可以從江華條約（日朝修好條規）
第七款有如下要求見其端倪：「朝鮮國沿海島嶼岩礁，從前無經審
驗，極爲危險。准聽日本國航海者隨時測量海岸，審其位置深淺，
編製圖誌，俾兩國船客以得避危就安。」

　　如此，日本爲了鞏固帝國、擴張領土，誠如「凡兵家之要在於
製作地圖」所言，軍隊製作地圖成爲不可或缺的前提。而且，爲了
製作地圖和水路圖，必需掌握數學和天文學等知識。例如，爲此而
成爲西洋數學的引進者，並且爲海軍水路部事業奠定基礎的，也就
是向日本介紹朝鮮民藝而爲人所知的柳宗悅之父、柳楢悅，便是一
個顯例。柳楢悅終究只是擔任技術人員並以天文學和數學的知識參
與了水路圖和地圖的製作，並非主張帝國的擴張。日本海軍能夠獨
自製作水路圖是在1884年以後，柳楢悅深信如果製作日本近海的水
路圖並安全地設定航路的話，日本的學知能在國際上有所貢獻。

　　當然，製作地圖這件事意味著劃定國界，是近代主權國家不可
或缺的事業，因此製作地圖與軍事息息相關，也有可能會進一步造
成國家之間對立的原因。1875年9月，日本的軍艦雲揚號入侵江華島
水域調查，並誘使朝鮮砲擊以致開戰，進而破壞江華島砲台而占領

永宗島。這史稱為江華島事件的情況即是其典型的例子。處理該事件而締結的就是上面所舉的江華條約，該條約准許日本在朝鮮半島沿岸測量並製作圖誌，這也使日本在之後的甲午、日俄戰爭得以登陸作戰。

　　因此，日本軍一開始就將為了在海外進行軍事行動而需要製作「兵要地誌」列為任務之一。其任務的旗手就是被稱為「間諜」或「密探」的軍人。間諜、奸細、偵探等語詞今天指的是spy，但在明治初期其任務內容為「參與策畫機密謀略，編輯地圖政誌，並掌管間諜通報等事」（1871年7月，兵部省陸軍參謀局職掌），是法律規定之陸軍參謀正規的主要職務。此一賦予這批被稱為間諜或密探的陸軍參謀局（之後的參謀本部）軍人的任務，主要是了解他國的軍備情勢，並且收集整理出兵作戰運籌帷幄所不可或缺的情報，其成果因屬於軍事機密而不被公開。反過來說，製作「兵要地誌」所需的學知必定是隱藏的學知。但是，相反地，當將某個空間納入統治的時候，就有必要區隔界線將其劃入日本的統治區域範圍內，並向鄰國乃至世界宣告。因為如果不公開統治區域的話，就有被視為無主地而依照「先占法理」原則變成他國領地的風險。從這點來說，空間統治的學知具有不得不對外述明的層面，與必須列為機密情報加以隱藏的層面，如此正相背反的兩面性。

　　從這個觀點來看，前此作為建立殖民地或帝國所需而聚焦的人類學和民族學等學知，是為了正當化帝國統治的實情，以及為何需要在該地進行文明的統治，還有向外界揭示因為殖民地統治而文明有所進展的形象而使用。所以，這些只不過是公開並顯而易見的學知而已。然而，實際上在擴張帝國的空間所必需的，是不能公開其成果並包含機密的學知。如果不留意這一點的話將會錯估帝國形成的本質。

　　如此被隱匿的學知就有限制性的要求，亦即並非任何人皆可以使用。因此，1884年以降，日本的地圖一律由陸軍（測量部）製作管理，而臺灣和朝鮮半島等地的地形圖也由大日本帝國陸地測量部繪製。另外，該繪圖技術是一般學校所不可教授的學知，所以也只有在1888年設立的陸地測量部修技所等特定的範圍傳承而已。還有，如果增加新的統治地區時，資源和地質的調查也是在軍隊的監視下，並動員地質調查所等現場部門的官吏來執行。

　　如上所述，這些繪製地圖和調查地質的學知是被隱匿的對象，同時這些學知也增強了軍隊和現場部門依照統治對象來估算繪圖及數量，並且遂行政策所需之「技法知」的性質。

　　整理以上所述，關於遂行帝國統治的學知，除了以「調查」「比較」「取捨」等方向運作，作為「誇示的學知」的人類學、殖民政策學、以及比較法學等學問領域，還可再加上以「探尋」、「測量」、「描繪」、「展示／隱匿」等方向運作的「隱匿的學知」這樣的分類。當然，學知無法決定其自身的功能，還有人類學和殖民政策學等學問的確得以成為批判殖民地統治的據點，這個事實也不容否認。不過，國家學和法學等學問以當時的語言是稱為「經國的術技」，也就是經營國家所需的技術知，被視為是國家經營（State-craft, Staatskunst）的學知，並且透過不公開真實來達到統治正當化的功能。這樣作為國家形成和經營的技法知識的「國家經營」的概念，在德國與國家學（Staatswissennshaft）有所區別。只不過，在繼承德國國家學的日本，通常將其當作維持保存國家所需的，行使權力的技術論、或是權謀術策來看待。

　　如果不將包含上述「隱匿的學知」之統治所需的學知，其整體的樣貌以及其如何運作的情形加以闡明的話，將無法把握形成和經營國民帝國的空間學知的存在理由。然而，同時也不可缺少一個觀

點，亦即遂行統治的學知由於支持著統治體系，故也有可能發展成
顛覆的抵抗學知和破壞科學。

五、統治技法的遷移與統治人才的環流

　　接著，換個觀點來思考，在帝國日本將臺灣和朝鮮等地視為異
法域結合來形成和經營國民帝國時，其必要的統治原理為何？以及
是透過什麼樣的手法來實施的？

　　結合相異之複數的法域有兩個重要的原理：一個是如何統合相
異而多數的法域的統合原理；另一個是在法域間如何建立差異性的
差異原理。在異法域結合的國民帝國裡，只要適用的法令有所不同，
並且判斷賦予的權利也需要有所差別的話，法域之間就會形成一定
的差異性。這種差異性的存在有可能會演變為造成帝國整體統合發
生障礙的主要原因。因此，在國民帝國日本，為了建立法域之間的
連結而制定了「共通法」（1918年，法律第39號）。但是，這種差
異原理和統合原理的困境，不是因為制定一個法律就能夠輕易解決
的。

　　那麼，國民帝國日本是如何處理這個難題的？我的假設是，為
了謀求異法域之間的結合，在國民帝國日本所出現的情況是統治技
法的遷移（succession）與統治人才的環流（circulation）。

　　統治技法的遷移指的是這個現象：統治殖民地的技法由日本帶
進臺灣，再從臺灣到朝鮮、從關東州到滿洲國和中國各地的淪陷區。
我關注的是，同樣的統治技法在橫跨異法域之間的過程中，會籌措
出某種統合性出來。遷移這個概念是取自生態學的用語，原本指的
是別的生物群體入侵到某個生物群體而使得該生物群體有所更替，
並演變到一個大致穩定狀態（極相）的概念。將這種演變套到統治

技法上來說的話，A這個法令或統治技術在空間移動時並不會在相異的法域裡就這樣固定下來，而是如A1、A2……一般，會隨著在法域移動而稍微改變型態或性質並適應其環境。這樣的事態不能光從本國政府的統治意圖來說明。毋寧說，有個層面不得不受到重視，亦即會因該殖民地既往的社會結構、社會意識及文化，總的來說會因時間和空間而逆向地受到制約。

由於對象空間的習慣法及法文化因原本即相異而無法適用相同的法律和技法，因此不得不採取「因時制宜」、「因地制宜」這樣的方式。所以，會有上述的改變，也是這個事實的一種反映。就統治對象的空間逆向制約了法令等型態這個意義上來說，可以稱之為「培養基依存性」。但是，重要的是必須釐清一件事，也就是即使是統治技法遷移的情況，終究是對象空間制約了遷移的型態。事實上，在日本統治關東州和滿洲國時，即面臨了之前習慣法的「典」或「押」與日本的法令發生矛盾的問題，這也是中國與日本這兩個帝國法制產生衝突的局勢。並且，這種演變的產生遂行了統治的同時，在遷移的過程中帝國整體仍舊維持著異法域的型態。

再者，統治人才的環流這個假設，是為了探討掌握統治技法的一批人，從日本循環到臺灣、朝鮮、樺太、滿洲國等法域的情況。

眾所周知，在英國和法國等國民帝國擁有統治殖民地所需的官僚培養機構和錄用考試制度，並且由本國派遣統治人才，同時使用間接統治、也就是任用當地人為官吏的方法。但是，日本沒有特別培養殖民地官僚的機構。因此，多數情況是東京帝國大學或京都帝國大學的法學部畢業後通過高等文官考試的官僚派赴殖民地，但那些終究只侷限於領導階層，能夠使用當地語言的人員則是由臺灣協會學校（東洋協會學校、拓殖大學的前身）來培養。還有，在臺灣和朝鮮當地錄用的官吏階層也與日俱增。

　　此外，1932年滿洲國建國以後，在形式上是獨立於中華民國的一個國家，然其在法令上不得不適用中華民國以來的法令。因此，在實際的運用上雖然嘗試盡量接近日本法令，然而在當地培養統治人才是當務之急，所以設置了大同學院這一滿洲國特有的官僚培訓機構。並且，為了教育進入大同學院中之有志於官僚者，更創立了建國大學，在這裡不僅有日本人、中國人和朝鮮人，還招募了俄羅斯人與蒙古人學生。還有，為了發展南洋，1942年在越南的西貢（現在的胡志明市）設立了南洋學院，但是剩下能夠培育殖民地統治人才的時間已經所剩無幾。

　　以上指陳由差異原理與統合原理所構成的國民帝國日本的統治，以及統治技法的遷移與統治人才的環流等事象的存在，絕對不代表對其加以肯定。只是，如果要批判國民帝國的存在模式，卻疏於釐清其實際樣態的話，批判本身的力道將會減弱，這個是現在必須特別指出的一點。

六、土地整理事業中的遷移與環流

　　那麼，統治技法的遷移與統治人才的環流具體上是如何呈現的？在此，試舉成為新的統治空間地區之土地整理事業為例來說明。

　　土地整理事業對殖民地統治來說是極為重要的工作，必須透過釐清土地的權利者及其地籍和地積，以建立徵收租稅的基礎。這項工作一方面對過去曖昧不明的個人所有權加以認定，而被稱揚為「文明的傳播」，一方面因保障所有權而有確保當地協助者的功效。不過，日本以為前提的所有觀念和所有權論，與當地的情形並不見得一致。因此，被所有權認定排除在外的受雇佃農等人們，將被迫與土地分開並遠離故里。朝鮮半島的火田民和滿洲移住者就是如此產

生的離散者（diaspora）。

　　如此這般，土地整理事業作為殖民地建設的最前線，在當地權力者與居住者之間發生了許多的衝突。因此，需動用軍力和警力來強制執行，同時為了推動該事業，不僅需要擔任測量和製作地積圖等技術人員，還需要具有處理紛爭等經驗的人才環流加入。而且，值得留意的是，土地整理事業並非始於最早的殖民地臺灣，而是在此前以琉球處分強行併入日本的沖繩即開始的工作。這件事也意味著沖繩也應該視為被日本結合的異法域。換句話說，我在談異法域結合時所設定的國民帝國日本的形成時，是以沖繩乃至愛努地區納入日本作為起點的。

　　想要了解這樣的土地整理事業其統治技法的遷移與統治人才的環流是如何進行的，按照時序來列舉該實施設施即一清二楚。

　　亦即，土地調查、地籍整理事業是從臨時沖繩縣土地整理事務局（1899-1903）、臨時臺灣土地調查局（1898-1905）、朝鮮總督府臨時土地調查局（1910-1918）、乃至關東州關東廳臨時土地調查部（1914-1924），伴隨著時間差而在法域之間遷移的。然後，1932年滿洲國建國以後，作為民生部的中央直屬部門而設立了土地局，並在1936年設置國務總理直屬機構的地籍整理本局以實施正式的地籍整理事業。另外，在滿洲國除了地籍整理本局等現場部門之外，還成立了土地問題調查會以作為審議土地政策相關重要事項的機構。

　　如此，以政策課題的共通性為前提，產生了統治技法流通法域的遷移，伴隨而來的也產生了統治人才的環流。擔任沖繩土地整理事業的赤堀廉藏和祝辰巳（1868-1908）等人從沖繩前往臺灣赴任，還有出任滿洲國土地局和地籍整理本局顧問的，也是在關東州推動土地整理事業的杉本吉五郎。而且，這種統治技法遷移和統治人才

的環流並不只是政策需要而偶然發生的，還需留意其具有特定意圖
之人事移動的一面。

　　為了確保財政基礎而在幾個異法域推動土地整理事業的人物方
面，我注意的是目賀田種太郎（1853-1926）。目賀田在留學美國歸
國後，創辦了日本人用日語授課的私立大學＝專修大學，此外還竭
力推展音樂教育，同時更身兼大藏官僚參與幣制和稅制的改革。接
著，根據1904年第一次日韓協約的「對韓設施綱領」，明定任用由
日本政府所推薦的財政顧問和外交顧問，目賀田從大藏省主稅局長
被任命為韓國的財政顧問，並負責推動財政改革。此外，在1901年
他指示臺灣總督府稅務課長宮尾舜治（1868-1937），勸其製作地圖，
並根據正確的地積圖指導確保有效率的徵稅。在這之前，他在1899
年臨時沖繩縣土地整理事務局開設後親自統籌，接著在小笠原、伊
豆七島及北海道也推動了土地整理計畫，但由於赴任韓國而沒能親
自擔任其職。

　　目賀田自1904年起七年間出任了韓國財政顧問，並且了解到財
政改革的前提必須進行地積調查，因此任命曾在沖繩擔任地積調查
的俵孫一（1869-1944）與川上常郎（1872-？）等人來負責朝鮮的
土地整理事業。俵孫一在沖繩推動地積整理事業後，出任朝鮮臨時
土地調查局副總裁、臨時土地調查局職員養成所主幹等職，之後就
任內閣拓殖局長。川上常郎以沖繩土地整理局主席事務官之職從事
地租改正後，出任大邱財務監督並制定在韓國最早進行地籍整理的
「大邱街地測量規程」等工作，並在1909年制定《土地調查要綱》
以策劃土地調查事業的方針。

　　此外，還從日本招聘佐佐木藤太郎（1867-1948，從大藏省出任
臨時土地調查局調查課長）、鈴木穆（1874-1933，從大藏省出任臨
時土地調查局長）、和田一郎（從大藏省出任臨時土地調查課長）

等人投入朝鮮的土地整理事業，其中大多人與目賀田一樣都是出身自大藏省。

目賀田認為土地的買賣和權利的移轉須以整理事業以後依然持續為前提，故有必要讓朝鮮人能夠自己測量和製圖，所以在各地設立測量學校（量地學校）。除此之外，還設置臨時土地調查局職員養成所，以促進朝鮮人自行從事測量事業。朝鮮總督府土地調查局的陣容，以總人數來說包含判任官（日本人1650名、朝鮮人3580名）和雇用人（日本人1186名、朝鮮人5706名），由此可得知透過培養和雇用大量的朝鮮人來擔任技術員，以達成朝鮮全境的測量和地籍圖的繪製。

七、帝國形成與心性

以上所概述有關帝國形成的學知，有許多能夠透過史料來追溯。相對地，對於鮮少能夠留存於史料中的心性，該探討什麼樣的內容並沒有一個明確的準則，因此極容易淪於恣意而主觀的選定。

注意到這樣的侷限性，這裡姑且舉出幾個事例來說明。

首先必須探討的是，有關帝國形成的對象地區的空間心性在歷史上是如何積累的？就這點來說，朝鮮與臺灣分別重要的是神功皇后與鄭成功（1824-1662）及吳鳳（1699-1769）。

神功皇后是被認為「征伐三韓」的神話人物。至今仍流傳一些傳說，指出其曾在渡海到朝鮮半島前後路過了瀨戶內海、福岡、壹岐、對馬等地，並留下為數眾多可顯示其足跡的場所和軼聞，彷彿真的實際存在一般。此外，9世紀以來綿延至今，並且被列為聯合國文教組織無形文化遺產的京都祇園祭，其中幾個山鉾還搭載著神功皇后像來巡行。這些都是跨海前往朝鮮的表象，然而對庶民來說，

神功皇后是在「征伐三韓」後順利生產這個意義下被視為安產之神，或是被視為能夠預防天花的皰瘡神而當作祈禱的對象。

　　另一方面，在八幡神信仰裡，有「新羅國的大王是日本犬也」（《八幡愚童訓》）的敘述，這個「新羅國王」誓言成為「日本犬」的場面頻繁地出現在通俗插畫小說（草雙紙）等插圖中。另外，「征伐三韓」傳說也出現在豐臣秀吉出兵朝鮮時，以作為鼓舞武將們的榜樣。還有，本居宣長（1730-1801）在《馭戎慨言》（1796年刊）裡說道：「憶往昔，此朝鮮應如今日琉球一般，向大御國謙稱奴僕而臣服侍奉」，主張應該列為日本的屬國；在幕末則有吉田松陰（1830-1859）等人主張應效法神功皇后領有朝鮮。明治期出現的征韓論底層所潛藏的，就是這樣的「征伐三韓」傳說所培植出來，將朝鮮以屬國看待的心性。

　　再者，楬櫫對峙萬國為國是的明治政府，將神功皇后列為發揚國威的象徵，並描繪在日本最早的肖像畫紙幣裡。

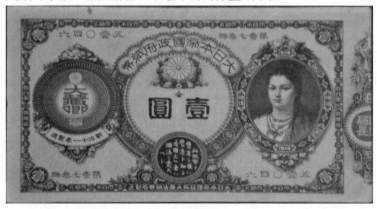

　　還有，日俄戰爭時擔任聯合艦隊長官的東鄉平八郎（1848-1934）在〈聯合艦隊解散辭〉（1905年12月）中，對以戰爭列為爭奪對象的朝鮮，指出：「往昔，神功皇后征服三韓以來，韓國四百餘年間

在我國統理之下，然而一旦海軍衰頹則將瞬間失守」，發表訓示認為應該以海軍之力繼續維持領有。

在歷史教科書中也採用了神功皇后的「三韓征伐」。並且以此教導說，日本併吞韓國只是「三韓征伐」之際，新羅王宣誓臣服日本「以至韓土一律歸順」這件事跨越時間而終歸實現而已。朝鮮的國史教科書也教授神功皇后的「三韓征伐」。

接著，在鄭成功方面，母親是長崎平戶人，並且是一位以臺灣為據點果敢挑戰清朝這個軍事大國，並力圖重振明朝的英雄，自江戶時代以來即被視為尊崇的對象。將其人物形象加以戲劇性描寫的是近松門左衛門（1653-1725）的《國性爺合戰》，這齣戲在1715年大阪竹本座首度上演後，締造了連續十七個月的長期公演紀錄。1716年也搬上歌舞伎的舞台，自此以後對浮世草子、讀本、草雙紙等各種庶民文藝發揮了極大的影響力。主人公的名字「和藤內」指的是「既非和亦非藤（＝唐）」，被設定為跨越國境而活躍一時的人物。如此描繪跨越國度想像世界的《國性爺合戰》，是一部能夠讓身處封閉空間的人們跳脫疆界發揮想像的幻想曲。之所以說這是部幻想曲，是因為實際上鄭成功並無戰勝清朝，而一直是作為明王朝的遺臣並以悲劇英雄收場的緣故[4]。至今，「和藤內」被列為無形民俗文化財，並在日本各地的祭禮中人氣頗盛。

但是，日本在甲午戰爭獲勝並領有臺灣後，母親是日本人的鄭成功其含意也為之有很大的改變。也就是說，如同「將軍（鄭成功）埋骨之地臺灣已歸入生國大日本帝國之版圖，匪徒鎮定之期將近。

4　該劇的相關內容，請參閱本專輯中收錄的藍弘岳，〈江戶文藝中的　臺灣史人物與日本帝國的臺灣統治：從鄭成功到朱一貴〉。

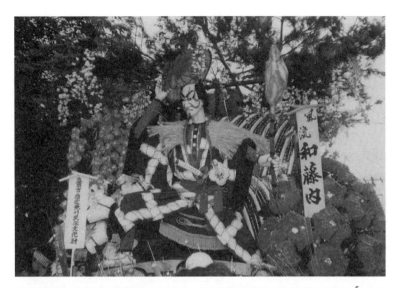

將軍靈魂必歡喜而翱翔於天國，並仰望大君崇高之御威稜」[5]所言，
述說臺灣納入鄭成功誕生之國日本的版圖，而鄭成功的靈魂也必定
讚頌天皇的統治。日本的殖民地多半祭祀天皇祖神、同時也是開拓
神的天照大神，然而在臺灣最早的神社卻是奉祀鄭成功的台南延平
郡王祠。對於其神社名，一度考慮以「開闢臺灣」之意將其定為開
台神社並列為國幣社。但是，實際的社格和社號是縣社和開山神社。

　　如此，與從日本投向統治地區的心性相異，根據統治地區的傳
承並發揮同化異民族功能的，是臺灣的吳鳳傳說。吳鳳傳說指的是，
吳鳳這個人為了停息臺灣獵人頭的習俗，自己挺身而出並成為犧牲
者，結果獵人頭的習俗因此消失，人們為了對其捨身取義之舉表示
謝意故建廟奉祀。吳鳳傳說於1980年代以降在臺灣陸續有研究出
現，值得注意的是不僅臺灣的公學校教科書，連日本的國語讀本、

5　丸山正彥，《臺灣開創・鄭成功》（東京：嵩山房，1895）。

以及朝鮮的普通學校國語等教科書也都採用這則傳說。特別令人關注的是，戰後在日本幾乎被遺忘的吳鳳傳說，在臺灣終於在1987年從教科書刪除，而韓國高中的國語教科書則是從1975年至1989年持續被使用為教材。

　　當然，利用吳鳳傳說來順利推動理蕃政策的是臺灣總督府，而創造吳鳳傳說原型的，據說是嘉義廳警視課長中田直九的《殺身成仁　通事吳鳳》（博文館，1912）。但是，在此之前有伊能嘉矩、粟野傳之丞《臺灣蕃人事情》（臺灣總督府民政部文書課，1900）和伊能嘉矩《臺灣蕃政志》（臺灣總督府民政部殖產局，1904）等著已論及，爾後經由中田的著作將其塑造為殺身成仁之自我犧牲的美談。當然，例如也有森丑之助（1877-1926）等民俗研究者論證中田所形塑的吳鳳傳說與事實不符，只是臺灣總督府的創作。但是，透過三浦幸太郎《靈魂顯耀　義人吳鳳（靈は輝く　義人吳鳳）》（1930）、吳鳳廟改建委員會編《吳鳳顯彰傳記》（1931）等著，吳鳳的事蹟不再只是傳說而被極力宣傳為根據史實的傳記。尤其，吳鳳被聚焦的年代是1930年和1931年，這也是反映了臺灣總督府受到霧社事件的衝擊，認為有必要強化理蕃政策的意向。吳鳳的事蹟不僅被寫進戲曲和小說，也成為了教科書的題材。

　　教科書裡的吳鳳傳說首先是1914年在臺灣被採用，接著在日本是1917年；在朝鮮則是在1923年被用於教材。朝鮮的教科書與日本的教科書幾乎是同樣的文章，由此明顯可見吳鳳傳說是以臺灣→日本→朝鮮這一路徑而發生連鎖的。之所以產生不同於通常由日本向臺灣、朝鮮發展之路徑的連鎖，推測與幣原坦（1870-1953）的干涉有關。幣原曾任韓國統監府的學政參與官、以及臺北帝國大學的首任校長，在吳鳳傳說納入日本的教科書時是文部省圖書局長。如此這般，置身於朝鮮和臺灣之殖民地教育環節點上的幣原相當強調人

格教育，對其持論來說，吳鳳傳說是極為適合的教材。

　　但是，雖然是作為殖民地統治政策的一環而創造，但是吳鳳傳說的問題性卻不僅止於其在殖民地和宗主國之間連鎖上面而已。須關注的毋寧是，為了教化殖民地的人們而創造出來的吳鳳傳說，為何在第二次世界大戰後照理已脫離殖民地統治的臺灣和韓國，卻依然用於教科書之中？其中可以設想到的是，同時期的臺灣和韓國有政治力學上的操作，意圖藉自我犧牲的美談來正當化與殖民地時期同性質的由上往下的統治的政治狀況。不過，韓國教科書的運用方式是，在「如何生存？」這個主題中，將其列為軼聞之一，而不是只以吳鳳為焦點。還有，將吳鳳的身分更改為傳教士。這樣的改變是為了讓人聯想，帶著「文明化的使命」成為開發殖民地先驅之傳教士的角色。殖民地之下所形成的心性在獨立之後所產生的殖民地式社會情況下，是否有增強並重新再奏的情況，這個問題有待今後繼續探討。殖民地的「脫殖民地化」不限於政治經濟等制度面，在心性這一層面如何推進的問題，因為關係著深層心理故屬於極難論證的領域，卻的確隱藏著不可忽視的論點。

　　除了成為帝國形成的對象地區之空間心性在歷史上是如何形成的問題，帝國形成的心性在同時代是如何被培植的，也是一大問題所在。這當中扮演重要功能的是小學唱歌。唱歌如同鐵道歌裡所見，透過將國土和殖民地的地名填入歌詞中，讓幼童學生在腦海裡描繪空間地圖，是一個極為重要的媒介。在電視尚未出現在各個家庭裡的時代，沒有比唱歌更能簡便有效地認識和背誦自己未曾前往的空間的媒體了。

　　在臺灣的日本語教育裡扮演前導性要角的伊澤修二（1851-1917）與目賀田種太郎同樣提倡音樂教育的重要性，之所以從事音樂調查教育（音樂取調掛）並編纂《小學唱歌集》，是因為他看到音樂教

育與國語教育有著密切的關聯性。

而唱歌教育扮演著在國民腦裡烙印必須守護之國土空間的角色，最典型的例子便是1881年發表的小學唱歌〈螢火蟲之光（蛍の光）〉。

　　歌詞的第四段在剛發表時是「千島之奧與沖繩，皆為八洲內之鎮守」。此處在甲午戰爭後變成「千島之奧與臺灣，皆為八洲內之鎮守」，到了日俄戰爭後更變成「臺灣彼端與樺太，皆為八洲內之鎮守」。也就是說，北從「千島奧地」到「樺太」，南從「沖繩」到「臺灣」，將統治地區擴張的內容填入人們最耳熟能詳的唱歌〈螢火蟲之光〉的歌詞中。

　　這種唱歌所發揮的教育效果，當然也運用在殖民地中。例如，大和田建樹《滿韓鐵道唱歌》（1906）、崔南善《京釜鐵道歌》（1908）、關口隆正《臺灣歷史歌‧朝鮮歷史歌‧滿洲鐵道歌》（1910）、宇井英‧高橋二三四《臺灣周遊歌》（1910）等陸陸續續地發表。而且，在韓國併吞後公開發行、由石原和三郎作詞的《地理歷史　朝鮮唱歌》（1911）裡寫道：「神功皇后降三韓，年年八十船進貢，多少年船舵不曾乾涸，納貢不斷」（第三段）、「豐太閣之遠謀，西鄉翁之先見，於今呈現眼前，新日本之新版圖」（第四段），明顯將併吞韓國一事當作歷史的歸結而加以正當化。

　　如此利用唱歌的地理歷史教育，在滿洲國的情況是，以〈伊藤博文〉為題來斷定安重根暗殺之罪，並唱出滿洲建國是在先人犧牲之下所成就的偉業。

八、帝國空間與環地方學

　　最後，對於如何把握帝國日本這個空間，我想談一下自己列為今後課題之「環地方學」這個工作的假說乃至研究視角。

在過去的帝國研究和殖民地研究中，都將日本、臺灣、朝鮮（韓國）這個今天的國家空間範域當作不證自明的存在，而且也因此獲得極大的成果。但是，人們在日常生活中是否都隨時抱持著國家意識和民族意識的？人們在生活空間裡所意識的，應該是地方性的空間。而且，對於移居殖民地的日本人來說，自己離開的故里所指的是村莊或城鎮，而不是籠統的日本國。所以，他們會在移植地冠上自己所出身的村鎮名稱。還有，連鎖移民（chain immigration）通常透過鄉黨間的聯繫來進行，相信這不是只有日本如此。

要言之，當我們著眼於人的生存和移動時，帝國空間有必要將其把握為地方（local）空間的聯繫。同樣地，在思考近現代的亞洲主義時，比起國家性的（national）和區域性的（regional）聯繫，將其視為地方性的聯繫來把握，更能清楚理解實際思想行動的存在型態。

這個問題意識光是抽象性地論述可能較難理解，例如在日本統治臺灣方面無法略過不談的新渡戶稻造（1862-1933）、伊能嘉矩（1867-1925）、以及後藤新平（1857-1929）等人都是岩手縣人。而且，新渡戶稻造以其在臺灣的經驗與見聞提倡了「地方學」，而伊能嘉矩則是協助柳田國男（1875-1962）開拓了遠野等地的民俗學研究。後藤新平則是將在臺灣所學到的統治技法遷移至滿洲的主體。

此外，雖然本文沒有探討，卻是形成帝國空間不可或缺的學知，也就是領導臺灣和滿洲舊慣調查的岡松參太郎（1871-1921）是熊本人，而協助岡松參與臺灣舊慣調查及民俗調查的狩野直喜（1868-1947）、石坂音四郎（1877-1917）、大津麟平（1865-1939）等人也是熊本縣人。岡松等人更在後藤新平的勸說下，前往滿洲從事舊慣調查。

再看朝鮮，從事報紙事業的安達謙三、芥川正、德富蘇峰

（1863-1957）、阿部充家（1862-1936）、以及中村健太郎等人亦是熊本人，以民間人士身分參與閔妃虐殺事件的安達、以及田中賢造、菊池謙讓、松村辰喜、佐佐正之等人同樣都是熊本縣人。

　　當然，光是以這種地方性聯繫的觀點，並無法釐清所有帝國形成的過程。但是，帝國這個空間與殖民地這個空間，終究是研究者擷取出來的空間範域，作為實態存在之地方性的生活空間究竟是如何聯繫的？如果不弄清楚這一點，不管是帝國或殖民地，充其量只是虛構空間的存在。

作為地方性空間的聯繫，既有國家性的空間，也有區域性的和全球性的空間──回到這個原點，並建立作為空間學的人文學。這是留下來給我的課題。

　　山室信一，京都人文科學研究所名譽教授，研究領域為法政思想連鎖史。主要著作有：《滿洲國的實相與幻象》（2016）、《思想課題としてのアジア－基軸・連鎖・投企》（2001）、《アジアの思想史脈 空間思想學の試み》（2017）、《アジアびとの風姿 環地方學の試み》（2017）等等。

你的忠臣也是我的英雄：
鄭成功、江戶文藝與日本帝國的臺灣統治

藍弘岳

一、前言

　　山室信一教授在本專輯收錄的〈日本帝國形成的學知與心性〉中，談及成為日本帝國的對象地區之空間心性，在歷史上是如何形成的問題，並在這一問題上言及鄭成功。本文將在此問題意識上，以鄭成功和朱一貴為主，探求文學與戲劇等江戶文藝中的臺灣史人物形象如何形成和演變的過程，並以之為基礎探究其形象在日本殖民臺灣時如何被操弄的問題。進而，論述活躍於東亞海洋的鄭成功之「忠魂」與「英靈」如何同時被大清帝國（「大清國」）與日本帝國收編的過程，及其間日本帝國主義與東亞諸種民族主義間的交錯[1]。

1　關於本文的寫作內容，首先筆者已針對鄭成功故事部分，以比較口語的方式以〈鄭成功如何成為日本帝國主義的英雄？〉之題名發表於「騰訊 大家」網站（2018/4/6）。本文在該文基礎上，再討論來自中國的書籍和口傳消息如何影響日本人對鄭成功事業的理解，及朱一貴故事又是如何在鄭成功故事影響下被敘述與理解的問題。以上的內容，筆者在2018年7月日本二松學舍大學舉行的「東アジア

　　事實上，關於在日本殖民統治臺灣之前，日本是如何認識臺灣的這一問題，就唐船風說書等關於臺灣的史料方面，松浦章等人已發表相關研究[2]。另一方面，松永正義教授也已在〈臺灣領有論の系譜〉[3]中論及諸多相關文獻。但松永教授未能進一步從文學史、思想史觀點，來分析江戶時代以來日本對臺灣人物與歷史的認識與相關論述形成的知識背景。本文將在松永教授等人的研究基礎上，進入16世紀以後的東亞漢文圈和日本的戲劇史、文學史和思想史的內部，從戲劇、文學、政治與歷史的交錯這一觀點來討論從江戶時代的臺灣認識與歷史書寫的發展過程。

　　若單純就歷史學的發展而言，水戶藩儒者川口長孺（1772-1835）的《臺灣割據志》和《臺灣鄭氏紀事》無疑是重要文獻，乃至可謂

（續）

　　における漢文文化の伝播と流通」國際研討會上，以〈江戶文学とドラマにおける臺灣史：鄭成功から朱一貴まで〉之題名發表過。在該文基礎上，本文又再修正、增補內容，探究江戶戲劇與文學中的臺灣史人物如何在日本帝國的對臺統治上被操弄、想像的問題。又，本文是科技部計畫（106-2628-H-001-002-MY3）的成果之一。又，感謝陳乃倩同學的對本文的校閱。

2　對於這一問題，松浦章教授曾寫過〈清代臺灣朱一貴の亂の日本傳聞〉（《滿族史研究》1號，2002）、〈江戶時代の臺灣風說書〉（《關西大學文學論集》第52卷第2號，2002）等文章，後收錄於松浦章，《海外情報からみる東アジアー唐船風說書の世界ー》（大阪：清文堂，2009）。此外，尚有草野美智子，〈「臺灣」理解の變遷：近世漂流記や明治期の新聞記事を中心にして〉（《熊本大學總合科目研究報告》5號，2002）；田中梓都美，〈臺灣情報から臺灣認識へ──江戶幕府の收集した臺灣情報と人々の臺灣認識〉（《東アジア文化交涉研究》第4號，2011）等相關論文。

3　該文收入松永正義，《臺灣を考えるむずかしさ》（東京：研文出版社，2008）。

日本研究臺灣史的起點[4]。然本文並非要處理這一問題，而是擬先處理在這兩本書之前，日本人是如何在文學和戲劇中理解、想像與臺灣歷史相關之人物的問題。本來歷史、文學、戲劇、電影等，同是一種敘事文本，其間的差異往往是模糊的。歷史書寫中有著文學修辭策略，許多的文學創作也依賴歷史事件的啟發。在東亞漢文世界中，許多文人作家早已十分熟練地穿梭於歷史、文學、戲劇間，創造出各種版本的歷史敘事。對於本文所欲探討的江戶文學中的臺灣史人物這個問題來說，就是如此。

　　江戶文學與戲劇中的臺灣歷史人物論，主要以鄭成功、朱一貴等歷史上的英雄或具類英雄事蹟人物為主[5]。如後述，關於江戶時代鄭成功和朱一貴事蹟的文學、戲劇文本研究已有所積累。然過去的研究主要集中在近松門左衛門的《國性爺合戰》，且主要在日本文學領域。相關學者探究鄭成功和朱一貴如何被文學化、戲劇化等的問題。相對之，本文主要在東亞史視野中，傾向從日本思想史視角，探究在正式的臺灣史書《臺灣鄭氏紀事》編寫出之前，臺灣的歷史、

4　關於本書的相關研究，參閱井坂清信，《江戶時代後期の水戶藩儒：その活動の点描》（東京：汲古書院，2013），第五章。又，這是一個至關重要的問題，筆者擬另撰文論述。

5　相關先行研究不勝枚舉。在本文有論及，並比較重要的有：野間光辰，〈『國姓爺御前軍談』と『國性爺合戰』の原據について〉和〈『明清鬥記』と近松の國性爺物〉（皆收於《近世芸苑譜》，東京：八木書店，1985）；中村忠行，〈『臺灣軍談』と『唐船噺今國性爺』〉（《天理大學學報》第65輯，1970）；德田武，〈通俗軍談研究（一）：『通俗臺灣軍談』『通俗元明軍談』〉（《明治大學教養論集》卷165，1983）；倉員正江，〈『明清軍談國姓爺忠義傳』をめぐって〉（《國文學研究》通號85，1985）、〈『國姓爺明朝太平記』の方法——近松と其磧との間〉（《京都語文》7號，2001）。

歷史人物是如何被理解、詮釋，及其與其他思想史問題的關聯。當
然，如鄭成功只在其生命晚期才真正與臺灣發生關聯，其生涯大部
分時間在日本和中國度過。所以，與鄭成功相關的臺灣史人物論必
然與中國史和日本史、東亞史乃至全球史有關，且會是在漢文脈與
和文脈的轉換過程中展開想像與書寫的。

　　另一方面，江戶文藝形塑的臺灣史人物中，以鄭成功為主，其
日本英雄形象又會與日本帝國的臺灣統治等發生關係[6]。本文將如上
述，深入明末清初與江戶日本文藝的諸種文本，探求後來加諸鄭成
功身上的日本神話、戰爭記憶、忠義形象的形成過程，並在這基礎
上探究鄭成功在近代日本乃至東亞的形象變化與其形象如何被操弄
的問題。我們將從在中國發生的明清鼎革事件論起，再看相關事件

6　這一方面的問題已有不少研究。近年來常被言及的有江仁傑，《解
　　構鄭成功：英雄、神話與形象的歷史》（台北：三民書局，2006）。
　　該書討論的範圍很廣，除日本、中國、臺灣外，也討論西方國家中
　　的鄭成功形象，時間也從17世紀談起，一直談到二戰後的中華民國
　　與中華人民共和國將之英雄化的矛盾與衝突等問題。該書已將鄭成
　　功在歷史中的形象變化問題一網打盡，可謂是理解這一問題的最佳
　　入門書。但正是因為討論的範圍廣，在許多歷史細節上的理解與處
　　理方面，還有許多發揮的空間。在更早之前，Ralph C. Croizier,
　　Koxinga and Chinese Nationalism: History, Myth, and the Hero
　　（Cambridge: Harvard University Asia Center, Harvard University,
　　1977）已談及這問題，但偏重鄭成功形象與中華民國和中華人民共
　　和國之中國民族主義的關係。其他尚有討論日本殖民臺灣時期的鄭
　　成功形象的研究，在不與本文相關的情況下，不再特別言及。總之，
　　相對這些既有研究，本文的主要重點乃是，在整個日本思想史、文
　　藝史乃至東亞史的視野中，在深度探究江戶文藝中的鄭成功形象
　　後，才在該基礎上論述日本殖民臺灣時期的鄭成功形象問題。而
　　且，本文目的不在解構，而是試圖解析其形象形塑過程中，諸多文
　　本間的關係，及文本間的情節、歷史記憶、道德情感如何被利用、
　　重構等的問題。

的文本和傳言如何在江戶文藝中被改編、重構，進而影響日本人的歷史心性，及其在日本統治臺灣時期的作用。

二、明清鼎革事件在江戶前期的流傳與出版：以鄭成功故事爲主

　　愛新覺羅氏所統治的「大清」從北方入主中國是中國史上的一大重要事件。然約莫同一時期在東南沿海活動的鄭芝龍、鄭成功父子所統領的海商集團也是歷史要角。但不同於降清的鄭芝龍，與日本有所淵源的鄭成功選擇與滿清政權繼續對抗，且成功取得臺灣（當然，嚴格來說非臺灣全土）的控制權。正是這一歷史事實與其政治決斷使江戶時期的劇作家、小說家便得以在混血兒鄭成功的故事中，加入許多日本的歷史記憶、歷史想像與認同要素。

　　鄭成功一族的歷史，大概許多人耳熟能詳，但若論及細節，則就有理解深淺之差。從文學、戲劇的角度觀之，不僅細節，連主要的歷史敘事骨幹皆是可更動的。近松門左衛門（1653-1725）的《國性爺合戰》就是這樣的文本。該文本是日本傳統藝能「人形淨瑠璃」代表劇本，由鄭成功故事改編而成。在劇中，鄭成功被改稱為「和藤內」，以暗示其為日本人之母（「和」）與中國人父（「藤」＝「唐」，日語發音皆為「とう」）所生之子，故其身分非中非日（「內」＝ない，否定之意）。然該劇並非全然由近松門左衛門所獨創，其一方面受「人形淨瑠璃」相關劇本和其他傳統藝能影響，另一方面則與已傳到日本的明清鼎革過程的相關文本有關。

　　首先，《國性爺合戰》初演於正德五年（1715），然寬文元年

（1661）時已有《明清鬥記》[7]等有關明清鼎革和與鄭氏一族相關故事出版。該書在《國書總目錄》中，被視為《明清軍談　國姓爺忠義傳》的異本，但實際上是不同的書[8]。該書有鵜飼石齋（1615-1664）於寬文元年（1661）所寫的序文[9]。按該序文，該書是生於長崎的華裔日本人前園噲武（明遺民，父姓徐，漳洲人）據「家書」中所記載關於「中華寇亂」的見聞內容和所聽到的「商客說話」所整理出來的文章為底本，再經由鵜飼石齋筆削而成。鵜飼在書中提到當時已有《經國雄略》、《明朝紀事本末》、《明朝小史》等關於明清鼎革的書籍輸入日本，但這些書不易見，又經不住前園噲武的強烈請求，故他就「乃用本稿，去取相半，證以中興偉畧，旁摘諸書引諭資談。又綴輿地備考[10]、及皇明帝系、諸葛孔明八陣圖、鄭成功陣圖、南北直圖、多伽沙古島圖副之」而寫成該書[11]。

　　《明清鬥記》除首卷（〈明清鬥記輿圖備考首卷〉）外，尚有十卷。第一、二、三卷的內容主要講述李自成之亂為主，但也談及鄭芝龍。第四卷以後則都是在講述鄭成功征戰的故事，一直談到鄭成功攻打臺灣為止。事實上，該書出版於1661年，也就是鄭成功攻打臺灣的那一年。所以，我們可知該書所談的鄭成功故事幾乎是同時代內容。

7　本文所參照的版本是內閣文庫所藏的《明清鬥記》（田中庄兵衛，寬文一年序）十一卷本。

8　倉員正江，〈『明清軍談國姓爺忠義傳』をめぐって〉，頁49。

9　該序文收於首卷。

10　事實上，序文所說的《輿地備考》直接引自潘光祖所編的《輿圖備考》（《彙輯輿圖備考全書》）首卷，其中包括《纏度圖》、《天下總圖》、《北直隸圖》、《南直隸圖》及其他各省地圖。收入《四庫禁毀叢刊》。

11　鵜飼石齋，〈明清鬥記序〉，頁1-3。

相較之，上文所提及的《經國雄略》、《明朝紀事本末》、《明朝小史》、《中興偉畧》皆僅論及明末之事，大都未論及南明政權和鄭成功故事，僅有《中興偉畧》有論及南明政權中的弘光帝（1607-1646）部分[12]。《明清鬥記》中有關鄭成功的故事或多是據家書記載和來長崎商客的言談，那或可說是種明遺民的同時代歷史敘述。

其次，按《華夷變態》記載，編者之一的林鵞峰（1618-1680）在延寶二年（1674）所寫的序中曰：

> 崇禎登天，弘光陷虜，唐、魯才保南隅，而韃虜橫行中原，是華變於夷之態也。雲海渺茫，不詳其始末。如《剿闖小說》、《中興偉畧》、《明季遺聞》等概記而已。按朱氏失鹿，當我正保年中，爾來三十年所，福、漳商船來往長崎，所傳說有達江府者。其中聞於公，件件讀進之，和解之，吾家無不與之。[13]

按上文所述，在江戶初期，至少有《明季遺聞》《中興偉畧》《剿闖小說》等有關明末歷史書籍流入日本並被翻刻為和刻本。

首先，《中興偉畧》是從南明政權立場所著的史料集。該書作者是著名明末小說家兼劇作家的馮夢龍（1574-1646），但或為偽託。不管如何，該書作者似乎看到了鄭芝龍來幫助唐王（隆武帝）政權等有「中興」明朝的曙光，故編印該書[14]。內容收有〈弘光皇帝登

12　該書收錄於長谷川規矩也編，《和刻本明清資料集　第一集》（東京：汲古書店，1974）。

13　林春勝、林信篤編著，〈序〉，《華夷變態　上冊》（東京：東洋文庫，1958），頁1。

14　馮夢龍，〈中興偉畧引〉，《和刻本明清資料集　第一集》，頁183、184。

極詔〉、〈崇禎皇帝血詔〉、〈難民確報〉、〈北京變故殉難實錄
節要〉、〈定中原奇策〉、〈制虜奇策〉、〈揭大義以明臣節疏〉、
〈監國唐王令諭〉、〈韃靼攷〉等史料。後來，該書也快速傳到日
本，在正保三年（1646），由京都的林甚右衛門刊行。

其次，《明季遺聞》是鄒漪撰寫的順治年間刊本，於寬文二年
（1662）由黑川玄通日本訓點覆刻，並由京都的田中清左衛門刊行
[15]。該書是種民間野史，從李自成之亂、崇禎自殺講到南明政權中
的福王和唐王的相關歷史。不同於前述《中興偉畧》的立場，該書
作者稱滿清政權為「皇清」，在〈凡例〉中，曰：「所幸　皇清入
關，伸義復仇」[16]，對李自成（1606-1645）大肆攻擊，對滿清政權
則有所增飾。此一論調應難見容於明末清初時期有復明之志的知識
分子。

至於《剿闖小說》則是所謂的時事小說，內容描寫明末時期李
自成攻破北京，崇禎帝自縊，後吳三桂（1608-1678）領清兵入關剿
闖平亂的一段時事。所謂時事小說類似於《三國演義》等講史小說
（特別是歷史演義小說），但以時事相關的敘述為主，故有一定的
新聞性，可理解為一種報告文學[17]。如羅景文所指出的：「這些時
事小說除了成書迅速、多抄史料、結構零散與文采不彰等特徵之外，
其刊刻版次之多亦是一顯著的特色，此肇因於明清之際瞬息萬變的
動盪時局，書賈不得不隨著時勢的變化刪改內容」[18]。也因此有許

---

15 該書收錄於長谷川規矩也編，《和刻本明清資料集 第一集》（東京：
   汲古書店，1974）。

16 長谷川規矩也編，《和刻本明清資料集 第一集》，頁11。

17 陳大康，《明代小說史》（上海：上海文藝出版社，2000），頁630-631。

18 羅景文，〈國家圖書館藏《剿闖小說》探考：兼論《剿闖小說》現
   存最早刊本的問題〉（《國家圖書館館刊》九十六年第二期，2007），

多不同的書名、抄本流傳，其版本及流傳狀況錯綜複雜。例如：《定鼎奇聞》（有《新世弘勳》《順治皇過江全傳》《新史奇觀》等異本）則又脫胎於《剿闖小說》，但相較於《剿闖小說》前半講李自成、後半講吳三桂；《定鼎奇聞》則著重談論李自成[19]。

不過，真正以鄭成功為主角的書是由田中庄兵衛和中村氏進七於享保二年（1717）出版（享保十年〔1725〕再版）的通俗軍談書《國姓爺忠義傳》（《通俗國姓爺忠義傳》）[20]，然作者不明[21]。該書收錄〈題飛虹傳〉（作者為楮州張公子）為序文，尚收有「皇明世系圖」、「大明十三省圖」、「中華十五省」。卷之一講明朝歷史、卷之二講大清的興起與入侵明朝、卷之三到卷之五以鄭芝龍和魏忠賢的故事為主、卷之六到卷之十以李自成故事為主、卷之十一到卷之十四以鄭芝龍和南明政權為主、卷十五到卷十九才講述鄭成功故事。

如上，《國姓爺忠義傳》屬通俗軍談物的一種文學樣式，以漢文訓讀體寫成，但與《通俗三國志》直接翻譯《三國志演義》這種明清白話小說的情況不同[22]。該書出版於《國性爺合戰》之後，從其書名也可知該書作者明顯意識到《國性爺合戰》。但該書除鄭成功故事外，也重視鄭芝龍、魏忠賢、李自成故事，故該書除作者自身據《水滸傳》等白話小說和自己再加以創作的內容外，也引用、

（續）

頁162。

19 倉員正江，〈『明清軍談國姓爺忠義傳』をめぐって〉，頁51-53。
20 本文使用的版本是國文學研究資料館所藏本。又，該書後被翻刻於《通俗二十一史》（倉員正江，〈『明清軍談國姓爺忠義傳』をめぐって〉，頁48-49。
21 青木正兒推測該書作者是岡島冠山（〈岡島冠山と支那白話文學〉，收錄於《支那學文藝論藪》京都：弘文堂書房，1927，頁436-450）。
22 倉員正江，〈『明清軍談國姓爺忠義傳』をめぐって〉，頁48。

翻譯前述的《明季遺聞》和《定鼎奇聞》等時事小說和野史資料，
及《明史紀事本末》《讀史綱》《通紀集略》等文言體史書[23]。大
抵而言，與前述的《明清鬥記》相較，此書論述鄭成功故事的比例
較低，而且該書不是直接的翻案書，但也依據明末清初從中國傳來
的時事小說和民間野史類的史料，且有依據白話小說創作的成分[24]。

　　除此之外，如前述，來到長崎的臺灣和中國的船也會帶來關於
臺灣的消息。就是在這些來自中國的文學文本、史料，及經由長崎
傳來的口頭傳聞、唐船風說書的基礎上，江戶時代的劇作家、文學
家也展開他們的臺灣史相關人物的想像與敘述。

三、《國性爺合戰》與相關劇本的展開

　　影響後世日本人對於鄭成功的理解與解釋最重要的作品就是近
松門左衛門所編的《國性爺合戰》。《國性爺合戰》雖以發生在中
國大陸與東亞海上的鄭成功故事為基礎，但卻是以「人形淨瑠璃」
這種日本特殊的藝能表現出來的。「人形淨瑠璃」（又稱「文樂」）
是由以《平家物語》為源流的故事敘述演出，再加上三味線的音樂
伴奏和操作人偶的表演（人形操り）而成的舞臺劇。本來，「人形
淨瑠璃」大都取材自《平家物語》、《太平記》等既有的歷史物語
或民間傳承的故事等，但《國性爺合戰》則取自約莫六十年前，而
且在異國發生的歷史事件。這會讓戲劇帶有一種異國情趣外，也如
後述，自然使近松門左衛門會利用其他與異國相關的故事情節來營

23　倉員正江，〈『明清軍談國姓爺忠義傳』をめぐって〉，頁50-57。
24　據川口長《臺灣割據志》的引用書目，可知與明清鼎革相關的文本
　　傳入江戶日本的不只這些，但其他文本似無和刻本。這一問題筆者
　　擬在撰文探究。

造劇情。

1.《國性爺合戰》和《國性爺後日合戰》劇情概要

　　《國性爺合戰》屬於一種歷史劇（「時代淨瑠璃」）[25]，在近松活躍的正德年間，「時代淨瑠璃」演出的方式是分為五段，但五段不是各自獨立的內容，而是相互關連的劇情。按《貞享四年義大夫段物集》，「時代淨瑠璃」的各段重點不同，第一段是「戀」、第二段是「修羅」、第三段是「愁嘆」、第四段是「道行」、第五段則是「問答」[26]。

　　《國性爺合戰》以反清復明為主題，共分為五段。第一段的場景設在繁華的南京城宮廷。後述第十七代皇帝思宋烈皇帝（崇禎皇帝）遭將李蹈天叛變，被殺害，但吳三桂則帶領華清妃逃出，把死於岸邊的華清妃腹中的嬰兒取出，並刺死其妻腹中嬰兒，換把華清妃腹中取出的嬰兒放入其妻腹中以掩人耳目。第二段的場景則分別設在日本的平戶海邊和中國的千里竹林。首先，描寫主角和藤內（鄭成功）[27]見鷸蚌相爭而領悟兵法精髓後，與漂至平戶的栴檀皇女相遇的故事，及和藤內與母誤入千里竹林，並在竹林依靠伊勢神宮神符的威力擊退老虎，並令韃靼兵為其手下的故事。第三段則是演出三人到獅子城後，與錦祥女確認父女關係，並因錦祥女自殺，而說

25　本文依據《近松全集　第九卷》（東京：岩波書店，1988）所收的版本。

26　朴麗玉，〈『國性爺合戰』における「變化」と「統一」の方法をめぐって〉（《京都大學國文學論叢》第8卷，2002），頁23。

27　在劇中，鄭成功被改稱為「和藤內」，以暗示其為日本人之母（「和」）與中國人之父（「藤」＝「唐」，日語發音皆為「とう」）所生之子，故其身分非中非日（「內」＝ない，否定之意），即中日混血兒。

服甘輝一起討伐韃靼的內容。第四段則是描寫圍棋中的對局是劇中
劇，利用謠曲《安宅》中有關弁慶的故事，演出和藤內如何像弁慶
般勇敢和韃靼軍對抗的過程。第五段則描寫和藤內、甘輝和吳三桂
在龍馬之原相會並布陣，最後和藤內用計救出父親，並擊敗韃靼王
和李蹈天，助太子即位為永曆皇帝的過程[28]。

　　不用說，這樣的劇情完全不符合歷史事實。然其之所以能大受
歡迎，原因之一也就在其改寫的故事情節中，加入許多各式各樣的
戰爭場面，讓整個劇情毫無冷場。特別是和藤內成功擊敗韃靼王，
完成反清復明大業這一點大膽改寫歷史事實。但或許我們也可理解
為鄭成功曾攻克南京的事實認識被凝結於劇末，構成鄭成功勝利的
劇情基礎。事實上，近松門左衛門後來寫出了《國性爺合戰》的續
集《國性爺後日合戰》，在該劇中，他就在劇尾交代了韃靼王順治
皇帝攻克南京城。只不過，如後述，韃靼王來進攻死守臺灣的「國
性爺」時，便又被打敗了。所以，不管是《國性爺合戰》或其續集
《國性爺後日合戰》的結局都營造了日本神與日本人成功幫助（或
說征服）中國的一種心理想像的空間。而且，上述整體的劇情設計
其實也加入許多沈澱於日本神話、戲劇、物語中的戰爭記憶。

　　就以理解江戶時代的臺灣史相關人物認識為目的的本文而言，
我們當然也必須了解一下《國性爺後日合戰》的內容[29]。該劇在隔
年（享保二年）就上演，企圖靠《國性爺合戰》的人氣再度成功熱
賣，然成績卻不如預期，並不叫座，之後也不再上演[30]。

---

28 更詳細的內容概述，請參閱藍弘岳，〈鄭成功如何成為日本帝國主
　　義的英雄？〉。

29 本文依據《近松全集 第十卷》（東京：岩波書店，1989）所收的版
　　本。

30 白方勝，《近松淨瑠璃の研究》（東京：風間書房，1993），頁240。

　　該劇也分為五段。第一段的場景在皇宮（「禁裏」）和國性爺館等地展開。首先，演出在永曆帝宮廷內部的裝飾、甘輝和栴檀皇女的婚禮儀式等場面。在劇中，追求日本風格的和藤內之意見與甘輝等人不和，並遭韃靼人質第六王子附馬鐵平的幻術所設計，信仰日本神且愛好日本風格的國性爺被五府將軍石門龍指有叛變之心。所以，國性爺欲攜其子錦舍到臺灣（「東寧」）。後來，永曆帝遭石門龍叛變，與甘輝逃出，國性爺則前往臺灣。

　　第二段則演出甘輝和其叔父陳芝豹之間的故事。首先，韃靼將軍阿克將前來賄賂陳芝豹。後來，甘輝也來找陳芝豹，但誤殺芝豹之妻且把其媳蘭玉推入谷底，之後又斬傷陳芝豹。但最後也是陳芝豹告知甘輝，他自己勾結韃靼將軍阿克將之事，使甘輝得以討伐阿克將，並與永曆皇帝前往臺灣。

　　第三段以臺灣的「東寧城」等為場景，要在東寧城內建設「英雄亭」。演出國性爺之父老一官本因要找招兵買馬的財源而到日本去，但卻在韃靼王附馬鐵平施幻術，要給予歸順者金子的時候，老一官以變裝姿態出現在抓來的犯人群中。這一情況使國性爺陷入守法和盡孝的兩難之境。

　　第四段也以「東寧城」為場景，演出甘輝和皇帝來找國性爺，並使得陳芝豹之子萬禮得以復仇。但後來他沒有殺死甘輝，而是與之重修舊好，共同誓言攻打韃靼。接著，演出國性爺之子錦舍在夢中到日本伊勢神宮參拜。然後，發動叛變的將軍石門龍前來行刺「國性爺」，但被「國性爺」斬殺。

　　最後第五段的演出內容中，雖韃靼的順治大王取得天下、修築南京城，但韃靼軍隊無法攻克死守東寧城的國性爺軍隊，最後「國性爺」得吳三桂之助，擊退變成五岐大蛇的第六王子附馬鐵平，並活捉且斬殺韃靼王與第六王子。

　　如上，《國性爺後日合戰》與《國性爺合戰》一樣，以謀反、對抗韃靼和英雄相救、日本憧憬為主要情節。但不同的是，強調甘輝對明朝皇帝的忠心，及其與「國性爺」的對立。在《國性爺後日合戰》中，「國性爺」（和藤內）的日本代表性又得到進一步的強化。「國性爺」被指控建造日本風格的城堡，且令其子錦舍稱自己是日本神之氏子，拜天照大神、住吉大明神、八幡神等，這些親日行為被認為會削弱「大明之威勢」[31]。又，作者強調「在日本長大的國性爺對於政道是無私無偽的」等原因，故其子錦舍也因「國性爺」的日本因緣而具有正面人格特質[32]。再者，「國性爺」之子也是被描寫為日本神的崇拜者與受庇護者[33]。而且，臺灣（「高砂」）這個島也成了住吉大明神的勢力範圍[34]。總而言之，在這一劇中，日本與臺灣的距離又被拉得更近了。

　　不過，《國性爺後日合戰》的許多場景是以在臺灣的「東寧城」為背景展開的，但並沒有觸及真正的臺灣史，只是做為「異國」中國歷史中的一個場所而被表現出來。而且，事實上也少有人知道該劇內容，對於江戶時代日本之臺灣觀的形成恐無影響力，故以下主要以《國性爺合戰》來進行論述。總的來說，因這兩個戲劇中之鄭成功故事的關係，江戶時代的日本人普遍知道在日本的南方有一個「高砂國」。

2.「國性爺」與重層的戰爭記憶[35]

31　近松門左衛門，《國性爺後日合戰》，頁12。
32　近松門左衛門，《國性爺後日合戰》，頁90。
33　近松門左衛門，《國性爺後日合戰》，頁95、103-112。
34　近松門左衛門，《國性爺後日合戰》，頁115。
35　這一節的內容大致已在〈鄭成功如何成為日本帝國主義的英雄？〉

　　《國性爺合戰》在劇情的鋪陳上受前述的《明清鬥記》啓發[36]。但除此之外，在該劇演出前，淨瑠璃作家錦文流已寫出以鄭成功為主角的劇本《國仙野手柄日記》，元祿末年已在信濃掾座演出[37]。《國性爺合戰》當也受該劇的啓發。另外，該劇也受「唐船」等謠曲等日本傳統藝能的影響。據研究，《國性爺合戰》中的謠曲共有十五首[38]。如其故事情節「父是唐土，母是日本」等是受到「唐船」等唐事謠曲的影響[39]。其次，中世日本的能劇、漢詩、太平記等軍記物語中的世界觀也滲透入《國性爺合戰》中。

　　首先，在《國性爺合戰》中，近松表示出崇敬「三皇五帝禮樂」和「孔孟教」的「大明國」，及相信「佛因果」的「天竺」和有「正直中常之神明之道」的「日本」所構成的三國世界觀。相較之，他批評「韃靼國」為無法無道的「畜生國」。近松不僅繼承來自佛教信仰的三國（震旦、天竺、本朝）世界觀，且具來自儒教的華夷秩序觀。在近松的敘事中，日本是明顯優於大明國的華，而這一優越感也充斥著神國意識。和藤內所代表的是華（大明國、日本），所對抗的則是夷（韃靼國）。但在大明國與日本之間，他無疑是代表日本的。如前述，和藤內之所以是日本代表與其母為日本人有關，而其母在該劇第三段中說：「日本雖小國，但不論男女皆不捨義」

（續）————————————————
　　一文中論述過，但內容有所增補。
36 野間光辰，〈『國姓爺御前軍談』と『國性爺合戰』の原據について〉和〈『明清鬥記』と近松の國性爺物〉。按野間在該論文所述，最先舉出這點的是《國姓爺御前軍談》作者西澤一風。
37 松田修，〈大淀三千風と淨瑠璃について〉（《近世文藝》第8卷，1962），頁57。
38 松田存，〈近松「國性爺合戰」着想考〉（《二松學舍大學論集》43號，2000），頁48。
39 松田存，〈近松「國性爺合戰」着想考〉，頁41-44。

等話，以表現出其日本人的認同與道德優越性。和藤內在擊退韃靼軍時更說：「連老虎都害怕的日本本事，你們知道了吧」[40]。對沒有老虎出沒的日本來說，老虎無疑是異域中的恐怖珍奇野獸。總而言之，日本雖是「小國」但也是「神國」的優越意識貫徹整個劇情，不斷牽動著江戶時代日本大眾的情緒。

所以，重要的是，和藤內一家被形塑成虔誠的神道信仰者。也如學者所指出的，《國性爺合戰》有許多地方反映文祿之役（壬辰倭亂）的戰爭記憶，如豐臣秀吉（1537-1598）的住吉神社信仰和加藤清正（1562-1611）擊敗老虎的傳說等等即是[41]。事實上，約莫《國性爺合戰》演出的前後時期，《朝鮮太平記》等以豐臣秀吉征伐朝鮮為背景的軍記物語已出現，而在這些作品中皆表現出日本優越意識。近松也共有這些戰爭記憶，欲透過這些戰爭記憶來表現日本優越意識，以期吸引民眾。

但更值得注意的是，對於豐臣征伐朝鮮的戰爭記憶其實也喚起古代日本神話中神功皇后征伐朝鮮的歷史記憶。其中，核心的角色是住吉大明神。該神主要是住吉神社供奉的三柱神。那是伊弉諾尊從黃泉國返回，在禊祓其身污穢時所生之神，在《日本書紀》中表記為「底筒男命」「中筒男命」「表筒男命」（在《古事記》表記為「底筒之男命」「中筒之男命」「上筒之男命」），號曰「住吉大神」。再者，《日本書紀》中有云：「飛廉起風，陽侯舉浪，海中大魚悉浮扶船。則大風順吹，帆舶隨波，不勞艪楫，便到新羅」[42]。

40　近松門左衛門，《國性爺合戰》，頁681。

41　崔官，〈鄭成功から和藤內へ——近松の『國性爺合戰』を中心に—〉，（《東アジア文化交渉研究別冊》第8號，2012）。

42　小島憲之等校注、譯，《日本書紀》（東京：小學館，1994），頁426。

也就說，神功皇后遠征新羅時，也得到住吉三神的指引與幫助，連船都是魚群所扶著前進的！

接著，按《日本書紀》記載，新羅王見之便稱臣，決定朝貢於「神國」日本，其後高句麗和百濟也隨之稱臣，曰：「從今以後，永稱西蕃，不絕朝貢」[43]。總之，神功皇后因住吉三神的幫助而順利征服新羅等國。也因此，在住吉神社信仰中，神功皇后也被合祀於住吉三神，被稱為「住吉大神」（住吉大明神），成為守護航海安全的海神。但追本溯源，住吉三神原本是大阪地區中津守連（住之江津）所祭祀的墨江三神，後來才從地方守護神轉化為國家守護神和維持航海安全的海神[44]。所以，住吉大明神在日本的作用有如中國的媽祖。但媽祖只是在海上行動的漢民族乃至移往臺灣、日本、東南亞諸國的漢民族移民之守護神，不若住吉大明神，沒有直接為軍隊向外侵略的行動加持。

總之，定都於大阪的豐臣秀吉自然也崇敬住吉大明神。他也相信神功皇后曾征伐三韓的事蹟不是神話，而是歷史事實。這一個他所認為的歷史事實也自然成為其發動侵略朝鮮戰爭的理由。正是這一連串神話與歷史所構成的重層記憶的影響，導致在《國性爺合戰》故事設定中，在和藤內出發到唐土之前，其父母鄭芝龍夫婦曾祭祀海神住吉大明神外，和藤內之妻往唐土時也得到住吉大明神的庇護[45]。可見在《國性爺合戰》中，住吉大明神具特別的象徵意義。

所以，近松門左衛門也在劇中旁白曰：「這叫住吉的神是守護

43　小島憲之等校注、譯，《日本書紀》，頁426-430。

44　板垣俊一，〈住吉の神と津守連・難波津：神功皇后新羅征討伝説をめぐって〉（《縣立新潟女子短期大學研究紀要》，28號（1991），頁1-11。

45　近松門左衛門，《國性爺合戰》，頁713。

船道之神，叫神功皇后。在擊退新羅時，以滿珠和旱珠來守護日本船之神」[46]。在這一段話，近松直接把住吉大明神理解為神功皇后。但特別值得注意的是，他說神功皇后在擊退新羅時，以滿珠和旱珠來守護日本船這段話。因為這不是原來《日本書紀》中的內容，而是鎌倉時代《八幡宇佐宮御託宣集》和《八幡愚童訓》等書中對於神功皇后事蹟的改編故事[47]。《八幡愚童訓》是日本在受蒙古侵略過程中編出的，內容荒唐。但卻站在一種受害者的視角，合理化了對朝鮮半島政權、民族的蔑視情感。在該書中有著名的故事，即神功皇后以弓在大石上寫下「新羅國大王乃日本之犬也（新羅國ノ大王ハ日本ノ犬也）」一句話[48]。這句話類似的表現和上述旱珠、滿珠的故事在南北朝末期《太平記》卷三十九「神功皇后高麗を攻め給ふ事」中也被重新利用[49]，影響深遠。近松門左衛門就是在這種武士教養脈絡中編纂劇情的。總之，近松顯然理解並知道這一段神話與歷史。這是因為他本人就是出身侍奉豐臣家的武士家庭，且在大阪度過其後半生[50]。

其次，與豐臣秀吉的朝鮮征伐相關而加入該劇的是和藤內打虎

---

46 近松門左衛門，《國性爺合戰》，頁713。

47 參閱羅麗馨，〈日本人的朝鮮觀——神功皇后征三韓的傳說〉（《新史學》十八卷三期，2007），頁195-202。

48 萩原龍夫校注，《八幡愚童訓》甲，收入櫻井德太郎、萩原龍夫、宮田登編，《日本思想大系20 寺社緣起》（東京：岩波書店，1975），頁176。又該書有甲乙兩種版本，關於滿珠和旱珠等故事出現在甲本。

49 長谷川端校注，《新編日本古典文學全集57 太平記 第四冊》（東京：小學館，1998），卷39，〈神功皇后攻新羅給事〉，頁457。

50 崔官，〈鄭成功から和藤內へ——近松の『國性爺合戰』を中心に——〉，頁109。

的劇情。雖然就歌舞伎和淨瑠璃等劇本的內容傳承來說,和藤內打虎的劇情可能受市川團十郎在元祿十六(1703)年上演的《源氏六十帖》狂言本中之「荒事」(以誇張方式演出武士或鬼神等)藝能的啟發[51]。不過加藤清正在征伐朝鮮的戰役中擊敗老虎的傳說是家諭戶曉的故事,而和藤內與老虎打鬥那幕劇當轉用了該故事。但重要的是,這個情節的鋪陳又再度動用日本神話中的神祇。因為和藤內在擊退老虎時更使用了伊勢大神宮的神符,且被形容為「生於神國,從神受身體髮膚」之人,受「天照神之威德」庇護。和藤內之母則說:「照耀中國的日光和照耀日本的日光沒有差異,日本是太陽的根源,太陽所始之地,有仁、義、禮、信之道」,然後稱日本為「神國」。所以,和藤內是受日本神庇護且具日本身體之人,並以此角色來幫助「大明國」。這也是他與其父鄭芝龍和被其稱為「毛唐人」妹夫甘輝的差異。

　　歷史上,甘輝本是鄭成功手下的勇猛將軍,但在《國性爺合戰》中,他成為留著長鬍鬚,象徵著野蠻的中國人,與乾淨美白的和藤內成為強烈的對比。他不僅是「唐人」,而且是「毛唐人」。其實,在近代以前的日語文獻中,不管是「唐人」或「毛唐人」都不一定指涉中國人,而是泛指來自異域的他者。當然,在大航海時代以前,來自異域的他者主要是中國人或是朝鮮人,故所謂的「唐人」主要指這兩者;但後來歐洲人也來到日本時,由於他們金髮碧眼的風貌,所以就被稱為「毛唐人」。後來,在19世紀中培里的黑船來到日本時,那些美國人也被稱為「毛唐人」。現在「毛唐人」已被認為是個歧視用語,幾乎沒有人會使用此語來稱呼中國人或歐美的白人

51　水谷不倒,〈國性爺の虎〉,《水谷不倒著作集第三卷》(東京:中央公論社,1974)。

了。總之，近松在《國性爺合戰》使用「毛唐人」一詞來稱甘輝時，他或無貶意，但已成功凸顯沒有蓄鬚的和藤內為日本人。

　　如上，在《國姓爺合戰》中，幫助明朝天子驅逐韃虜、恢復中華的和藤內（鄭成功）是一位特別受到日本神保護的日本人。這一形象在江戶後期的戲劇、繪本、小說中不斷得到強化。

3.《國性爺合戰》與江戶時代諸文藝中之鄭成功形象

　　在淨瑠璃《國性爺合戰》初演的兩年後，即享保二年（1717）在江戶三座該劇已歌舞伎化，並在享保十二年（1727）第二次歌舞伎化，在三月中村座演出《國性爺竹拔五郎》，又在享保十五年（1730）第三次以歌舞伎演出，劇目為《唐錦國性爺合戰》[52]。第四次則在寶曆六年（1756），以《月湊英雄鑑》劇目演出，第五次在安永二年（1773），以《大日本伊勢神風》劇目演出，之後也陸續有相關劇目演出[53]。在江戶時代的國性爺故事相關的歌舞伎中，大抵以第一到第五次由二代目市川團十郎（1688-1758）演出的「擊退老虎」一幕最受歡迎[54]。這一演出當也影響了繪本、小說類中對於鄭成功形象的創造。

　　事實上，鄭成功故事也隨著時代以不同種類繪本（黑本、青本、黃表紙、合卷）的方式在江戶時代大量流傳。首先在18世紀後期有

52　高橋則子，〈江戶における『國性爺合戰』の受容——淨瑠璃抄録物草双紙の視点から〉（《近松研究所紀要》13號，2002），頁4。

53　高橋則子，〈江戶における『國性爺合戰』の受容——淨瑠璃抄録物草双紙の視点から〉，頁5。

54　高橋則子，〈黑本・青本と淨瑠璃繪尽し本——黑本『こく性や合戰』をめぐって〉，《第12回國際日本文學研究集会研究発表》（1988），頁125。

以黑本、黃表紙等繪本文本方式流傳的作品，如《和藤内三升の若衆》、《和藤内九仙山合戰》等。到了19世紀以後，則有許多以合卷方式流傳的鄭成功繪本故事。有《唐人鬢今國性爺》、《國性谷合戰》、《國姓爺將棊合戰》、《國姓爺一代記》、《髮結國姓爺乳貰ひ》、《國性爺倭仁志氣》等作品[55]。雖然本文無法在這裏一一分析這些文本，但從其命名也可得知這些作品皆是在《國性爺合戰》的餘威、影響下發展出來的。

　　另一方面，也有小說類的著作。本文特別注意到的是，在《國性爺合戰》上演的兩年後，即在1717年左右出版的《國姓爺明朝太平記》[56]。該書實際上是巧妙地融合近松門左衛門的《國性爺合戰》、《國性爺後日合戰》及《太平記》寫成的。關於本書，筆者特別注意到的是，如其書名，作者江島其磧（1666-1735）明顯有將鄭成功比附於楠木正成（？-1336）的意圖。但在該書中他重視的是，楠木正成能使用「奇正之術」的謀士、兵學家形象，而非其忠君愛國的形象[57]。因此在該書中，鄭成功也是在這一意義上，不僅是受日本神保護的「日本無雙的勇士」，也是有個智謀之人。

　　而且，更有意思的是，他將鄭成功統治的臺灣描寫為一個完全日本化的地方。他寫道：

> 國姓爺和訓自己統治的這個叫東寧的方圓三百里離島為高砂（たかさご），讓房屋造形、城市設計、男女姿態皆改為日本風格，在語言方面也教和語，剃月代頭（一種江戶與其之前時

55　以上作品，請參閱附錄表格。

56　江島其磧，《國姓爺明朝太平記》，收於《八文字屋本全集 第六卷》（東京：汲古書院，1994），頁377-473。

57　江島其磧，《國姓爺明朝太平記》，頁472。

代的日本成人男性髮型），改有如中藥名般難記的名字為太郎
兵衛、忠左衛門東京、四郎右衛門等。過年過節也都學日本，
在島中建立伊勢兩宮、在九月十六日舉行祭祀，在七日間舉行
有如日本宮嶋的市集、陳設攤販、戲劇演出、風俗業者經營的
茶屋……。[58]

　　其結果是臺灣已「國富民榮」、「人皆學和風」，甚至有些臺
灣女性如日本女性風俗般開放，敢大膽袒露乳房也不在意[59]。就這
樣，在國姓爺的統治下，臺灣已被日本同化。這書中對臺灣的描述
有如對後來的日本殖民統治臺灣的預言，其所描述的臺灣風景有些
會令人思及殖民地時期的臺灣。當然，如露乳房也不在意這種日本
風俗並無法在臺灣生根。這種臺灣觀究竟對當時乃至後來日本人之
臺灣觀的形成有多少影響實不可知，但書中的臺灣想像實是鮮明、
有趣的。這種日本化的臺灣論目的也是，在強調鄭成功的日本人身
分認同，及其受日本人庇護的想法所延伸出來的。

　　不管如何，鄭成功的日本身分越益被凸顯外，另一方面鄭成功
的忠義形象在後來的小說、漢詩文中得到進一步的發揮。如《繪本
國姓爺忠義傳》（《繡像國姓爺忠義傳》）即強調鄭成功的忠義形
象。《繪本國姓爺忠義傳》分為前後兩編，前編由石田玉山（法橋
玉山）作畫與編寫，完成於文化元年（1804），後編則由石田玉山
作畫，山珪士信編寫，刊行於天保五年（1834）。《繪本國姓爺忠
義傳》前編似乎大幅依據前述的《國姓爺忠義傳》時[60]，只是在三

58　江島其磧，《國姓爺明朝太平記》，頁467。
59　江島其磧，《國姓爺明朝太平記》，頁467-468。
60　單就目錄看的話，《繪本國姓爺忠義傳》前編明顯依據《國姓爺忠
　　義傳》，但細節上的差異則有待進一步的分析。

十年後寫的後編又再加入《通俗臺灣軍談》中的朱一貴故事（後述）。

　　相較於《國姓爺明朝太平記》是被稱為「浮世草子」的一種文學樣式，主要是在江戶時代前中期的京阪地區流行，以描寫日本現實的風俗和人情為主；《國姓爺忠義傳》和《繪本國姓爺忠義傳》屬於被稱為通俗軍談物的小說，可理解為流行於江戶後期的「讀本」之前身，也和「讀本」一樣，受到史實加虛構的中國演義小說影響[61]。當然，顧名思義，較晚出的《繪本國姓爺忠義傳》中有插畫且和文性質更強，不同於全由漢文訓讀體寫成的《國姓爺忠義傳》。

　　但如書名，兩者皆強調鄭成功的忠義和日本人的特質。如在《國性爺忠義傳》中，就有一段為「國姓爺曰：森亦是日本產。倭人善趨義」[62]。《繪本國姓爺忠義傳》序文中也有曰：「東人勇而知，西人順而義」，而中日混血的鄭成功是「兼二氣而進於忠孝者」，其事蹟是「國家之大美談」，連三尺童子皆知。只現有的國姓爺故事「急於悅人」，故「玉山氏乃編蒐書籍抄其實，畫其要」，希望「田畯紅女有省覽此冊則頑廉懦志」，有「補于世治」[63]。也就是該書作者希望賦予過度強調其娛樂性質的國姓爺故事忠孝道德的意義，使人讀之能生立志之心。就像這樣，在江戶後期的小說中，強調鄭成功故事中的「忠義」等道德意義。也就是說，其為明朝忠臣的形象得到強化。這一演變與前述儒學思想在日本的漢詩文中的浸透和深化相關。

　　所以，在與儒學密切相關的漢詩文方面，鄭成功也同樣從忠義

61　德田武，〈通俗軍談研究（一）：『通俗臺灣軍談』『通俗元明軍
　　談』〉，頁202-203。

62　原文為「國姓爺曰ク森モ日本ノ產ニ係ル。倭人ヨク義ニ趨ル」（〈國
　　姓爺請兵日本〉，《國姓爺忠義傳》，卷十七，頁20）。

63　《繪本國姓爺忠義傳　前編》序。

的觀點來重新詮釋。如江戶後期著名的史家賴山陽（1781-1832）就寫了〈讀鄭延平傳〉這一漢詩[64]。他吟道：「英魂千載遊桑梓，可問楠公父子無」。賴在這詩句中比之於以忠義著稱的楠木正成。且同樣是幕末大儒的古賀侗庵（1788-1847）在〈讀鄭成功傳〉也誇鄭成功「其忠肝義膽，楠將軍之亞匹也」。而且有趣的是，侗庵在該文中說完鄭成功之母為日本人之後，歎道：「嗟！夫明三百年養士，而其唱大義扶持綱常者，尚不能不藉吾邦之人，尤可以見日域秀氣之所鍾，人物之盛加萬國萬萬，其土苴餘緒，猶足以驚動四鄰也」[65]。這種強調鄭成功與日本人之關係、同時又凸顯其忠義之心和戰略能力勝於明代中國人的論調，在幕末時期應是主流之論。但更有趣的是，江戶後期的鄭成功的故事也開始和朱一貴故事連結在一起。

四　江戶文藝中鄭成功故事與朱一貴事件的聯結

1.朱一貴事件概要與相關記錄

　　朱一貴（1690-1722）所引起的動亂與林爽文事件等是清領時期的著名民變。其中發生於康熙末年的朱一貴之亂特別受到近松門左衛門還有其他小說家的注意，並以之為主題寫出《唐船噺今國性爺》等作品。我們先來了解一下該民變的經過，之後再探討近松如何改編的問題。

　　首先，康熙時期對臺灣實施封禁政策，然因康熙末年人口成長

64　賴山陽，〈讀鄭延平傳〉，收錄於《山陽詩鈔》（大阪：石塚松雲堂，1897），頁13。

65　古賀侗庵，〈讀鄭成功傳〉，收錄於《侗庵初集》（國會圖書館所藏寫本），卷之二。

與貿易擴張等原因，來自中國大陸的人口湧入臺灣[66]。就是在這樣的背景下，生於康熙二十八年（1690）福建省漳州府長泰縣的朱一貴也在1713年隨移民潮移居臺灣，住在鳳山縣羅漢門（今高雄縣內門鄉），以養鴨為生。傳說他能使鴨群聽其號令，故被稱為「鴨母王」。康熙六十年（1721）時，臺灣知府王珍粗暴的稅收方式使民怨沸騰，朱一貴遂與其友人商議舉事。朱一貴因具明朝王室的姓氏，故眾人推朱一貴為首，並以朱姓及反清復明為號召，不久在康熙六十年（1721）四月十九日那天攻襲岡山，後來進占府城。同時下淡水粵籍角頭領袖杜君英（1667-1721）也帶其群眾出來響應，擊敗清軍，攻下鳳山縣城。後來參與群眾愈來愈多，在兩週內瓦解清廷在臺的統治勢力。五月初朱一貴即被尊為義王（或有稱中興王），定國號大明，年號永和，開始任命事件參與者官職。然在不及兩個月的時間內，朱一貴與杜君英即告分裂，隨後水師提督施世驃（1667-1721）和南澳總兵藍廷珍（1664-1730）帶領的援軍到來，逐漸控制全臺，朱一貴也兵敗被捕，後押解到北京，被凌遲至死[67]。

　　事件後，朝廷派首任巡臺御史黃叔璥（1682-1758）來臺，黃在臺巡察期間，撰寫出《臺海使槎錄》一書，而參與援軍的藍鼎元（1680-1733）也寫了《平臺紀略》。這些都成為理解清領時期臺灣的重要資料。至於藍鼎元寫該書的原因，他說：

　　藍子自東寧歸，見有市靖臺實錄者，喜之甚，讀不終篇，而愀

66　松田吉郎，〈朱一貴の亂について〉（《大阪市立大學東洋史論叢》第10號，1993）。

67　朱一貴事件經過的描述主要依據莊吉發，〈身穿清朝衣頭戴明朝帽──鴨母王朱一貴事變的性質〉（《歷史月刊》第153期，2000），頁64-70；《臺灣邊疆的治理與政治經濟上》頁202-204等即有研究。

然起，喟然嘆也。曰：嗟乎！此有志著述，惜未經身歷目，徒
得之道路之傳聞者。其地、其人、其時、其事，多謬誤舛錯。
將天下後世以為實然，而史氏據以徵信，為害可勝言哉！稗官
野史雖小道，必有可觀，求其實焉耳。今以閩人言閩事，以今
日之人言今日事，而舛錯謬誤且至於此；然則史氏之是非，其
迷亂於稗官野史之紀載者不乏矣。[68]

　　在他看來，《靖臺實錄》是一本錯誤百出的野史。然也有研究
指出該書並無太多錯誤，反而是兩書對於戰況的描述差異，凸顯了
水師提督施世驃和南澳總兵藍廷珍間相互爭功的問題[69]。也就說
是，《靖臺實錄》作者黃耀炯把戰功歸於施世驃，然藍鼎元在《平
臺紀略》中則強調藍廷珍的功勞。姑且不論真相為何，就江戶日本
對朱一貴事件的理解而言，《靖臺實錄》的影響力是比較大的。

2.朱一貴事件傳來日本

　　有學者指出，最早帶來朱一貴事件相關消息的是享保六年（康
熙六十年、1721）六月二十五日來到長崎的第十七號寧波船[70]。但
該船帶來的消息中沒有朱一貴的名字。首次言及朱一貴名字的是同
年七月一日入港的第十九號南京船的風說書。其中有「然今年四月

68　藍鼎元，〈自序〉，《平臺紀略》，收於《臺灣文獻叢刊 第14種》
　　（台北：臺灣銀行經濟研究室，1958）。

69　林文龍，〈《靖臺實錄》引發爭功問題平議〉（《國史館臺灣文獻
　　館電子報》第118期，2014，http://www.th.gov.tw/epaper/site/page/
　　118/1671，擷取日期：2018年1月31日。）

70　松浦章，〈清代臺灣朱一貴の亂の日本傳聞〉，收錄於《海外情報
　　からみる東アジア：唐船風說書の世界》，頁259。又據該研究，
　　相關風說書收於《崎港商說》卷三。

時，在福建省內的臺灣，有一位叫朱一貴的人以大明洪武帝末裔為
由，聲稱要回復明朝，企圖謀叛，舉大明中興朱一貴之旗⋯⋯」等
內容[71]。這裏重要的是，朱一貴被理解為朱元璋末裔並企圖反清復
明這點，因為這構成了後來關於朱一貴事件的江戶戲劇和小說的想
像起點。

　　然而，上述的資料是既存唐風說書的記載，實際上或許該事件
更早就已傳到日本。如江戶時代著名的隨筆《鹽尻》有記載如下：

> 辛丑年，異邦廈門即鄭氏（國姓爺孫名為奏舍）奉明皇之裔武
> 帝之孫舉兵，拔廈門、臺灣等地，為興復明朝。明遺民等多跟
> 隨之，數士之兵勢勇猛，北京派出三十萬大軍以討伐之，然明
> 兵毫不在意，將之擊破，將帥皆戰死。攻南京，欲入北京。各
> 種街談皆有。[72]

　　如中村忠行所指出的，朱一貴事件始發於康熙六十年（1721）
四月十九日，全臺攻陷的消息傳至廈門是同年五月六日，而《鹽尻》
中的記載中有「五月來港的唐船之談（五月入津の唐船の談）」一
句，可知該事件很快就傳至日本[73]。而且，若從文化思想史的角度

71　原文為：「然ば當四月のころ、福建の内臺灣において、大明洪武
　　帝の末裔の由にて朱一貴と申人、明世に復し申度して謀叛を企、
　　大明中興朱一貴と申旗を上げ、⋯⋯」（收於《華夷變態　下冊》
　　（東京：東洋文庫，1959），頁2904。又據松浦章，〈清代臺灣朱
　　一貴の亂の日本傳聞〉，頁259。

72　天野信景，《鹽尻下》（室松岩雄校，東京：帝國書院，1907），
　　頁245。

73　中村忠行，〈『臺灣軍談』と『唐船噺今國性爺』〉（《天理大學
　　學報》第65輯，1970），頁114。

來看，廣被閱讀的江戶時代隨筆關於朱一貴事件的紀錄更值得我們注意。重要的是，如上面引文所示，該事件更被誇張地理解為鄭成功之孫（國姓爺之孫）奏舍所主導的起義，且如過去的鄭成功，起義軍已攻克南京。

其次，《鹽尻》又記載一段有關朱一貴的傳聞。其中一段談論到：「說異邦今茲明洪武帝之裔朱武音之孫朱一貴居於福建漳州泰縣之臺灣南路等等，舉兵自稱順成王。……據傳朱一貴之總將軍吳二周（其他風說書記錄為「吳二用」——筆者）自稱今一百零五歲，統領士兵卒全力拼戰，令人吃驚」（七月二日南京船頭沈玉田談）[74]。《鹽尻》作者有說到這段話是，據翻為日文的唐船風說書所記錄下的[75]。事實上，的確在唐船風說書有相關的記錄[76]。在這一傳聞中，有幾個重點。一是朱一貴被理解「洪武帝之裔朱武音之孫」，另一重點是關於朱一貴之將軍吳二用的傳聞。因為這兩點在中國史書、隨筆中皆無記載。還有一點是，朱一貴的出生地「福建漳州泰縣（長泰縣）」和其居住地臺灣間的關係沒有區分清楚。如後述，這三點卻構成日本人理解朱一貴事件的重點。

其次，除了唐船風說書和隨筆記錄外，關於朱一貴事件的書籍也快速地傳到日本。《平臺紀略》和《靖臺實錄》等書皆是理解朱一貴事件的重要史料。但《靖臺實錄》先傳至日本，並深深影響江

74　天野信景，《鹽尻》卷六十五，頁245-247。

75　天野信景，《鹽尻》卷六十五，頁247。

76　享保六年七月九月日入長崎港的第二十号寧波船的風說書有曰：「右謀反人は大明洪武帝の末裔朱一貴と申人にて、自ら順成王と號由に御座候、扨又朱一と貴方の軍大將吳二用と申者は、百五歳に成申候由、此者戰場において軍卒に下知をいたし、殊外働候由取沙汰仕候」（《華夷變態》下冊，頁2904）。

戶時代日人的臺灣認識。江戶儒者新井白石（1657-1725）很快地注意到該書。白石在享保九年（1724）寫下〈讀靖臺實錄〉一文，曰：

> 辛丑之秋，亡友高子新來過小齋，飲酒娛甚，語及臺灣。美乃戲之曰：「今年市頭，蔗糖增價乎（臺灣多出蔗糖）。子新曰：「何也」。曰：「頃歲唐舶來，說海寇梗路，皆是奸商射利之術也」。子新曰：「朱一貴明帝遺胤，臺灣鎮鄭氏故國，豈是尋常海賊比邪。」曰：「昔項氏起，求得楚懷王孫心，立為楚懷王，以從民望也。近時明制，宗室命名，必以五行字。今聞朱名，非所以從民望也。果使其為明宗室，則赤眉劉盆子耳云云。」[77]

新井白石在引文中言及亡友深見玄岱（1649-1722）在享保六年（1721）秋來訪時，論及臺灣問題，於是談到朱一貴事件。新井白石乃飽讀詩書且具敏銳的政治判斷之人，並不輕信「朱一貴明帝遺胤」這類說法。但一般市井小民並非如此，毋寧喜歡這種「貴種流離」式的故事。也正因如此，該事件快速吸引了劇作家的眼光。這位劇作家不是別人，正是前述的近松門左衛門。

3.朱一貴事件戲劇化

近松門左衛門已快速地得知相關事件的消息，並在隔年（享保七年、1722）就寫出《唐船噺今國性爺》。該劇把事件發生的地方設定在「福建領內」的「塔伽沙谷島」（臺灣），且把朱一貴的父

---

77 新井白石，〈讀靖臺實錄〉，收錄於《新井白石全集》（東京：國書刊行會，1905-1907），第五卷，頁29。

親解釋為「大明洪武皇帝十五代」「江南大守景泰王」，朱一貴則
是被人扶養長大的「景泰王第一王子」[78]，後來也成功攻下福建一
國，被奉為「順成王」[79]。

　　該劇分為三段，第一段內容演出福建大守六安王在其統轄內的
臺灣發現一個大鼎，被認為是能得天子之位的祥瑞之兆，故六安王
希望把鼎改鑄為一把象徵天子、宰相、將軍的劍，命鐵匠桃民氏打
造一把這樣的劍。這一行為被福建第一忠臣歐陽格子批評有奪取帝
位的叛亂企圖，但其主君六安王不聽勸，反將之殺害[80]。

　　第二段的場景則在鐵匠桃民氏的工作場所。首先，有一老翁自
稱吳二用，來求見桃民氏打造的寶劍，但在見到桃民氏之子朱一貴
後，驚其相貌有帝王相，但可惜其鬍鬚太短，尚無法成就大業。後
來，朱一貴便想拉長鬍鬚但無法成功，然在他睡眠時，其母便剪下
自己的頭髮，再將之接上朱一貴的鬍鬚，使其長度超過一尺。在朱
一貴醒來後，其母告知他的生父為「大明洪武皇帝十五代」「江南
大守景泰王」，並給予私藏的明朝印綬。再來，其養父桃民氏見其
妻剪頭髮便罵她不義，刺殺之。後來，朱一貴告知其養父實情，其
養父自殺，父母雙死。拿到假寶劍的官員覺知後再來到鐵匠家，朱
一貴則攜真寶劍和其妹逃出[81]。

　　第三段首先演出如國性爺在見鷸蚌相爭後得知兵法要義般的類
似情節，朱一貴也見薤蛇大戰後得知兵法奧義，並前往芙蓉岳。朱
一貴在山頂與吳二用等人結盟，尊朱一貴為主君。後來，被六安王

78　近松門左衛門，《唐船噺今國性爺》（收入《近松全集 第十二卷》，
　　東京：岩波書店，1990），頁359-360。

79　近松門左衛門，《唐船噺今國性爺》，頁413。

80　近松門左衛門，《唐船噺今國性爺》，頁323-343。

81　近松門左衛門，《唐船噺今國性爺》，頁345-377。

殺害的福建第一忠臣歐陽格子之子歐陽鐵假扮成朱一貴被抓。最後的場景設定在六安王宮盛花門，被抓的歐陽鐵身分暴露，六安王試圖利誘之，但被拒。之後，歐陽鐵在吃下其父的肉醬後，突然精神勇猛，掙脫繩子。後來，六安王逃入宮門內，朱一貴也率兵駕到，並在最後讓歐陽格討伐其父的敵人，他自己就即位，號順成王[82]。

　　在這一戲劇中，雖然朱一貴事件是在臺灣發生的民變，但卻被擴大到統轄臺灣的福建省規模來處理，朱一貴所反抗的對象不是臺灣知府，而是福建一省的統治者（「福建大守」「福建王」）。而且，在這一戲劇中，《國性爺合戰》、《國性爺後日合戰》所構建的歷史想像沒有被繼承，而是在「今之康熙皇帝即位」的歷史背景中展開敘述。而且，朱一貴雖是明朝皇族所遺留的貴種，但故事結局也僅止於在福建稱王而已。將朱一貴理解為明朝皇族所遺留的貴種這種劇情明顯受「明洪武帝之裔朱武音之孫」說法的影響。而且，在《唐船嘘今國性爺》中扮演重要角色的「吳二用」也明顯受前述吳二用傳聞的影響。

　　如上，該劇是在唐船傳來的相關消息基礎上再編劇而成的。但其劇情張力明顯不如《國性爺合戰》，且如以朱一貴見蕹蛇大戰後得知兵法奧義的劇情直接模仿國性爺在見鷸蚌相爭後得知兵法要義這一情節，明顯炒冷飯。

　　上述這種種原因導致《唐船嘘今國性爺》並不賣座，但其中明朝皇族貴種流離的故事情節可能或多或少也啓發了後來的小說家。如後述，小說的情節基本上是比較忠於史實的。

4.朱一貴事件文學化

82　近松門左衛門，《唐船嘘今國性爺》，頁377-414。

　　在《唐船噺今國性爺》演出的隔年（享保八年，1723）日本就
出版了《通俗臺灣軍談》一書。該書也是據《靖臺實錄》再加上來
自長崎的傳聞（「崎之所傳」）寫成的[83]。但如德田武所指出的，
相較於《靖臺實錄》的敘述，在《通俗臺灣軍談》中，朱一貴已被
描寫為一位悲劇英雄，加入《靖臺實錄》所没有的文學內容[84]。首
先，作者在第一章就加入從朱元璋到李自成、鄭成功、鄭奏舍等元
末明初和明末清初的故事以說明朱氏王朝的興起與没落，並導出有
志於復明之士皆來到臺灣的敘事情節。最後，並以「明之皇孫也不
知居於何國也（明ノ皇孫モイツシカ何國二居玉ウトモ知ズナリ）」
一句為朱一貴出場的伏筆[85]。

　　所以，在第二章中，朱一貴就被描寫為「明太祖朱元璋の後胤」，
且把《靖臺實錄》中描寫為「居家不事生產，游手蕩博」的朱一貴
描寫為「能孫吳兵法」和具「張良諸葛之智謀」的英雄[86]。其他如
參與朱一貴事件的李勇也被詮釋為明代武將李文忠玄孫並且是斬妖
英雄[87]。又如杜君英也成為「明皇之一族」，並且是為百姓怒擒殘
暴縣令噲元的英雄[88]。然後，再採用《三國演義》的情節，以文學
手法敘述朱一貴等人在「崗山」結義後，舉「明之旌旗」和清兵對
抗的過程[89]。其次，則在第三、四、五卷中敘述清兵反擊並打破明

83　上坂兼勝，《通俗臺灣軍談》（早稻田圖書館所藏本，著屋勘兵衛：
　　1723），頁2。
84　德田武，〈通俗軍談研究（一）：『通俗臺灣軍談』『通俗元明軍
　　談』〉（《明治大學教養論集》卷165，1983），頁201-220。
85　《通俗臺灣軍談》卷之一，頁8。
86　《通俗臺灣軍談》卷之一，頁9。
87　《通俗臺灣軍談》卷之一，「李勇汎溏斬怪獸」。
88　《通俗臺灣軍談》卷之一，「神通道人出臺灣」。
89　《通俗臺灣軍談》卷之二。

軍的過程。但與史實不同,作者最後說「朱一貴等率諸將,遂逃入深山而沒被捕(朱一貴等ハ諸將ヲ引、遂二深山二逃レ入テ捕ルコトヲ得ズ)」,讓朱一貴的英雄形象不至於破滅。

如前也有所論及,《通俗臺灣軍談》是種據史實的翻案小說,讀本的前史[90]。如作者描寫:「內地之民口口聲稱,明之總大將如孔明之人,其諸位大將中有如樊噲、關羽、張飛等人出現,只五六日就攻取臺灣」[91]。他明顯利用當時讀者熟悉的《三國演義》劇情來鋪陳。但如中村忠行所指出的,因為演劇和稗官野史是一般中國人民的知識來源,故《通俗臺灣軍談》的底本《靖臺實錄》本身的敘述也受《三國演義》影響[92]。只是《通俗臺灣軍談》的作者將之更加文學化、戲劇化。如《通俗臺灣軍談》中模仿《三國志通俗演義》第一回「宴桃園豪傑三結義、斬黃巾英雄首成功」中授予張角《太平要術》的仙人角色,插入「神通道人出臺灣」(神通道人出現在臺灣)一章,描寫能以符水治病的神通道人的神蹟。

如上,朱一貴事件傳到日本後被描寫為另一次的明清對抗,民變被改編成王種的復仇劇。但在近松門左衛門的《唐船噺今國性爺》中,某種程度上復仇是成功的,在《通俗臺灣軍談》則以失敗收場。若以接近史實的程度來說,則當然是《唐船噺今國性爺》遠不如《通俗臺灣軍談》。因為該劇加入了太多戲劇創造的要素。

其次,在江戶後期,鄭成功故事也和朱一貴故事有所連結。就

---

90 德田武,〈通俗軍談研究(一):『通俗臺灣軍談』『通俗元明軍談』〉,頁219。

91 原文為「內地の民は口々に、明の總大將は孔明の如き人にて、其の諸大將に樊噲、關羽張飛が如き人々出て臺灣をただ五六日に取」(《通俗臺灣軍談》卷之三,頁16、17)。

92 中村忠行,〈『臺灣軍談』と『唐船噺今國性爺』〉,頁121-123。

這點而言，上述的《通俗臺灣軍談》實際已將鄭成功故事與朱一貴故事連結，但只是在該書第一章中略加提及而已。到了《繪本國姓爺忠義傳》時，則將兩者連結在一起。事實上，如前述，該書前編大抵當是依據《國姓爺忠義傳》，其中有鄭成功故事，只是在三十年後寫的後編又再加入朱一貴故事。而且，朱一貴故事幾乎都直接使用前述的《通俗臺灣軍談》。不過，為要使兩個故事連接順暢，《繪本國姓爺忠義傳》作者山珪士信改編《通俗臺灣軍談》第一章，並加入「國姓爺擊殺猛虎」、「國姓爺神力破城門」、「國姓爺得仙書於天柱嶺」、「國姓爺尸解並清帝治世」等部分。他明顯吸收了《國性爺合戰》中，受日本諸神保護的鄭成功形象後，又加入某些道教的元素。後來，《繪本國姓爺忠義傳》在明治時期分別以《明清軍談：鄭森偉傳》之書名[93]，及《國姓爺忠義傳》之書名翻刻、出版過[94]。但因篇幅所限未能詳論，這兩本書當對明治時期的鄭成功的臺灣人物論當有一定的影響。

　　不論如何，如前所述，因這兩個戲劇中之鄭成功故事的關係，江戶時代的日本人普遍知道在日本的南方有一個「高砂國」。但實際上我們可發現上述這些就算以臺灣為名的故事，也不盡然是以臺灣為主體來描述的。在江戶劇作家、小說家所描寫的臺灣史相關人物主要還是在對中國的歷史想像延伸下展開的。如臺灣與福建的關係是被模糊處理的。但針對明朝忠臣鄭成功和被想像的明朝皇族貴種朱一貴所展開的戲劇和小說乃至繪本故事，都賦予了臺灣歷史代表著反清（反抗夷狄化中國）的意義。這在明治以後，在日本的帝國擴張志向中，將成為重點。

93　高崎修助編，《明清軍談：鄭森偉傳》（東京：高崎修助，1885）。

94　西村富次郎編，《國姓爺忠義傳》（大阪：自由閣，1886）。

四、江戶文藝中的鄭成功與日本帝國的臺灣統治

　　大抵在江戶中後期，《國性爺合戰》中誕生的打虎並受日本神保護的日本人鄭成功形象已在淨瑠璃、歌舞伎、繪本、小說、漢詩文等諸種文藝中展現，並且鄭成功的忠義形象也漸深入一般日人心中。《國性爺合戰》可說是形塑江戶時代鄭成功形象的最重要文本，但該文本的鄭成功形象之所以能深入人心，當然也是靠其他江戶文藝輔助傳播的結果。就這點而言，本文未能論及的浮世繪及《臺灣鄭氏紀事》等史書對鄭成功形象的影響也有待探究。不管如何，鄭成功的形象經過江戶文藝的洗禮已充分日本化，乃至被認為是生母為日本人且受日本神保護的日本英雄。

　　在江戶文藝所呈現的想像中，鄭成功與朱一貴能在明遺民敘事想像的脈絡中有所連結，但相較於生母為日本人的鄭成功能與日本有更深的聯結，朱一貴則否。雖然就鄭成功的情況來說，日本在江戶時期以國姓爺為題材的書寫中，臺灣時代的鄭成功事蹟不太被重視。但在日本統治臺灣之後，鄭成功與臺灣的關係遂成為重點。也就是說，同時與日本和臺灣的歷史有所聯結的鄭成功成為日本殖民統治臺灣時期，日本人對臺灣之歷史心性形成的投射對象。因為歷史心性往往也都是在戲劇和文學等文藝中養成的。而且，重要的是，如前述，因為文學、戲劇諸多文本間的影響關係，江戶時期形成的鄭成功形象其實已承載了日本史上對外的戰爭記憶和忠臣形象。就是在物語與物語間建構起來的重層戰爭記憶，及和楠木正成等人物的類比中獲得的忠義形象中，明朝忠臣但又是日本英雄的鄭成功形象聯結了重新開國的日本帝國與其殖民地臺灣。

　　也是在這樣的脈絡中，陸軍教授且參與過甲午戰爭的丸山正彥

在日本殖民臺灣的初期所寫的《臺灣開創 鄭成功》（1895）中說：
「今將軍遺恨透骨髓，死也不能遺忘的清朝無法抵抗我仁義之師」，
其結果是「將軍（鄭成功）埋骨之地臺灣已歸入生國大日本帝國之
版圖，匪徒鎮定之期將近。將軍靈魂必歡喜而翱翔於天國，並仰望
大君崇高之御威稜」[95]。鄭成功在這種敘事中，已更進一步被收編
為「仰望大君崇高之御威稜」的臣民，而日本帝國的軍隊則是為此
臣民遺恨復讎的仁義之軍。明朝忠臣[96]在其死後被收編為要感謝為
其復讎的日本帝國忠魂。所以，在丸山的敘事中，鄭成功征台前的
祭「皇天皇祖」儀式中，禱曰「天祖輔我……」[97]，將「天」替換
為「天祖」（天照大神），把鄭成功理解為受日本皇祖神保護之臣
民。丸山的鄭成功論是奠基在一定的日本鄭成功史事研究的成果上
的，但也吸收了江戶文藝中形塑的受日本神保護的日本英雄鄭成功
的形象。

不僅如此，這位日本英雄在日本正式統治臺灣不久後，其自身
更成為日本神祇。1896年6月時任日本首相的伊藤博文（1841-1909）
來到臺灣視察，其在臺期間詠〈臺灣巡視中作〉一詩，詠嘆「鄭家
遺蹟今何在，只見孤墳沒野榕」[98]。非常巧合地，在伊藤視察過來
的一個月後，或因伊藤的指示[99]，台南縣知事磯貝靜藏（1849-1910）

95　丸山正彥，《臺灣開創 鄭成功》（東京：嵩山房，1895），〈序〉，
　　頁5。
96　當然，鄭成功是否真是明朝忠臣則另一回事。關於這點可參閱吳正
　　龍，《鄭成功與清政府間的談判》（台北：文津出版社，2000）。
97　丸山正彥，《臺灣開創　鄭成功》，頁135。
98　伊藤博文，《伊藤公全集 第一卷》（東京：昭和出版社，1929），
　　〈詩歌〉，頁45-46。
99　菅浩二在〈臺灣最初の神社御祭神とナショナリティ──臺南・舊
　　開山神社（鄭成功廟）について〉（《國學院大學日本文化研究所

在1896年7月25日就向總督桂太郎提出建言書[100]，主張將位於台南縣的延平郡王祠能改稱為社格為「國幣社」、社號為「開台神社」，並道：「若猶得依舊配祀母田川氏，不只慰藉成功之忠魂，標舉其開台之偉勳，茲確定民意之所向，有資將來治化之處當亦不少」，鄭成功在這一建言書中已被稱為「忠魂」。

　　然鄭成功雖可在死後被收編為日本帝國的「忠魂」，但在其生前畢竟是明朝忠臣，非日本帝國之忠臣。後來，總督府在〈民內第四二八號〉公文中表明決定其社格非為「國幣社」而是降為「縣社」，社號為「開山神社」[101]。其中的理由就是鄭成功是「明廷之忠臣」，但非「我帝國之忠臣」。然也因鄭成功之開臺與治臺功績符合對「一州或一地方有功績人士奉祠於府縣社」之例，故定其社格為「縣社」[102]。儘管該位階比原本建議的低，但從江戶時代以來已被認為是日本人的光榮代表、道德模範的鄭成功，在這之後已正式進階為當受日本人和臺灣漢人崇拜的「帝國之神祇」[103]。原本福州風格的廟宇也增建了日式的拜殿與鳥居，也成為以一種中日混血的建築物，從而構成一種臺灣特色。

（續）————————————

　　紀要》第八十八輯，2001，頁199）提出這樣的推論。筆者認為此一推論合理。

100 該建言書收在〈鄭成功社號并社格ノ件〉，〈明治三十年乙種永久保存第三十四卷〉（《臺灣總督府檔案》，國史館臺灣文獻館，http://ds3.th.gov.tw/ds3/app000/list3.php?ID1=00000178006，2019年9月24日閱）。

101 〈民內第四二八號〉公文也收於〈鄭成功社號并社格ノ件〉。

102 據〈民內第四二八號〉公文，又關於該公文的解釋，本文也參照菅浩二，〈臺灣最初の神社御祭神とナショナリティ——臺南・舊開山神社（鄭成功廟）について〉，頁202。

103 菅浩二，〈臺灣最初の神社御祭神とナショナリティ——臺南・舊開山神社（鄭成功廟）について〉，頁211。

　　然而，將延平郡王祠改為開山神社實是有些諷刺的事情，因為
延平郡王祠設立的本身就是因在牡丹社事件之後，沈葆楨
（1820-1879）聽楊士芳（1826-1903）等士人基於「有功德於民則
祀」的理由建議，才「奏為明季遺臣，臺陽初祖，生而忠正，歿而
英靈，懇予賜謚建祠，以順輿情，以明大義事」[104]。其建祠本身就
是要將鄭成功這一「有功德於民」的「明季遺臣」之「英靈」收編
為大清帝國服務，以培養臺人的忠義之氣以抵抗外敵（當包括日
本）。但既然過去的敵國可收編其「英靈」，其生母之國自然也可
收編鄭成功的「忠魂」。所以，又如著名東洋史家那珂通世
（1851-1908）所強調的，鄭成功「始終為明守節，至死不渝，是真
大和魂也」[105]。明朝忠臣被收編為日本帝國的「忠魂」後自然也能
有「大和魂」。這除了源於其母的血統要素外，鄭成功所具有的忠
義精神才是重點。因為如上所述，鄭成功的忠義形象在江戶時代的
小說中已透過和楠木正成等人物的類比而得到強化。日本統治臺灣
之時，在現實上明朝已滅亡時空中，鄭成功反清復明的忠義形象足
以用來強化臺灣漢人的反清意識，以使戰勝大清帝國的日本與反清
的臺灣漢人有共同的敵人[106]。但是當時祭祀鄭成功的臺灣漢人究竟
是認哪一國為敵呢？鄭成功的「功德」「功績」究竟屬於哪一國的？

---

104 沈葆楨，〈請建明延平王祠摺〉，收入《福建臺灣奏摺　臺灣文獻
　　叢刊第29種》（台北：臺灣銀行經濟研究室，1959），頁17-18。

105 那珂通世，〈臺灣人に關する意見〉（《臺灣教育會雜誌》第23
　　號，1904）。轉引自吳華君，〈那珂通世による「朱成功」顯彰と大
　　日本帝國の構想──「一視同仁」と差別の關係性に対する考察と
　　して〉（《年報日本思想史》21號，2003），頁20。

106 吳華君，〈臺灣總督府領臺初頭の民情認識と「鄭成功」顯彰──
　　「同化」と「舊慣保存」の關係性に對する考察として〉（《年報
　　日本思想史》2號，2003），頁1-3。

鄭成功的「英靈」「忠魂」究竟又要效忠於哪一國？

後來，隨著臺灣統治的穩固與日本帝國的擴張，鄭成功的故事也再度得到發展的契機。在《國姓爺後日物語》中，鄭成功故事的詮釋重點被放置在他移往臺灣以後的行動與思想，及其後繼者的相關事蹟。其中有一鄭成功和陳永華的對話十分值得玩味。陳永華說：「臺灣乃中華南海之重鎮，扼南洋航路之咽喉，制東印度諸島，東是日本，南是呂宋，航通自由自在，遠征、貿易隨心所欲。斯得此地利外，島內物資豐富，天惠之寶島。若王想完成遠大的志向，此誠為天賜之島國。……若國富兵強，則不要說恢復大明，連遠征南洋之志望也定當能有所成就」。聽完，鄭成功則回答：「聞及日本豐太閤征三韓，自為王，雄圖日本屬國於海外，我也欲學其智慧，若不久能恢復大明，我將離開臺灣，遠征南洋之國，把大明國的領土擴張到海外諸國」[107]。

上述這一段對話基本上把大正時期的日本帝國的圖南之志和以臺灣為南進基地的想法直接加諸在鄭成功與陳永華的身上。如此一來，他們兩人成為了日本帝國向南擴張之思想與行動的先行者。所以，鄭成功從受日本神保護而打敗北方大陸珍奇野獸老虎且反清復明成功的英雄，演變為成功征服臺灣而懷圖南之夢的海洋帝國英雄。正是在這種故事情節的延長想像中，在1940年代初，當日本意欲打造大東亞共榮圈時，鄭成功轉身又蛻變為進入南洋而「夢想著團結南方共榮圈」的英雄[108]。江戶戲劇與文學中之鄭成功形象無疑深深地融入後來日本的臺灣乃至南進政策中。而且，在日本統治下

---

107 鹿島櫻巷，《國姓爺後日物語：附錄紅淚史》（東京：愛國婦人會臺灣支部，1914），頁30-31。

108 萩原新生，《南海雄飛の人々》（東京：皇國青年教育協會，1942），頁276。

生活的殖民地臺灣的知識人自然也十分關心鄭成功,如西川滿的〈赤崁記〉[109]及魏清德對《八重潮》與《被閑却之臺灣》的翻譯[110]皆是在鹿島櫻巷《國姓爺後日物語》等日本之鄭成功書寫脈絡下展開的。

但是不管彼岸的半島、大陸乃至「南方共榮圈」都是異域。承載多層戰爭記憶的日本英雄鄭成功的故事給予日本人征服異域的想像空間。帝國的野心以文學的修辭召喚人們一起進入這一想像空間。然而當夢醒時,開山神社又改回延平郡王祠,「夢想著團結南方共榮圈」的海國豪傑也變回在劇場上演的充滿異國情趣的打虎英雄。

另一方面,清末時期,如前述鄭成功的「逆賊」形象已開始轉變為「英靈」。受江戶與明治時期之鄭成功論的影響,及在清末的排滿民族主義中,鄭成功也成為中國的民族英雄[111]。如匪石參考前述丸山正彥《臺灣開創 鄭成功》等許多日本之鄭成功論後寫成的《鄭成功傳》(1904年出版)中,鄭成功成為「吾中國之英雄」[112]。在作者筆下,鄭成功不只是「幼稟日本大和魂之薰陶」,也是「久受中國國粹學」之人[113]。而在滿清政權這一共同敵人之面前,鄭成功可以同時是具「大和魂」的日本英雄和拯救「國魂」的中國英雄。而且,匪石在抗清的脈絡下關心臺灣歷史,並說:「實惟甲午之歲,

---

109 張文薰,〈歷史小說與在地化認同——「國姓爺」故事系譜中的西川滿《赤崁記》〉(《臺灣文學研究學報》第14期,2012),頁106-131。

110 王韶君,〈日治時期臺灣文人魏清德的鄭成功譯寫與歷史再現〉(《臺灣文獻》67卷第3期,2016),頁53-84。

111 沈松僑,〈振大漢之天聲:民族英雄系譜與晚清的國族想像〉(《近代史研究所集刊》,第33期,2000),頁119-125。

112 匪石,《鄭成功傳》,收入《鄭成功傳 臺灣文獻叢刊第67種》(台北:臺灣銀行經濟研究室,1960),頁65。其參考書籍,見該書頁125。

113 匪石,《鄭成功傳》,頁72。

西方共和國民所讙呼擁戴之稱號曰「伯里璽天德」忽出於我中國南部海外一孤島」，對於「台灣民主國」的出現給予同情的理解，他甚至想像早在鄭成功之前就已占據臺灣的鄭芝龍成為「西方華盛頓」的可能性[114]。

總之，在滿清這個夷狄政權之前，漢民族和日本人可同是「華」，「大和魂」和漢民族的「國魂」可同體併存。日本帝國主義乃至民族主義和抗滿的漢民族主義毫無違和感地融合在一起。這是在20世紀初前後，具正面連帶意識的亞洲主義得以存在的原因之一。當然，在面對來自更遠的西方（大英帝國等）或北方（俄羅斯等）夷狄（或文明）之時，日本帝國與漢民族主義知識人所抵抗的滿清政權之間也有合作的空間。

不管如何，如前述，鄭成功在日本脈絡的忠義形象是透過江戶文藝，及和楠木正成等的類比而創造出來的。但不只大日本帝國，大清帝國和後來的中華民國、中華人民共和國乃至未來或可能出現的臺灣國都可收編他的忠義形象，及其形象和道德情感所具有的政治效果。這不得不讓我們想再問一遍，鄭成功的「功德」「功績」究竟屬於哪一國的？鄭成功的「英靈」「忠魂」究竟又要效忠於哪一國？當然，這是個可以有很多答案的問題。鄭成功可以同時是明朝忠臣，也可以是保祐清朝政權的「英靈」（所以是中華英雄），也可以是日本人的「忠魂」、英雄。

讓我們大膽想像一下，若未來東亞地區出現一個前所未有的一統東亞諸國的政權，則鄭成功也必然會是該國（某種帝國）之英雄的。這正是因鄭成功是活躍於海洋之子，少數與日本、中國、臺灣乃至東南亞的歷史皆相關的歷史人物，又帶上了許多文學、戲劇創

---

114 匪石，《鄭成功傳》，頁99。

造出的形象。我們對他的理解無法局限於臺灣。反之正是透過鄭成功乃至與其相關歷史人物的書寫，我們能從更寬廣的視野來理解臺灣。當我們重新思考近代東亞歷史之際，鄭成功無論如何都是要角。

附表：江戶時代與鄭成功故事相關的文學書籍與劇本[115]

書名	作者	書誌種類和出版狀況
明清鬪記	前園噲武草稿、鵜飼石齋筆刪後成稿	通俗小說，十一卷本、寬文元年（1661）出版。
國仙野手柄日記	錦文流	淨瑠璃腳本，元祿十四年（1701）初演。
國性爺合戰	近松門左衛門	淨瑠璃腳本，正德五年（1715）初演。
國姓爺御前軍談	西沢一風	浮世草子，享保元年（1716）出版。
ゑつくしこくせんや合戰	不明	繪尽くし本，享保元年（1716）出版。
國性爺大明丸	不明	淨瑠璃腳本，享保元年（1716）序。
國性爺合戰座敷軍談	不明	読本淨瑠璃，享保初年。

---

115 本表格主要依據《日本古典籍總合目錄》，並參考高橋則子，〈江戶における『國性爺合戰』の受容——淨瑠璃抄録物草双紙の視点から〉（《近松研究所紀要》13號，2002），及〈黒本・青本と淨瑠璃繪尽し本——黒本『こく性や合戰』をめぐって——〉，《第12回國際日本文學研究集会研究発表》（1988）等兩篇研究。

國せんや合戰	不明	青本
國性爺後日合戰	近松門左衛門	淨瑠璃腳本，享保二（1717）年初演。
國姓爺明朝太平記	江島其磧	浮世草子，享保二年（1717）出版。
國姓爺忠義傳（別名為《通俗國姓爺忠義傳》、《明清軍談通俗國姓爺忠義傳》）	作者不明，青木正兒推測為岡島冠山（「岡島冠山と支那白話文學」）。	通俗軍談，二十卷本、享保二年（1717）出版、享保十年（1725）再版。
國姓爺寶船	不明	歌舞伎腳本，享保二年（1717）初演。
今和藤內唐土船	閑樂子	浮世草子、享保二年（1717）出版。
大唐和言譽	榊山勘介、佐渡嶋三郎左衛門	狂言本，享保三年（1718）出版。
唐船噺今國性爺	近松門左衛門	淨瑠璃腳本，享保七年（1722）初演。
國性爺竹拔五郎	不明	歌舞伎腳本，享保十二年（1727）初演。
國姓爺往來	不明	往來物，享保十四年（1729）出版。
唐錦國姓爺合戰	不明	歌舞伎腳本，享保十五年（1730）初演。

國性爺合戰	不明	淨瑠璃繪尽し本，寬延三年（1750）。
國姓爺合戰（座敷操御伽軍記）	不明	読本淨瑠璃，寬延・寶曆時出版？
月湊英雄鑑（同《增補國姓爺合戰》？）	津打英子、藤本斗文、壕越二三治、中村清三郎二世	歌舞伎脚本，寶曆六年（1756）初演。
大日本伊勢神風	不明	歌舞伎脚本，安永二年（1773）。
こく性や合戰	鳥居清滿畫	黑本，安永年間（1772-1781）。
和藤内三升の若衆	不明	黃表紙，寬政五年（1793）初版。
和藤内九仙山合戰	不明	黃表紙，寬政五年（1793）初版。
國性爺合戰	不明	黃表紙，寬政六年（1794）刊。
《繪本國姓爺忠義傳》（別名為《繡像國姓爺忠義傳》）	前編由石田玉山（法橋玉山）作畫與編寫，後編則由石田玉山作畫，山珪士信編寫。	通俗軍談，前編完成於文化元年（1804），後編刊行於天保五年（1834）。
唐人髻今國性爺	柳亭種彥作歌川國貞畫	合卷，文政八年（1825）出版。

國性谷合戰	墨川亭雪丸作 歌川國虎畫	合卷，天保五年（1834）出版。
國姓爺将基合戰	万亭應賀作 池田英泉畫	合卷，天保十五年（1845）出版。
國姓爺一代記	仮名垣魯文作，歌川芳直畫	合卷，安政二年（1855）出版。
國姓爺合戰	勝川春英畫	繪本
髪結國姓爺乳貰ひ	河竹新七案、竹柴濤治、勝諺蔵綴、歌川芳幾畫	合卷，文久三年（1863）出版。
國性爺倭仁志氣	撈海翁一德作、歌川國貞畫	合卷，文久四年（1864）出版。
國姓爺合戰評	葛西因是	評論
國姓爺傳	鈴木大凡	傳記
傾城國性爺	紀海音	淨瑠璃脚本。
國性爺白髪兜	不明	歌舞伎脚本。

藍弘岳，中央研究院史語所副研究員，及國立交通大學社文所合聘教授。主要研究領域是東亞思想文化史，特別是17世紀以後的日本思想史。主要著作有專書《漢文圈における荻生徂徠：醫學・兵學・儒學》（2017），及〈會澤正志齋的歷史敘述及其思想〉（2018）等論文。

東亞體制變革與甲午戰爭和日俄戰爭：

做為「思想課題」的歷史認識

趙寬子

一、如何理解甲午戰爭和日俄戰爭？

　　日本近代始於內戰，終於敗戰。我們尚未在東亞各國對日本的理解中，來充分討論日本戰爭所具有的同時代意義[1]。

　　明治維新不只是因下級武士之英雄般的領導能力和日本國民的團結力量而成就之事。日本近代始於戊辰戰爭這一內戰，經西南戰爭而到甲午戰爭。這一連串的內戰與對外戰爭相互關聯。例如：內戰中之失敗者中有許多人成為亞洲主義者，並活躍於甲午戰爭和日俄戰爭。

　　眾所周知，甲午戰爭和日俄戰爭是促使東亞體制變革的歷史起點。因甲午戰爭和三國干涉還遼，東亞中之傳統的華／夷秩序開始崩解，並且殖民地／帝國的秩序重編。因日俄戰爭之結果，朝鮮成為

1　此篇文章是趙寬子教授參加「第九屆台日亞洲未來論壇：帝國日本的知識與其殖民地：臺灣與朝鮮」國際研討會時所發表論文的譯文，譯者為日文工作者許婷婷。

日本之保護國，俄羅斯發生5月革命。在東亞出現新的左／右對立架構。

本文擬探求甲午戰爭和日俄戰爭及朝鮮之甲申政變（1884）、甲午改革（1894）的關聯性，在東亞秩序變動中來思考這些歷史事件所具有的意義。日本爲守住自己國家的「主權線」，以武力防衛朝鮮半島和滿州。甲午戰爭和日俄戰爭是日本為排除清朝和俄羅斯在朝鮮和滿州中之權力，以把朝鮮從亞洲「獨立」的名分發動的戰爭。其結果，朝鮮成為日本殖民地。但何以朝鮮無法守住「獨立」？

讓我們來想一想甲午戰爭發生之前，朝鮮方面的主體要因。1872年高宗（1852-1919）親政宣言以後，在朝鮮，王權的權力鬥爭外，守舊派和開化派也對立。從1884年甲申政變（金玉均〔1851-1894〕等人發動的政變）到甲午戰爭爆發的十年間，朝鮮王朝沒有對應於內外環境之變化而自我革新。反之，在甲午戰前，在朝鮮內部的情況是，親清派對親日派、衛正斥邪派對開化派、興宣大院君（高宗之父，1820-1898）對閔氏（高宗夫人，1818-1898）一族這種複雜的糾葛關係。

當時，清朝和俄羅斯專制的統治體制也開始因改革而動盪不安。朝鮮和中國的開化派追求立憲君主制的改革。在因對拿破崙戰爭勝利而鞏固了以舊制度為中心地位的俄羅斯，則繼民粹派（人民主義）運動後，社會主義運動開始萌芽。朝鮮王權和守舊派試圖與清朝中國和俄羅斯連結，嘗試展開能維持舊體制的改革。

甲午戰後，三國干涉與乙未事變一發生，朝鮮王權就欲除去希望邁向近代化改革的親日派，企圖強化王權，所以依附俄羅斯。但是，之後日俄戰爭爆發，日本取得勝利，朝鮮與俄羅斯的君主制就此迎向了終局，並各自面臨了成為日本殖民地與布爾什維克革命的命運。此時朝鮮的政治腳步不僅將朝鮮王朝帶往了破滅之路，更給

東亞和世界的共產主義運動帶來了決定性的轉機。朝鮮半島南北分裂的種子究其根本不正是在這個時期埋下的嗎？

外壓乃是促使由內產生新變化的強烈信號彈。其壓力藉著內在的吸收與反作用力而變形。即使有時代的拘束性，但由於自內的反應，環境亦隨之變化。因此，本文注意到這些為了對應外在壓力而產生現狀變化的行為者們。

「自主獨立」的實現並非是排除大國的影響力。水是從高處至低處流動，強大的力量會吸收弱小的力量。此乃自然的力學。人的移動與資本的全球化，知識的共有與文明的融合乃時代所趨。而此文明／文化的能量會大大地凝固，並自行尋找即將流往之處再逐漸膨脹，這就是帝國主義。而鎖國正是對全球化時代的潮流＝反自然力學的對應。

日本的攘夷派在知道西洋的力量後，從內破壞幕藩體制，轉而支持開國政策。相反地，朝鮮並未從內破壞統治體制，而成為了日本的殖民地。從甲申政變到甲午戰爭，然後再到日俄戰爭爆發前的這二十年間，朝鮮做了什麼呢？因為朝鮮是弱小民族，所以一直受到列強欺壓嗎？朝鮮的王權與衛正斥邪派因為太過於固執於獨善的我執，及傳統的秩序意識，不正是因此，無法認知到時代的變化，判讀他國的動向嗎？

在此，本文將特別關注於甲午戰爭和日俄戰爭期間，當代知識分子是如何認識這個時代的變化，及他們又是如何看待體制變化的問題。明治維新以後，東亞的亞洲主義式聯邦意識與民族意識對立，還有近代化相關的新舊對立、民權與國權的政治對立、左翼與右翼的理念對立等等陸續產生，彼此之間盤根錯節。各種理念與勢力跨越國境獲得聯繫，在幾番糾葛掙扎中有時也形成了彼此間的互補關係。但是，本文沒有討論這些細節的餘裕，也不打算論證各個問題

間之相關性。本文欲回顧在歷史變化中，彼此之間一一分裂與互相連鎖的樣態，並尋求超越今天日韓歷史的衝突，也就是探究新的「思想課題」[2]。為何這樣的探究作業是必要的呢？

韓國在還處於發展中國家時期，也就是在漢城奧運（1988）時期之前，韓國反省過去時採取的是民族本身沒有能力保護自己這樣的反省姿態。以實力優先的「右派民族主義」乃基於從先進資本主義國家獲得援助或以合作關係來率先促進經濟發展。尤其1965年日韓邦交正常化與經濟合作給韓國的帶來高度成長外，也對日本的經濟大國化發揮莫大的作用。

但是，在1990年代以後，韓國的民主化運動伴隨著政治權力的成就，由「左派民族主義」而來的「反帝國主義‧民族解放鬥爭史觀」在大眾間迅速擴散。站在這個歷史觀的黨派反對過去的日韓邦交正常化，採取了反日／反美的政治態勢。現在，他們在韓國民族主義史學與一般大眾對歷史的認識中，也試圖凸顯日本的「侵略本性」。

韓國的「反日民族主義」認為島國日本原本就抱有馳騁大陸的理念與侵略的本性。但若果真如此的話，為何朝鮮在壬辰倭亂（1592-1598）和征韓論（1873）以後發生一連串事態時並未採取有實效性的對策呢？韓國的反日民族主義乃是把歷史的不幸歸咎給日本，企圖回復民族的榮耀。相對於此，日本的「嫌韓民族主義」則大大地嘲笑了「深陷事大主義的朝鮮人面子」。兩者互相蔑視對方民族性的手法則是在「敵對共存」關係上原地踏步，忽略了歷史帶給我們的慘痛教訓。

2　不用說，本稿關於探尋東亞間之思想連鎖這一課題的嘗試與山室信一教授《思想課題としてのアジア　基軸‧連鎖‧投企》（東京：岩波書店，2001）相關。順便一提，《思想課題としてのアジア基軸‧連鎖‧投企》韓語版已在2018年出版。

　　因為，若是限於「侵略本性」這一個歷史定論的話，我們就看不清「歷史的教訓」。帝國主義的矛盾作為全球化的課題，現在還存在懸而未決的問題。人類若無法解決非洲的飢餓問題，便無法說我們已克服帝國主義。為了達到世界史中真正的「清算過去」，我們把朝鮮問題完全怪罪日本是卑鄙怯懦的。不管是任何人只有脫離歷史弱者＝被害者的意識，我們才可能成為個人人生或創造未來新視野的主人公。

　　在迎向未來，追求歷史認識「主體化」的西力東漸時期，人們在急速變化的環境中是如何吸收這些思想的呢？國家的政策或社會思想又是如何確立的呢？這是我們有必要探究的問題。本文以甲午戰爭和日俄戰爭時期的朝鮮與清朝中國，以及與俄羅斯的關連性為中心來考察時代的變化與對應的樣態[3]。

　　日本的經濟史家原朗認為甲午戰爭和日俄戰爭的目的乃是為了獲得朝鮮半島，他把這爭奪戰稱作「第一次朝鮮戰爭」和「第二次朝鮮戰爭」[4]。雖說這樣的認識是正確的，但是把當時的朝鮮當作單純被害者描寫的「日本良心」不正是阻礙了對朝鮮問題的冷淡省察嗎？的確，大陸勢力和海洋勢力在朝鮮半島發生了衝突。但是，朝鮮的殖民地化真的單單只是起因於被列強所包圍的朝鮮半島本身的地理條件嗎？因為朝鮮並非是和日本戰爭，雖說如此，那為何朝鮮

3　本稿是根據拙著《日本ナショナリズムの思想史：「戰時─戰後體制」を超え、東アジアの思想課題を探る》（首爾：首爾大學出版文化院，2018）第2章中之一部分重構、重寫而成的。因篇幅關係，關於以日本亞洲主義和民權、國權運動、民族主義、社會主義展開為中心的論述就省略不論。

4　原朗，《甲午‧日俄戰爭をどう見るか：近代日本と朝鮮半島‧中國》（東京：NHK出版新書，2014）。

又會成為戰場呢？

本文中的新問題意識可以歸結於以下兩點。第一，從東亞體制變革的這個觀點來重新審視甲午戰爭和日俄戰爭。藉此，本文將檢討以輸出明治維新，且欲仿效明治維新的日本與朝鮮的勢力為中心，討論當時的日本、朝鮮、清朝中國和俄羅斯等複數的政治主體如何對應激烈變化的時代。這是去除日本「侵略本性」這個先入為主成見的考察作業。

第二，試圖比較歐洲中拿破崙戰爭的意義與甲午和日俄戰爭的意義。拿破崙戰爭具有「法國革命（理念）的輸出」與「民族主義·帝國主義的膨張」等恰恰相反的兩種性格[5]。與此相同，日本在企求帝國主義膨張的同時，亦發揮了對朝鮮、清朝中國和俄羅斯體制革新的作用。本文認為有必要重新考察這些事件的關聯性與兩面性。

二、甲申政變的失敗與甲午戰爭

日朝修好條規（1876）簽定之後，清朝為牽制日本進一步的舉動，便勸朝鮮和美國及英國等列強締結修好條約。各國為利權在溝通交流時，朝鮮的守舊派便悄悄朝清朝和俄羅斯靠攏。清廷以壬午軍亂（1882）為契機，把朝鮮當作屬國，壓制了甲申政變（1884）。宛如牽制法國革命骨牌效應的歐洲君主制般地，清廷和朝鮮王權結合，阻止了朝鮮開化派欲模仿日本明治維新的步伐。另一方面，欲

5　歌頌自由、博愛、平等的法國在皇帝命令之下征服他國人民，沒收
　　物資、妨礙貿易，要求多額賠償金和稅金，並令年輕人上戰場。關
　　於拿破崙體制之矛盾，ポール・ケネディ（Paul Kennedy），《大
　　國の興亡：1500年から2000年までの經濟の變遷と軍事闘爭/上
　　卷》（鈴木主稅譯，東京：草思社，1988），頁184-222。

支援朝鮮開化派的與其說是日本政府，其實是提倡征韓論並發起「明治六年政變」的自由民權派。

　　日本民權派在甲申政變發生當時，對於清軍的介入採旁觀立場的日本政府感到憤慨。福澤諭吉（1835-1901）也主張日本應該對清朝發動攻擊。對日本而言，朝鮮在俄羅斯南進或歐洲各國東進時，能成為防衛日本的防波堤。但是，甲申政變的失敗不僅讓朝鮮近代化和自主獨立搖搖欲墜，連日本的獨立也危如累卵。

　　這時連結朝鮮改革與日本自由民權運動而採取行動的亞洲主義者出現了。其中，大井憲太郎（1843-1922）反對新政府並指導農民發動抗爭，在1885年時和浪人們一起發表「朝鮮自主之檄」後，製作炸彈並企圖前往朝鮮。從大阪事件中被赦免的大井在1889年時對不平等條約的改正案感到不滿，於是便和玄洋社社員們一起加入以大隈重信（1838-1922）為襲擊目標的恐怖活動。之後，他們的合作關係分別被稱作「民權左派」與「右翼」，但難以分出左或右的差異。他們基於對抗東亞王權與西歐帝國主義的大義名分，支援朝鮮開化派，趁機欲推翻朝鮮王權。

　　研究甲申政變的金鍾學（譯音）認為朝鮮的開化黨以「以毒制毒的方法」，欲活用日本之力來達到朝鮮社會體制革新的目的[6]。其領導者金玉均在1882年初次拜訪日本之際，和討論朝鮮體制變革的福澤意氣相投。1883年在計畫甲申政變之際，與福澤的弟子井上角五郎（1860-1938）以及征韓論者且為民權派的後藤象二郎（1838-1897）構想欲借法國公使的艦隊，組織日本自由黨員並把他們送進朝鮮。井上和朝鮮親日派的朴泳孝（1861-1939）乃是率先一

6　キム・ジョンハク，《開化党の起源と秘密外交》，〈序章〉（首爾：一潮閣，2017）。

起發行朝鮮第一份近代化報紙《漢城旬報》的人。

1880年代初期日本政府沒有非要和清廷對立，以換取在政策上支援甲申政變的可能性。日本政府在憲法和議會制度尚不完備的狀態下，可說是受到要求不平等條約改正的攘夷論與自由民權派的勢力壓迫。另外，在壬午軍亂之後，調查中國軍制改革的山縣有朋（1838-1922）報告說清朝的軍事力是可與西洋諸國並駕齊驅般地強大[7]。因此，縱使在中法戰爭之際，在1884年的這個階段，日本並沒有能獨占朝鮮那般強大的勢力。

伊藤博文（1841-1909）和井上馨（1836-1915）的政策雖然被批判為屈辱外交和歐化政策，但還是重視外交交涉，以創立富國強兵政策和構築立憲國家體制為最優先課題。日本政府內對應朝鮮問題的強硬派正是在條約改正問題上建立功勞的外交官青木周蔵（1844-1914）。青木自1883年開始認為俄羅斯為「東洋共同之敵」，提出應該警戒的論調並廣而傳之。他提出為以武力討伐俄羅斯，應該與清朝中國締結同盟並且有向滿洲前進的必要性。但是當時日本軍事力量和帝國主義的膨脹意識尚弱，所以他無法貫徹自己的意見。

> 亞細亞乃是亞細亞人的亞細亞。故自稱歐羅巴人的俄羅斯人沒有侵入亞細亞領域內的權力。這實是發起討俄軍之名也、實質也。雖說如此，以我島帝國的獨立力量欲將俄人從西伯利亞驅逐，以當下我陸海軍力勢力來衡量的話，屬頗困難之事業。所以，吾思若日本與清朝締結攻守同盟條約，以兩國之兵力，壓迫東亞共同之敵俄國，並將之從東亞驅逐出去實為最適機宜之

7　山縣有朋，〈對清意見書〉，收入《山縣有朋意見書》，大山梓編（東京：原書房，1966），頁137。

政策。因此，吾將此詳細事情內容記於私信，明治十六年中向
井上（馨）外務卿建言。然而，惜哉，其云當時我方陸海之兵
力不足，又云國力發展或領土擴張相關思想尚未發達之事實，
吾之意見遂無實行而止，然吾尚未拋棄如上的想法。[8]

青木也於1890年，將自己的政策案（東亞列國之權衡）向閣員官僚
們表明，但是他回顧道，除了身為征韓論者也參與自由民權運動的
後藤象二郎外，沒有任何人同意。因為日本的國際地位尚弱。正因
為如此，日本的官員閣僚和知識分子們皆懼怕俄羅斯的南進政策而
認為必須拼命「守護」朝鮮半島。

在王午軍亂中，日本領事館遭受清朝方面的襲擊，因此日本的
軍事經費決定調高至稅出決算額的20%以上。1885年英國艦隊靠近
朝鮮實為了牽制俄羅斯，發生了占領朝鮮南部巨文島的事件。據此，
山縣預想到英國和俄羅斯欲進入東亞，若占領朝鮮則有引發衝突的
可能性。他主張應以備萬一朝鮮無法自力維持獨立的事態，遂在1888
年發表〈軍事意見書〉。他強調日本需強化日本軍事防備態勢，以
防西歐諸國侵略並占有朝鮮[9]。

1888年日本的市町村制與憲政體制已完備，並且確立了領土相
關的圈域意識。為了守護日本的主權，政府也多方研究對外政策。
奧地利的維也納大學洛倫茲・馮・施泰因（Lorenz von Stein，
1815-1890）教授被委託檢討山縣的〈軍事意見書〉。他為了守護「權
勢疆域」（主權線）而提出「利益疆域」（利益線）的概念，並勸

8　坂根義久校注，《青木周蔵自傳》（東京：平凡社東洋文庫，1970），
　　頁98。
9　山縣有朋，〈軍事意見書〉，收入《山縣有朋意見書》，頁174-185。

告以日本的武力守護朝鮮的中立。他提出忠告，認為現實上英國不
可能占領朝鮮，但若俄羅斯在西伯利亞鐵路竣工之後，又在朝鮮南
部創設海軍的話，則會對日本會形成實際的威脅[10]。

　　1890年3月山縣成為內閣總理大臣，他任用青木為外務大臣，基
於「朝鮮中立化」，提出〈外交政略論〉。他計畫和英國及德國攜
手合作，再和清朝的李鴻章（1823-1901）締結軍事協定，以此將朝
鮮置於「公法上恒久中立的位置」[11]。為了建構日本獨立與東亞安
全保障體制，山縣再度強調擴張日本軍備和軍事教育，以及整備國
民教育體制的重要性。其構想因在野黨的反對和軍部強硬碰撞而遭
受挫折。但是，山縣的富國強兵政策與在野黨的民力休養論的對立
並非國家方針的分裂。因為這只是「共有」外交政策之時，對軍備
擴張的規模與速度之見解不同所形成的「對立」[12]。

　　在1890年為了攻擊俄羅斯，及與德國和清朝中國締結同盟並積
極干涉朝鮮內政，青木提出了「東亞列國之權衡」一案。根據這個
提案，朝鮮和清朝及日本雖構成了「東亞諸國」，但是在其內，朝
鮮半島乃相當於「咽喉」位置。若是俄羅斯占領朝鮮的話，等於在
日本和清朝中國的海洋裡掌握霸權。因此，若想以溫純且公平的方
式來處理東亞的均衡勢力的話，無異於緣木求魚。這是非現實的。
日本為了朝鮮近代化與內政改革必須使用「強硬手段」，並且有實
行「干涉主義」的必要。而且，那個提案的內容是，在與德國和英

10　加藤陽子，《近代日本の戦争の論理：征韓論から太平洋戦争まで》，
　　パク・ヨンジュン譯（首爾：太學社，2003，頁86-93。

11　山縣有朋，〈外交政略論〉，收入《山縣有朋意見書》，頁196-200；
　　井上壽一，《山縣有朋と明治國家》（東京：NHKブックス，2010），
　　頁67-80。

12　井上壽一，《山縣有朋と明治國家》，頁75。

國取得合作之後，日本和清朝彼此攜手合作，將俄羅斯趕出西伯利亞東部[13]。

　　但是，自1884年開始至歐洲留學兩年，進而就任駐美公使後歸國的陸奧宗光（1844-1897）反對朝鮮中立化與干涉朝鮮內政的政策。據此，他提到：「由我國召集列國會議，應讓朝鮮如同歐洲大陸的比利時或瑞士般，成為列國保障的中立國」這種議論其實就是「扶弱抑強的義俠論」[14]。但是，為了朝鮮的獨立保障或內政改革，他認為沒有必要犧牲日本的國家利益。除了朝鮮本身自我覺醒到國家改革的必要性之外，沒有其他方法。陸奧擔憂若介入朝鮮內政的話恐會和西歐列強產生摩擦[15]。

　　之後，在朝鮮相關問題上，由於俄羅斯和清朝中國及日本的糾葛日漸深化，1892年日本的軍事費開始超出了稅收的31%。山縣提出了朝鮮自清朝獨立的政策。也就是說，他明示日本領有朝鮮的政策是，在之後的甲午戰爭中，即1894年11月「朝鮮政策上奏」之中[16]。1894年5月時為了鎮壓東學軍，清軍進駐朝鮮，日本也以保護公使館和居留民的名目派遣了軍隊。在這個時期，日本國民輿論則提出了指導朝鮮內政改革方針和甲午戰爭主戰論。

　　在野黨若沒有採取「對外強硬」態度的話，最終就不會結出立

13　《青木周藏自傳》，頁99-110。外務省編纂，〈東亞細亞列國之權衡〉（明治23年5月15日），收入《日本外交文書》第23卷，1952，頁538-543。

14　陸奧宗光，《新訂 蹇蹇錄 甲午戰爭外交秘錄》（東京：岩波書店，1994），頁62。

15　陸奧宗光，《新訂 蹇蹇錄 甲午戰爭外交秘錄》，頁62-64。

16　山縣有朋，〈朝鮮政策上奏〉，收入《山縣有朋意見書》，頁223；井上壽一，《山縣有朋と明治國家》，頁86-88。

憲的果實，還提出如今政黨「並非行政爭之時」的正當論述[17]。他
們以「立憲國」的存立為名分，為了戰爭遂行而完成政治上的大妥
協。媒體刊登了捐款和義勇兵募集的廣告，並且加以報導。福澤歡
迎甲午戰爭，並且自己組織了「報國會」，就連戰爭費用的調度也
大大出力。因為曾經目擊金玉均的失敗以及越南變成法國殖民地，
所以福澤把朝鮮與清朝的王權當作阻礙東亞獨立的癌症毒瘤。巨文
島事件發生當時，福澤在《時事新報》主張朝鮮應該成為英國的保
護國。他也發了「為了朝鮮人民、賀其國之滅亡」為名的社論（1885.
8. 13），而且因之被停止發行。當時，有俄羅斯已占領朝鮮濟州島
的傳言，福澤擔心對馬也被占領[18]。

　　另一方面，在日俄戰爭以非戰論而聞名的内村鑑三（1861-1930）
認為甲午戰爭並非出於「欲」，而是出於「義」的戰爭，故擁護之。
他認為「被期待為東洋金星的朝鮮」，因為清朝的干涉，「如今只
不過是被隱蔽的一顆星」。他認為朝鮮的農事生產率低且在重稅夾
縫中求生存，這猶如儘管在大白天但卻犯下不法行為的狀態[19]。清
朝政府為了讓朝鮮從屬於己，進而幫助了金玉均暗殺事件的「野蠻
主義的守護者」。為何身為基督教國家的西歐諸國要幫助清朝政府
呢？為何不將世界的憂患排除於地球之外呢？内村如此地主張應該

17　〈國民的大団結の主意を明かにす〉，《郵便報知新聞》，1894.6.
　　8.；小林瑞乃，〈甲午戰爭期の對外硬派－政治改革と戰爭支持はど
　　う語られたのか〉（《總合文化研究所年報》第18號，2011），頁
　　19-36；佐谷真木人，《甲午戰爭「國民」の誕生》（東京：講談
　　社，2009）。

18　月脚達彦，《福澤諭吉の朝鮮 日朝清關係のなかの「脱亞」》（東
　　京：講談社，2015），頁103。

19　内村鑑三，《内村鑑三全集3》（東京：岩波書店，1982），頁105。
　　原文為〈甲午戰爭の義〉，（《國民之友》234號，1894.9.3）。

向全世界宣揚日本的正義與義理。

　　看看伊藤政府對清朝中國的宣戰詔勅便可知甲午戰爭目的乃在於阻止清朝中國將朝鮮屬國化，並永久擔保自國的「權益」與「東洋的和平」。詔書裡記載了「立基於國際法，應對各個權能，盡一切的手段」的誓言，以及朝鮮乃日本「初次啓誘晉升列國隊伍之獨立國」的自負心[20]。如同美國將日本導向國際法的世界般，日本認識到它該給予朝鮮開港獨立的國家地位。伊藤認同國際法的權威，強調自己為國際法的體現者。馬關條約批准六日後，發生了由俄羅斯和德國及法國三國干涉的事件之際，伊藤力排「以戰爭突破三國」等強硬輿論，將遼東半島返還。伊藤政府不願和西歐諸國發生糾紛，而以獲得的還付金4500萬日圓來準備日俄戰爭。

　　1880年代時提倡平民主義的民權論者德富蘇峰（1863-1957）以甲午戰爭為契機高唱「膨張的日本」。他不僅提出出兵朝鮮，並且還向廣島大本營提出「台灣占領之意見書」（1894.11）。台灣對日本而言乃「南門之關鍵」，亦即「向南方膨脹大日本帝國之版圖」的「門戶」[21]。1895年4月馬關條約中日本占領台灣，但遼東半島和朝鮮半島只能用來觀望牽制俄羅斯和西歐諸國。在走到日俄戰爭這一步之前，「北守南進論」頗有道理。

　　日本軍占領景福宮（朝鮮的王宮）後實施了甲午改革（1894.7-1896.2），從親清派和王權的立場來看的話，這是日本以武力強行的近代化。若從開化派的立場來看的話便有不同解釋。當時的朝鮮施行改革的人才方面的基礎尚薄弱。金玉均和朴泳孝、俞吉濬（1856-1914）與金弘集（1842-1896）等希望以廢除身分制和富國

20　〈詔勅〉，《官報》號外，內閣官報局，1894.8.1。
21　德富猪一郎，《台灣遊記》（東京：民友社，1929），頁182。

強兵來進行改革，他們接受明治維新的經驗，得到日本的助力，認為有突破朝鮮傳統規範與既得權益之秩序的必要。但是，甲申政變當時的日本內政並不穩定，甲午改革當時日本的外交能力比之俄羅斯，更是處於劣勢。

　　結果，朝鮮的親日開化派敗給了與親清派和親俄派的競爭而亡命日本，最後慘遭肅清的命運。朝鮮近代化變革相關的權力鬥爭因為捲入國際關係的利害衝突，最後終於導致了甲午戰爭和日俄戰爭的爆發。朝鮮這些事情成為導致兩個戰爭發生的原因，以及喚起東亞秩序變動的內在潛藏作用。

　　在有過拿破崙戰爭經驗的歐洲中，義大利和德國也發起了民族國家的統一運動。經過了甲午戰爭的東亞各國，民族主義高漲，對近代化改革躍躍欲試。但是，朝鮮的甲午改革和清朝的戊戌變法全部都失敗了。過去的法國一邊向舊體制的歐洲宣揚法國革命的理念，一邊和英國競爭企圖擴張帝國版圖。相同地，以朝鮮獨立為名分爆發了甲午戰爭，以東洋自立為目標的日俄戰爭也開始了。以擁有獨立為名分的民族主義迅速擴散，其與標榜文明化的帝國主義擴張實為表裡不同的相反概念。在這一邊背道而馳卻又一邊緊密結合的巨大洪流之中，人類社會互相聯繫彼此牽絆，孕育出獨立（自立）和文明化（近代化）這一共通思想的課題。

　　日本和韓國的民族主義都不允許、容忍自己國家「他律的近代化」。如同反對不平等條約的攘夷論那般，戰後日本的民族主義者們把戰後民主主義和和平憲法否定為「他律且被強制之物」。韓國左派民族主義主張反美民族主義和反資本主義革命。但是，把全球化同時代的糾葛與矛盾以一國價值來判斷，把自律性和他律性以對立的觀點來掌握，這樣真的是正確的嗎？當自律性和他律性同時運作的狀況下，孕育了相互對立與彼此依存的兩個軸心，而這不就是

實際生活和歷史真實姿態嗎？

三、日俄戰爭與舊體制的崩解

　　朝鮮甲申政變失敗揭開了甲午戰爭的序幕，以三國干涉還遼與乙未事變為契機，更加鞏固了日俄戰爭構圖。三國干涉還遼之後，7月高宗與王后閔氏欲藉俄羅斯之力除去親日改革派。對此反抗的日本浪人與軍部便殘忍殺害了王后。這個乙未事變理應向日本問責，這無疑是個殘酷的事件。

　　韓國民族史學者相信伊藤政府參與了殺害王后的事件。例如，他們發現當時的司法大臣芳川顯正（1842-1920）在送給外務大臣陸奧宗光的1895年6月20日書信中，勸前公使井上馨採取「決行之方針」[22]。但陸奧外務大臣在三國干涉還遼的當時因肺結核而在療養中。陸奧顧慮自甲午戰爭以來西歐列強的牽制，對干涉朝鮮內政採取批判的態度。陸奧外相和伊藤政府即使有對三浦公使下達殺害命令的可能性，但現在尚未發現其證據[23]。

　　與乙未事變相關的政治含意和錯綜複雜的糾葛關係絕對不單純。在恐怖活動的背後，馬上令人聯想到的是，日本公使三浦梧樓（1847-1926）與朝鮮宮內府興宣大院君的軍事顧問岡本柳之助（1852-1912）等人的名字。三浦雖說是長州藩騎兵隊出身的軍人，他在薩長政權中是屬於批判性國粹主義集團（月曜會）的人物。據說岡本助大院君之孫、也就是高宗的外甥李埈鎔（1870-1917）亡命

22　〈「伊藤博文、明成皇后殺害の介入」を裏付ける根拠史料、日本國會圖書館で發掘〉，《朝鮮日報》（2005.10.5.）。

23　陸奧宗光，〈陸奧の政治的な態度については〉，收入《新訂 寒寒錄 甲午戰爭外交秘錄》，頁58-65。

日本[24]。岡本是欲把大乘佛教裝載在近代國民國家教育理念的日蓮
主義信者，曾經是反對倒幕運動的公武合體派軍人。維新後和福澤
結緣的他也和金玉均及朴泳孝等人有所交流。另一方面，在朝鮮因
和閔氏一族不睦的興宣大院君與俞吉濬，以及亡命日本的朴泳孝皆
被指名為殺害王后事件的幫兇。

　　從這些複數狀況來看，乙未事變可以解釋是一種為了牽制俄羅
斯的「日韓合作」形式的政變。因此捲進了欲對抗親俄派的親日開
化派，及想把閔氏一族驅逐的興宣大院君派，還有氣憤於三國干涉
還遼而敵對俄羅斯的日本人等三方勢力[25]。

　　根據金鍾學（譯音）的研究，與日本共謀的開化黨其現實主義
並非是朝鮮實學（以朱子學為源流，追求實事求是的學問）的傳統，
而是源自於醫官和譯官為中心的中人階級社會變革運動。另外，開
化黨將國與民分離，同時非常重視自主獨立與破除身分制[26]。朝鮮
的「醫譯中人」雖然開化失敗了，但是和領導日本開國的下級武士
間可看出有一些共通點。他們作為承擔社會實務的「中間層」，並
積極從外部接受資訊，成為領導體制變化的「知識層」。

　　在韓國國民的歷史認識中，日本政府和日本人民之間即使有政
治和思想上的差異，但以結果論來看他們皆被視為侵略者。雖說如
此，日韓之間的關係超越了「加害者對被害者」的構圖，彼此之間
盤根錯節，交錯綜橫互相影響的事例堆積如山、不勝枚舉。除了開
化黨之外，與黑龍會一起攜手合作的一進會有很多活動，我們也有
研究的必要。然而，因其有協助日本對韓國合併的賣國政治團體之

24　杉村濬，《明治廿七八年在韓苦心錄》，1932，頁170-184。

25　岡本柳之助述、平井晚村編，〈附錄　岡本東光先生の面影〉，收
　　入《風雲回顧錄》（東京：武俠世界社，1912），頁271-277。

26　キム・ジョンハク，《開化党の起源と秘密外交》，頁373-378。

嫌，所以至今對於一進會的研究一直有所顧慮。

　　「親日派」這個標籤從結果論上來看，乃遮斷了冷靜看待過去的視點與思考未來共生等實踐性的努力。我們在學習歷史時必須注意到某件事情發生前偶發的蓋然率問題。在這當中會有什麼樣的可能性消失，或是會有什麼樣的矛盾增加？能夠清楚分辨這些未然的可能性與既成矛盾的智慧，正是闡明歷史事實與未來教訓的關鍵。若沒有綜觀歷史的智慧，今日我們便無法消解日韓歷史問題，及在外交摩擦方面政治關係上的盤根錯節。

　　所有的試練皆內存著可以改變「危機就是轉機」的定言命令。經過乙未事變，朝鮮國內理所當然地反日情緒攀升上了高點。親日開化派與親俄守舊派的糾結又再度浮上檯面。感覺生命受到威脅的高宗逃到了俄羅斯公館，親日派的金弘集內閣遭到了肅清的命運。在這期間俄羅斯則獲得了森林伐採權和礦山採掘權，以及西伯利亞鐵道的連結權。警戒俄羅斯狼子野心與親俄派獨斷專橫的開化派知識人雖然希冀日本取得勝利，但對朝鮮的未來卻抱持著強烈的不安。

　　當時與國際情勢相關的資訊皆需通過《漢城旬報》和開港場，以及傳教師或翻譯官，始能獲得。順帶一提，1896年4月7日發行了由朝鮮文和英文而成的《獨立新聞》。這是甲申政變失敗之後，亡命至美國的徐載弼回國後，獲得金弘集內閣的支持而發行的報紙。在歷經親日開化派的肅清與亡命後，得到開化派支持而成立的《獨立新聞》一直發行到1899年12月4日〔第4卷第278號〕。

　　義和團事件（1900）之後，俄羅斯的南下政策越形加速，連接海參崴的西伯利亞鐵道的南滿州支線鋪設範圍擴大。日本政府以對俄和平交涉和日英同盟來對應。俄羅斯的「大韓帝國分割論」與日本的「滿韓交換論」在此交集。此時，日本的對俄活動有一個值得注意的團體那就是黑龍會。1901年1月13日，大陸浪人約二十餘人結

成了黑龍會。一個月後，會員人數增至三十人。其設立主旨為「雪
三國干涉之屈辱，大策帝國之隆興，劃東亞萬年之長計」[27]。

　　黑龍會融合了「夷狄之武」與「漢之文」，欲傳承立於「東亞
之乾坤」的「光輝文明歷史」。因為他們認為「東夷與北狄」同屬
一個血統與文明圈，日本—朝鮮—滿州—西伯利亞乃是一個地域圈
內。其文明論的根據刊載於《黑龍會會報》的創刊號〈滿州調查之
必要〉（1901年3月）這一文中[28]。

　　最讓人注意的是，黑龍會在知識方面的資訊活動。對俄主戰論
的主唱者黑龍會在一剛開始批判俄羅斯排斥論和主戰論。當時「使
西伯利亞成為世界的協同殖民地」或「開放支那全土以供天下市場」
的議論非常興盛。但是，他們認為與其在受世間輿論影響，不如明
確地認清現實，立定未來方針才是因應之道。

> 國人多知我之為我，未知他人之為他。（……中略）而妄叫主
> 戰，於是漫然唱排俄，豈非狂魂。天下又誰信之。坤輿之中，
> 立國者萬國，欲以威信處其間，宜自重，不可使其態度粗野。
> 云主戰，又云非戰，判斷當產生於先通彼情探究其利害之處，
> 吾人不得不認為調查又探險，權利也自此處發。[29]

　　黑龍會對俄羅斯的認識如下所示。他們認為俄羅斯揮兵南下乃
具多重目的。求取不凍港、壓制中原勢力、專有長江之利、抑制英
國貿易、折損日本野心等。而且，俄羅斯企圖繼承俄羅斯帝國的開

27　黑龍會，《黑竜會三十年事歷》，1931，頁10。
28　《黑龍會會報》第一集，明治34年3月10日發行，頁1（《黑龍會關
　　係資料集 1》，復刻版，東京：柏書房，1992，頁3）。
29　同上書（復刻版），頁4。

國皇帝彼得大帝的遺業。他們認為俄羅斯占領滿州與英國、美國、法國、德國等占領殖民地一樣，基本上全部都是違法的，但也無法否認帝國主義有審時斷勢的權力。而且，清朝中國明明統治滿州卻沒盡到任何努力，但俄羅斯有為經營西伯利亞而連接滿州鐵道等之「生存的必要性」。因此，日本人沒有苛責俄羅斯權利意識的資格[30]。

　　上述的黑龍會承認俄羅斯占領滿州以及白人帝國主義文明化論。另外，他們自覺到帝國主義的統治需基於地域調查的「經世濟眾之念」與分別時期和目的的戰略方針。他們冷靜地承認白人帝國主義的勢力，提出調查研究的必要性。若然，則在此刻，黑龍會調查滿州的目的是什麼呢？

　　黑龍會把滿州農耕和牧畜與日本國家利益的必要性相連結，另外又欲把朝鮮和滿州鐵道連接在一起，企圖擴大通商和交流的版圖。1870年代攘夷論的態度全面因應情勢改變，此時他們毋寧可說是，充滿超越西洋和以文明化主體來活動的自信感。以內田良平（1879-1937）為主的浪人們在海參崴設立柔道場，並以此為活動據點。自1901年4月至5月，他們走遍滿州和西伯利亞，調查並分析了俄羅斯的情勢[31]。

　　值得注意的是，黑龍會通過調查活動後，轉變為對俄主戰論。黑龍會為了把握俄羅斯革命前夜的情勢，無恐於與俄羅斯的開戰而積極煽動。在1901年7月發刊的月刊雜誌《黑龍》第3號和同年9月25日出版的單行本《俄羅斯亡國》（《ロシア亡国》）中，皆因提到了主戰論而受到禁止發行的處分。因為違反了當時日本政府的對俄交涉方針。內田和官方妥協，把標題和內容重寫後重新出版了《露

30　同上書（復刻版），頁2-3。
31　黑龍會，《黑竜會三十年事歷》，頁11-12。

西亞論》[32]。

　　此書中說到：「極端的民族需要極端的革命」，預測到俄羅斯
政府對學生運動的彈壓和無知民心的混亂。他們認為此革命流的血
至少應比法國革命還多，為極力預防因暴力混亂所帶來的革命，要
讓俄羅斯國民接受教育與感化，商業工業和鐵道與航路等技術文明
的近代化也是緊急要務。書裡內容提到俄羅斯可憑藉文明克服專制
主義，但是西歐諸國已非俄羅斯革命的志願者。支援像金玉均般革
命勢力乃「日本的天職」。他們認為與俄羅斯的開戰乃是為了預防
俄羅斯的混亂，更可以說是支援文明化革命的大業[33]。

> 請看，汪汪大洋般的日本君子民族感於他邦革命黨之意氣，前
> 後數回，對之給與盡可能的援助，破產、捨家、賭命，不辭與
> 他共浮沉。在君子民族之前唯有正義與血誠，成敗利害非彼等
> 之所問。金玉均、全捧準、梁啓超、孫逸仙、龐西之徒特別不
> 先聯結他國，而先依賴我國，豈非偶然。[34]

　　俄羅斯被視為野蠻的，和俄羅斯的戰爭成為和平與正義的手
段。取而代之地，日本和大陸浪人則成為了新文明與正義的傳教士。
福岡出身的內田和同鄉的葦津珍彥（1909-1992）將之稱為「理想主

32　內田甲，《露西亞論》（東京：黑竜會，1901），頁1-3（http://dl.ndl.go.jp/
　　info:ndljp/pid/767337）。　內田良平、宮川悌二郎，《ロシア亡國論》
　　（覆刻版，影山正治監修、宮川悌二郎解說，東京：大東塾出版部，
　　1977）。

33　內田甲，《露西亞論》，頁151-152。

34　內田甲，《露西亞論》，頁153。

義的革命援助論」[35]。葦津也認為「對內田而言，俄羅斯革命的目的和日本國家的目的一致更是至關重要」[36]。總而言之，由此可知俄羅斯社會主義革命的理想和日本國家的理想是相通的。

葦津的著書《明治維新和東洋之解放》（1964）乃是安保鬥爭之後，在越戰打得最如火如荼時出版的。該書認為明治維新雖有「侵略與解放」之矛盾，但評價其尋求亞洲的「民族解放」，並在亞洲擴大了民族主義。此書將明治維新的意義定為亞洲中的「革命援助論」。這種歷史認識從同時代的「民族與社會革命」觀點，重新評價在戰後日本被貼上法西斯主義標籤的右翼。此種企求右翼思想復權的研究則由松本健一繼承[37]。

俄羅斯於1903年5月在鴨綠江下的溶岩浦開始建設軍事基地。俄羅斯的對日強硬派在滿州和鴨綠江沿岸趕走了日本勢力，將確立俄羅斯主權的方針付諸實行[38]。黑龍會在同年8月主導「對俄同志會」，提倡早期開戰論。伊藤政府也認可了這個團體。日本再次向俄羅斯提出「滿韓交換論」，但俄羅斯不可能把朝鮮半島內的權限讓給日本。10月俄羅斯正式拒絕了日本的提案，日本遂開始發動戰爭。日俄戰爭沒有幫助俄羅斯的文明化，但也沒有帶來和平的革命。

日俄戰爭結束後，內田受到日本統監府的囑託開始進行韓國的國政調查。日俄戰爭之際，黑龍會已經與日本政府開始了合作關係。

---

35 葦津珍彥，《明治維新と東洋の解放》（東京：皇學館大學出版部，1995），頁129。

36 同上書，頁129-130。

37 松本健一，《思想としての右翼》（東京：論創社，2007）。

38 關於俄羅斯對滿州和鴨綠江占領政策，アレクセイ クロパトキン（Aleksei Kuropatkin），大竹博吉譯，〈滿州悲劇の序曲〉（ロシア問題研究所編，《ロシア革命の裏面史譚選輯特輯》，1929），頁314-317。

1902年俄羅斯買走了朝鮮南部鎮海灣一部分的消息傳到內田那裡，
他也著手買收了臥島和釜島。藉此，鎮海灣在日俄戰爭期開始被作
為日本海軍基地使用。同年，黑龍會買走了海雲台的溫泉地，並開
發為公共澡堂，而且還買進西洋牛隻嘗試品種改良。另外，他們幫
助貿易商在大邱設立飛龍商行，及幫助日本的殖民者開始進行土地
買賣，定居朝鮮。他們在政治方面和一進會也多有交流，而且還收
集高宗派遣密使至海牙相關的資訊情報等等，為日本占領朝鮮的政
策做出了貢獻[39]。黑龍會做為日本政府先驅的侵略先鋒而活動，但
他們也研究國際社會以充實自己的政治結社內容。

　　另一方面，高宗至俄羅斯公使館避難一年後，他欲重新樹立國
家的威信，於是便在1897年10月時把國名更改為大韓帝國，然後嘗
試「光武改革」。所謂改革也就是祭出「舊本新參」的口號來強化
王權為目標。但是，在日俄戰爭中取得勝利，並提高外交地位的日
本於1905年把朝鮮當作其保護國，奪取朝鮮的外交權。若把此只是
認識為朝鮮的失敗的話，恐怕就無法看清貫穿東亞的同時代潮流了。

　　清朝與朝鮮的王權正因為目擊了明治維新顛覆舊體制的「逆賊
行為」，沒有走向模仿明治維新的親日改革路線。明治維新乃是同
時代對東亞「舊體制」的最大挑戰。法國革命和拿破崙戰爭同時擁
有文明化理念外也內藏帝國主義，也使國民徵兵制與民法以及與國
民主權的民族主義和民主主義一起擴散。被拿破崙軍征服的德國和
義大利也鼓舞起國民精神，往帝國主義膨張之路邁進[40]。自此德國

39　黑龍會，《黑竜會三十年事歷》，頁12-15。
40　在拿破崙戰爭中，柏林被占領的德國民族主義高揚，以普魯士為中
　　心的統一運動高漲。對抗拿破崙大陸封鎖令的英國則擴大海上的統
　　治權。打敗拿破崙的俄羅斯則鞏固絕對王政的地位。參閱ポール・
　　ケネディ，《大國の興亡：1500年から2000年までの經濟の變遷

和義大利的政治就和法西斯改革運動相連接。

在東亞並沒有出現明治維新比肩於法國革命這樣的歷史認識。因為，朝鮮和中國失敗於主權國家的建設。或者可以說在東亞，把日本的王政復古視為絕對王政，主張對於天皇制的資産階級革命必然發生的講座派馬克思主義之歷史認識在當時成為主流。在韓國，至少在1990年代之前，明治維新是「封建的退行」和「亞洲侵略的起源」的說法也相當流行。

另一方面，列寧（1870-1924）與布爾什維克等多數黨領袖則評價日俄戰爭帶來了沙皇專制制度的崩解。據他們所言，日俄戰爭乃是新舊資産階級國家間的殖民地爭奪戰。其結果讓「在政治方面逐漸實現自由且急速文化進步的人民」之國日本從「專制且落後的政府」取得勝利。但是，開始戰爭後卻敗北的原因「並非俄羅斯人民，而是專制」。或者也可以說是，「俄羅斯的人民因專制的失敗取得了利益」[41]。列寧預測「（俄羅斯）失敗的情況是因為不管如何，戰爭首先帶來了政府全體體制的崩解」。他認為「追求自由事業與社會主義的俄羅斯和全世界無産階級的鬥爭在相當程度上強烈依存專制體制的軍事失敗」[42]。他們肯定戰爭作為革命的方法，不考慮戰爭所帶來的犧牲，歡迎體制崩解的效果。實際上，在1905年1月7日日本攻陷旅順的兩天後發生了「血洗星期天事件」。此與戰艦波

（續）————————————
　　と軍事闘争/上巻》，頁184-219。

41　ドミトリー　パヴロフ（Dmitry Pavlov），〈日露戰爭に關するロシヤの研究史〉，《戰爭史研究國際フォーラム報告書 第3回》（東京：防衛省，2005），頁22。

42　同上書，頁23轉引。關於日俄戰爭，參見山室信一，《日露戰爭の世紀：連鎖視點から見る日本と世界》（東京：岩波新書，2005），韓國語版之頁155-157。

坦金反亂事件及總同盟罷工息息相關。1905年革命則是1917年列寧
革命的開端。

其革命理念與方法雖然有異，但是列寧對於日俄戰爭的期待和
內田良平的俄羅斯亡國論和主戰論相通[43]。根據竹內好（1910-1977）
的想法，他認為明治政府雖然「隱蔽」了侵略大陸的政策，但是黑
龍會的主戰論反對「侵略的隱蔽」。另外，竹內也認為若說滿州事
變以後搭上國策便車的思想家們參與了政府的隱蔽工作的話，黑龍
會應該與他們不一樣[44]。但是，歷史的事實與當事者的真意，甚至
是之後對歷史的認識往往並非完全一致。

舊體制的變革接二連三地引發了戰爭與革命，成為了多重矛盾
的根源。在其中，把迫近亞洲的西歐各國當作侵略者來看待的亞洲
主義與戰後日本的「亞洲解放鬥爭史」之歷史觀相重疊。例如林房
雄（1903-1975）的「大東亞戰爭肯定論」以及葦津珍彥「明治維新
與東洋的解放」等歷史觀即是如此。在近代世界中，獨立受富國強
兵和國際關係左右。因此，對帝國主義的批判與對近代化的接受雖
彼此矛盾卻漸進而成同居的狀態。站在這個矛盾之上的正是左翼和
右翼，另外還有作為亞洲共通思想運動的民族主義。

如同日俄戰爭和俄羅斯革命相關般，日本的「轉向左派」也期
望中日戰爭能演變為日本革命，因而協助戰爭。反省侵略亞洲的日
本人們評價中日戰爭促使中國國民黨衰弱，對毛澤東的勝利作出了
實質的貢獻。因此我們到處可見左翼與右翼將戰爭當作革命與解放
進步的手段的肯定事例。不管是在毛澤東的中國革命或是朝鮮半島

---

43 葦津珍彥，《明治維新と東洋の解放》，頁134。

44 竹內好，〈日本のアジア主義〉（《日本とアジア》東京：筑摩書
    房，1993），頁291。

分裂和朝鮮戰爭過程中，戰爭暴力因其革命意義而被正當化。正因為經過這樣的混亂期，人類才能開始以和平的對話與合作的方式來化解彼此之間的矛盾。

四、從滿是矛盾的歷史中學習，探索未來的思想課題

在這篇論文中，我不是把甲午戰爭和日俄戰爭視為帝國主義式侵略戰爭或國家間戰爭，而是嘗試從其內在於東亞各國的各種矛盾發生點來重新理解、審思。過去日本的亞洲主義者在急遽變化的世界裡把革命的支援和亞洲連帶當作日本人的任務。其實踐結果是成為帝國主義的尖兵，但其勢力與其說是源於侵略的野望，不如說是發自於近代化改革的理念。

若是朝鮮得到他們的支持，金玉均和金弘集等人的近代化改革成功的話，歷史的走向會如何改變呢？我們來試著想像看看。結果日本不會變成侵略國家，而可以和亞洲產生連帶關係嗎？俄羅斯沒有發生布爾什維克革命，冷戰史上的暴力對決或朝鮮半島的分裂也不會發生嗎？回顧20世紀歷史，我們一定會認為這是不可能發生的。

歷史洪流中的偶然會被結果的必然性所吸收，在歷史研究中假定法是不被容許的。但是，即使在今日，大韓民國也可能因其扮演的角色而影響到世界史的走向。若是考慮到這個可能性的話，試著想像看「沒有走過的路」也是十分有價值。韓國的政治選擇與韓國人的行動模式中，自己會對未來的世界產生甚麼影響這樣的問題意識尚未成形。因此，對日本常陷入一種被害者意識，動不動就認為日本國家應該負起責任才能彰顯正義。實際上，韓國與日本在對於日本的殖民地統治責任和歷史認識方面持續論爭不斷。

殖民地統治即使不觸犯當時的國際法，在人類史不斷進步的情

況中，其不正當性也是不言可喻的。其實自1919年的三一運動及五
四運動之後，日本方面也清楚知道這點。為此，日本帝國主義為滿
州國打出獨立國的幌子，然後高揭從歐美帝國「解放亞洲」與「大
東亞共榮圈」的口號。然而，自1951年10月起為了日韓邦交正常的
會談開始召開之後，正當化殖民地統治的過往條約要如何解釋就成
了問題。1965年6月所締結的「日韓基本條約」（日韓協定）中，對
於過去的條約（日俄戰爭以後的第二次日韓協約與韓國併合相關的
條約等等），「已確認為無效」（already null and void）[45]。問題乃
在於其「無效」的時間點。韓國是以「從當時」這點來認識的，但
是日本是「從1948年大韓民國建國開始」這個時間點來認定的，以
主張其殖民地統治的合法性。

　　日韓會談的召開乃是為了應對在朝鮮戰爭中所締結的舊金山和
平條約。1950年1月美國發表了排除朝鮮與台灣的「艾其遜防線」之
後，同年6月朝鮮戰爭爆發。為了救援節節敗退至釜山的韓國，美國
與聯合國軍隊決定參戰，1950年10月中華人民共和國也做出了派出
「抗美援朝義勇軍」增援的決定[46]。如此一來，東亞冷戰體制逐漸
形成，至1951年9月，在排除蘇聯和中國的情況下，締結了承認日本
主權的舊金山條約。在此情況下，日韓雙方也嘗試恢復邦交。

　　之後日韓會談費時15年，才終於簽訂了協定。朴正熙（1917-

45　「日韓基本條約」（日本國と大韓民國との間の基本關係に關する
　　條約），1965，《日本外交主要文書　年表（2）》，頁569-572。
　　東京大學東洋文化研究所，日本政治・國際關係資料庫，http://world
　　jpn.grips.ac.jp/documents/texts/docs/19650622.T1J.html。
46　關於中國的參戰，參閱田中恒夫，《圖說　朝鮮戰爭》（東京：河
　　出書房新社，2011），頁83-88，及神谷不二，《朝鮮戰爭：米中
　　對決の原形》（東京：中央公論社，1990），第3章。

1979）總統為了促成經濟發展基金，不顧反對聲浪，將個人權利損失由國家代行的「請求權協定」與「日韓基本條約」包括在一起，才能走至締結協定的這一步[47]。經濟發展後的韓國政府對個人進行了補償。然而，反對日韓會談的日韓團體持續對於沒有獲得個人補償的問題，提出控訴。終於到了2018年10月底，韓國的最高法院裁定了日本企業需對強制徵用勞工的被害者作出賠償的判決。對此，日本政府以違反國家之間的協約為由而激烈反對，最後演變至一發不可收拾的狀態。被害者的賠償問題所引發的問題盤根錯節，究其根本乃在於殖民地統治的合法性與對其1965年所簽訂日韓協定的基本認識不同所導致的。

　　在捲入戰爭，整個社會體制已大大改變的近現代史框架中，歷史的受害者已經不再限定於提起法律訴訟的特定人士。要拯救這些歷史上的受害者或其犧牲的真正方法，絕非是實定法的判決或賠償，亦非是國家領袖的道歉言詞，當然也並非是任何政治上的決斷。在現實層面中儘管希冀國家整體的反省或是要求清算過去，但是黨派間的政治鬥爭依然持續著。因此，有時沒有消解這些矛盾，反而延長擴大敵對的戰線。歷史認識與政治鬥爭交錯在一起，我們至今依然找不到雙方彼此都同意的救濟方法。

　　馬克思主義的歷史認識重視黨派性和立場性，人道主義的人權意識則尊重當事者性和「受害者中心主義」。雖說如此，若我們冷靜觀察東亞近現代體制變化的話，就會發現圍繞改革方向的權力鬥爭帶有一種複雜的關係性。在引爆至戰爭局面的動向中，各國民族主義高漲，形成思想連鎖的複雜磁場。在那之間，民族的、政治的、

47　「日韓請求權並びに經濟協力協定」，1965，日本外務省，
　　https://www.mofa.go.jp/mofaj/gaiko/treaty/pdfs/A-S40-293_2.pdf。

意識形態性質對立和生存、生活的基本樣貌已經不再只是單線的，
而是彼此對立、相互分裂的各種勢力以一種縱橫交錯的方式共存
著，一起促進歷史環境的變化。

　　因此，漸趨發展至新體制的這些變動乃是一邊吸收各種勢力的
矛盾，一邊發生變化的。但這並非意味著僅因這些歷史變動的本身
便解決了這些問題的矛盾。因此，帶有均衡感的歷史認識必須謹慎
注意到每個勢力的作用與矛盾的問題點。時代的環境本身被競爭與
勢力所左右。把充滿矛盾的過去分為善惡，這真的是符合倫理的行
為嗎？正因為有過去的矛盾，才有歷史的教訓以及現在的課題。「糾
正歷史」或「創新歷史」並非是審判矛盾或美化過去，而是應該從
研究矛盾，並找出實質的解決方法開始。

　　權力更迭的興亡盛衰早已在歷史中定了調。歷史若是勝者的記
錄的話，那麼勝敗的教訓又意味著什麼呢？也就是說要如何做，才
能做到真正歷史的清算呢？還有意圖解消過去矛盾的新歷史要如何
書寫呢？我認為首先需要的是沒有偏向任何黨派或任一當事者的立
場，並擁有對歷史認識不偏不倚的廣度。為了不偏不倚地公正看待
問題，我可以把韓國對日本的認識問題，拿來與日本對美國的認識
問題相提並論。

　　從明治維新的內戰，經過了甲午戰爭、日俄戰爭、滿洲事變、
中日戰爭，直至日本因偷襲珍珠港而開始了第二次世界大戰，最後
因原子彈爆炸攻擊而宣布敗戰。但是，日本並沒有承認對亞洲部分
的戰敗。事實上當時的中國與朝鮮並沒有讓日本敗北的相對實力。
甚至在中國與朝鮮半島更因日本的敗退後引發了激烈的內戰，從而
形成了東亞的冷戰體制。國民黨所存在的中華民國雖然是戰勝國的
一員，但因為輸給和共產黨的內戰而節節敗退至臺灣。而在朝鮮半
島「解放像小偷一樣悄無聲息地來」，在這種情況下，大韓民國與

朝鮮民主主義人民共和國就此分斷。另一方面，日本被解除了武裝，制定了和平憲法。然而，當中國共產化與朝鮮戰爭爆發時，舊金山平和條約被簽訂，日本被編入為致力於防衛自由民主主義陣營與資本主義市場的美軍基地。

　　日本戰後放棄了本國交戰權後，持續維持日美同盟關係，「從屬於美國、軍事上的從屬關係」等自我批判的聲音不絕於耳。在整個世界脫離冷戰的氛圍中，東亞冷戰體制的矛盾卻愈加深化。在日本對安保體制的危機意識逐漸加深之際，把戰後世界秩序的體制定義為「永續敗戰」結構這本書讓我不禁大表贊同[48]。在《屬國民主主義論：何時才能從這樣的統治畢業呢》這標題的書中，作者曾嚴正指出和美國單獨簽訂和平條約，並和美國的世界戰略站上同一艘船的戰後日本並非是「尊王攘夷」，而是「尊美攘夷」的國家[49]。該書主張當時二戰後的日本因為沒有「依存的自覺」，因此「民主主義式的主權奪還獨立論」並未興起。

　　依照這樣的脈絡看來，東亞的任何一國皆並非20世紀世界所高唱的「統一國家」或「獨立國家」。現今東亞各國為了完成「未完待續的民族主義」，而走上新民族主義的競爭道路。但問題是為了補足本國的安全或「主體性的欠缺」，卻常落於召喚「敵人」之境。所謂的「自主獨立」只有在排除大國或鄰國的影響力下，才能付諸於實現嗎？

　　在大自然中，水由高處往低處流動，強大的力量自然就吸引弱小力量的靠攏。人的移動與資本的全球化、以及知識的共有與文明

48　白井聰，《永續敗戰論：戰後日本の核心》（東京：太田出版社，2013）。

49　內田樹、白井聰，《屬國民主主義論　この支配からいつ卒業できるのか》（東京：東洋經濟新報社，2016），第1章。

的融合就如同自然般流動的能量。當那些能量越形巨大，便實現了
西風東漸的帝國主義。但作為其反作用，民族解放運動亦隨之興起。
在那些能量的彼此衝突與互相融合之中，人類一方面體驗了各式各
樣的矛盾與暴力，一方面也在這過程中慢慢形成了全球化社會。所
謂的帝國主義可以說是文明以全球規模擴張後的能量集成體。企圖
想要阻擋這巨大能量的則是「抵抗型民族主義」。其抵抗乃是意圖
將形成全球化社會的人類史能量導向相反的收拾方向，我們可以說
這是一種「主體的幻想」。一路體驗過西方見聞的日本下級武士很
早就從這幻想中覺醒，而投身於明治維新中。將日本導向戰後復興
的吉田茂也放棄了「軍事性的主體化」，取而代之的則是利用新地
政學環境來解決自國的防衛問題。

　　這麼一來，歷史的進步要如何才能獲得確認呢？為了促進真正
的進步而應該糾正的矛盾，應不限於政治權力的勝敗或國家體制的
問題，而是和人類的尊嚴與生活環境的改善息息相關之事。對於應
糾正的過往矛盾，我們應以把文明史或精神史等一起考慮進來的全
體性規模來討論。

　　在文明化的資本主義中，人類社會在經驗著把對方做為犧牲的
矛盾的同時，無論是可視的或是不可視的，彼此之間也盤根錯節地
緊緊相繫，創作出現今的生活環境。若是以勝敗之力的邏輯來看的
話，日本從「屬國」「畢業」之日乃是日本比美國或中國擁有更強
而有力的軍事力及經濟力之時。但是，適合中等強國（middle power）
外交的島國日本要在軍事方面凌駕於兩大陸地大國的可能性近乎於
零。雖說軍事上的勝利是不可能的，但亦沒有怨嘆「永續敗戰體制」
的必要。

　　現在安倍政府基於美日同盟，企圖強化軍事力。美國則為確保
中東荷莫茲海峽的安全，也希望日本等同盟國參與維持和平工作的

自願同盟（coalition of the willing）。據NHK 2019年8月的民調，關於派遣自衛隊參與維持和平工作這項，贊成自衛隊派兵的有22%、反對的有32%、兩者皆非的有37%。又對國會是否當討論修憲問題的民調結果是，認為有必要的有34%、無必要的有24%、兩者皆非有34%[50]。至少有六成日本國民不希望捲入戰爭，不希望日本有邁向戰爭的變化。我想有必要做的是，向「兩者皆非」的人們提出新的方案。

人不是金錢或物質影響力可左右的，因為在人類社會中，不僅物質和金錢，知識生產更是豐富。問題是，所蓄積的這些豐富知識要如何運用在超越民族國家層次的人類進步方面呢？知識與技術越進步，越能抑制軍事力和物理性的衝突，人類的判斷力也會隨之提升。在人類的能力當中，尊重彼此的知識感化力能化解彼此間的敵意。非物質力量的知識與知性亦能提高經濟附加價值與互相溝通的親和力。然而，新的「自主獨立」需要透過廣泛得利於人的知識力量與技術力才得以實現。人類若有促成和平共生的思想，若有設立任何人都能理解的普遍妥當之法＝思想的話，則能達到廣泛獲得第三者理解的「自主獨立」。在21世紀的全球社會中，透過與他者的溝通，懂得尊重彼此的人漸增，因此人類愛的智慧也隨之發揚。在這種情況下，從軍事主權確立的角度來討論自主獨立的迫切性也就越顯淡薄。

韓國和日本必須培育出這樣的思想能力。那就讓我們的想像力開始天馬行空地擴張。將中國的「一帶一路」與日美的「自由開放

---

50 NHK在2019年8月2日到3日間，以全國18歲以上男女為對象，電腦以隨機方式打到家裡的固定電話和手機電話這種「RDD」方法進行的民調查。http://www.nhk.or.jp/senkyo/shijiritsu/

印度太平洋」當作能量流動的通路來活用,這是否可能呢?在這通路的基礎上,讓開創人類未來思想的新內涵充分流動是非常重要的。未來社會將以人工智慧與機器人取代人類的勞動力,其實要重蹈過往殖民統治與開發獨裁或勞動搾取等矛盾之覆轍的可能性是極低的。我想在開創新環境之時,真正的主體性將顯現光輝。人工智慧的時代所必需的乃是「人性」的覺醒與世界的調和。我認為今日的知識分子應發揚能達到此一理想的人文社會思想與文化。

回頭看看過去的歷史,我們發現拒絕近代化、西歐化、全球化的文明,意圖顛覆的「革命」與「主體化」結果以政治的失敗或歷史的破綻告終。人們總是想要收穫當年辛勤播種的果實,但韓國的殖民地化與日本的敗戰其本身已經接受了歷史的審判。現代人可研究這些歷史事件或環境,以培養改變現實的能力。這些端賴於我們要想像甚麼樣的未來,取決於我們要採取甚麼樣的行動,而我們的未來也就會隨之變化。若是我們能不輕易地把過往的矛盾怪罪他人,而能先回顧省思我們自身的矛盾的話,我想我們的社會環境應就會大大地改變。

理所當然地,現實的問題絕對無法樂觀以待。自2019年7月開始,日韓關係降到了冰點,至今為止的經濟和安保合作關係已如棄之敝履般惡化到了極點。事實上光顧著追究對方責任的兩國政府的戰略與國民感情也全面對撞。儘管如此,但日韓關係的惡化僅單單意味著兩國關係的動搖嗎?究其背景,其實國際社會中各個思想的危機也都息息相關。

在脫冷戰的全球化社會中,為了實現全人類福祉與公共性的建構,其實超越民族國家的界線,彼此相互扶持合作的時代精神曾經在某個時期已存在著。然而,當從飢餓與貧困地區來的移民者一窩蜂地湧入先進資本主義國家後,引發了新的社會問題與恐怖活動,

結果讓排除移民的排他主義開始蔓延。例如英國決定脫歐，川普做出「美國第一」（美國優先主義）的宣言。近來我們在美國方面的「部署薩德飛彈防禦系統」與中國方面的「報復部署薩德飛彈防禦系統」中，可窺見中美貿易大戰與霸權競爭越趨白熱化，更讓如同三明治夾在其中的韓國苦不堪言。而且，當韓國意圖和北朝鮮攜手共助時，韓美日的傳統安保共助關係則開始動搖。而日本則判斷韓國政府在採取親中、親北朝鮮的政策時，為對因應韓國內部政治所產生的分裂，會強化「反日」作為。若從各個立場來看的話，我們也並非不能理解各個立場的苦衷與所持的藉口。

　　在這般新矛盾劇烈增加的世界裡，我們韓國人可以作什麼呢？韓國即使強化軍備也無法以軍事力量來和美中或日本競爭。近年鄰近的中國勢力逐漸抬頭，單方面倒向美國也非正確答案。韓國能在不捲入美中紛爭的情況下，擁有獨立自主的地位嗎？

　　舉例來說，韓國是否可能在技術方面援助中國更進一步的成長，開發並提供新教育與文化的內容呢？另外，支持長年作為「世界警察」的美國，在世界秩序的安定維持上作出貢獻，這是否也有實現的可行性呢？又或者韓國和日本、以及中國與臺灣彼此互相幫助，推行適合非洲各地區域性完成產業化與都市化，從根本解決飢餓與貧困問題，這是否也有可能呢[51]？東亞的人們若能將各個社會所累積的能力充分融合，共同致力且努力解決同時代所產生的問題

51　實際上，這樣的企畫在以韓國語發信的YouTube中被提出來。參閱〈大韓民國未来論壇：國際情勢〉（대한민국 미래 포럼：국제정세）中之8821講到8826講。如：https://www.youtube.com/watch？v=vcnSJoCJGVI&t=5s〔8821講 美中糾葛和中國的未來（1_2）〕；https://www.youtube.com/watch？v=ysNh_gannIs〔8823講 我們能任由其處理韓半島的和平那般，信任中國嗎（1_3）〕等等。

的話，會有何種結果呢？一起反省過往所犯下的錯誤，並一起期待彼此的希望成真，這真得不可能嗎？

全球化紛爭的問題，乃是過去帝國主義的膨脹與冷戰時代體制的競爭，以及全球化資本主義歷史中所積累的世界史產物。20世紀所謂「進步的」知識分子們把貧困地域的經濟開發批判為資本主義的經濟侵略以及帝國主義的掠奪。然而，現今要解決世界的貧困與飢餓、難民與恐怖活動已是人類史上當務之急的課題。若在世界上的貧困地域能避免重蹈過去一再犯錯的覆轍，新的經濟開發與都市建設可以奏效的話，那麼便可以從根本上解決先進國家的移民與難民問題。

為了實現世界的分業體制與均等發展，以及地球環境的完善化與人類福祉的落實，有必要把帝國史與後殖民研究的成果還歸於國際社會，這無疑是非常重要的。帝國日本對台灣與朝鮮的統治，以及對滿州國的建設，甚至是戰後日本對韓國與東南亞的經濟合作，以及韓國新鄉村運動與中東地區的建設等等，這些經驗都能為找出落實人類福祉新典範的實踐，提供有用的智慧財產。讓我們來想像一下，若東亞地區的人們將人類的飢餓與貧困、難民與恐怖活動的滅絕當作自身的思想課題來實行的情況。在這樣的企畫和實踐中，我們可以將過往彼此間的歷史矛盾轉化為新的可能性，不是嗎？

趙寬子，首爾大學日本研究所副教授，專攻日本思想史、日韓民族主義。主要著作有：《植民地朝鮮／帝國日本の文化連環：ナショナリズムと反復する植民地主義》（2007）、《日本ナショナリズムの思想史—「戰時—戰後体制」を超え、東アジアの思想課題を探る》（2018）等等。

思想訪談

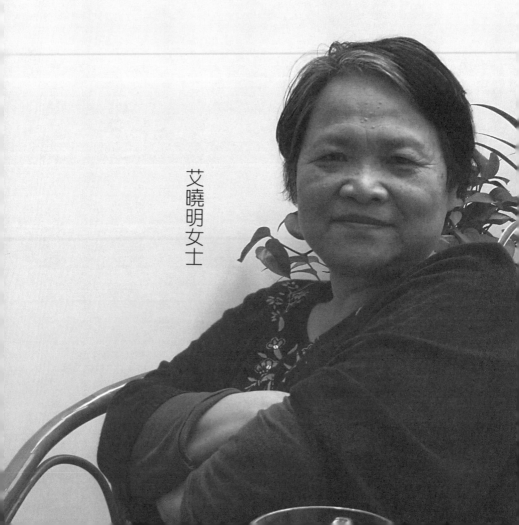

艾曉明女士

紀錄片電影再現女性反抗者：
對話艾曉明

曾金燕

導語

　　2020年4月25日，中國獨立紀錄片電影《喊叫與耳語》（導演：聞海、曾金燕、Trish McAdam）在瑞士第51屆真實電影節首映。這部影片以8年素材和3D動畫製作完成，講述中國和香港社會的女性（工人、藝術家、知識分子、活躍分子）為獲得個人和集體的自主而進行抗爭，反對相互纏繞的政治、資本和性別暴力。影片其中一條故事線裡，呈現中山大學中文系退休教授、女權主義學者、維權活躍分子、獨立電影導演艾曉明廣州家中的一場女權主義者和工人活躍分子聚會。

　　2004年以來，艾曉明製作了28部紀錄片（此數字還在增長），聚焦社會正義，涵蓋性別教育、約會強姦、村民抗爭、公民行動、知識分子行動、勞教證言等議題[1]。2005年起，由於以紀錄片和公共言論對社會邊緣人群和敏感議題的介入，艾曉明長期受到政治壓制

1　Jinyan Zeng, "Visualizing Truth-Telling in Ai Xiaoming's Documentary Activism," *Studies in Documentary Film* 11, no. 3 （2017）: 184-199.

和孤立，其作品不能在中國境內進行公開放映和討論；2009年起，被禁止公開講課、交流，以及出國旅行[2]。而中國傳統的獨立電影節──儘管被禁止，但在2001年至2012年期間，依舊可以以非官方、半官方的形式舉辦，自2012年起，再也無法在中國大陸實地舉辦[3]。

以「喊叫與耳語」命名展映專題，位於柏林的德國歷史博物館於2020年8月播放15部中國女導演的獨立電影作品，包括艾曉明的《太石村》和《夾邊溝祭事》[4]。

2　Weiping Cui, "Breaking through the Obstacles of Political Isolation and Discrimination," in Liu Xiaobo, *Charter 08 and the Challenges of Political Reform in China*（Hong Kong University Press, 2012）, 79–94.

3　中國獨立電影節取消和獨立電影人流亡、流散的相關討論，見：Jinyan Zeng and Liang Ying, "Autobiography, Exile, and Gender: A Conversation with Ying Liang," trans. Nan Liu, *Made in China* 4, no. 2（2019）: 129-137.

4　此次參展的還有：章夢奇關於她生活的村莊的自畫像系列中的《自畫像：生於47公里》（2016）、《自畫像：47公里斯芬克斯》（2017）、《自畫像：47公里之窗》（2019）；文慧關於她的三奶奶個人生命歷史《聽三奶奶講過去的事情》（2012）以及她與三奶奶的連結《和三奶奶一起跳舞》（2015）的兩部影片；朱聲仄關於農民工家庭生活的《又一年》（2016）和關於農村兒童用照相機去看城市的《虛焦》（2013）；張蘋關於探究毛時代的家庭史的《情歌》（2019）和《冬天回家》（2015）；季丹關於她的家鄉工業城市哈爾濱的人們的生活的三部影片：《空城一夢》（2008）、《哈爾濱·迴旋階梯》（2008）和《危巢》（2011）。馬莉關於女上訪者的《京生》（2011）和精神病人的《囚》（2017），雖受邀參展但因發行條件限制而未能參展。

　　曾金燕（以下簡稱「曾」）：2004年，您觀看了胡杰導演的影片《尋找林昭的靈魂》（2004）——北京大學女右派林昭反對毛澤東政權及其意識形態因此入獄並於文革時期（1968年）被槍決，時年36歲。這部紀錄片雖然不能公開放映，但在私下流傳，成為中國許多知識分子和社會活躍分子的啟蒙。2013年，您寫了論文〈林昭的生死愛欲〉，探討《尋找林昭的靈魂》未能處理的議題：林昭在監獄中寫就的二十多萬字的情欲政治小說《靈耦絮語》（1966），在文學成就上值得探討其意識流書寫風格，以及在政治反抗上林昭的自我呈現打破反抗者「聖女」的迷思，為中國的知識分子以及社會活動人士帶來性別批判視角。[5]

　　可否請您介紹中國紀錄片電影中女性反抗者的形象和她們的遺產？

　　艾曉明（以下簡稱「艾」）：《尋找林昭的靈魂》這部傳記紀錄片是一個里程碑性質的作品。它第一次正面觸及了中國當代反極權、反專制的歷史性衝突，這種衝突一直延續到現在。這部作品對我既是政治的啟蒙，也是紀錄片的啟蒙，就是說我們可以用這種紀錄片形式去探討歷史。我最早是學歷史的，研究文學史。看完《尋找林昭的靈魂》，當時我問胡杰如何獲得林昭的手稿，我想看全稿，也希望看到他的資料來源。

　　《尋找林昭的靈魂》打破了一般公共敘事中的右派受害者形象，認識到了林昭的思想價值——作為源於民國教育、擺脫主流意識形態和馬克思主義思想底色、追求民主自由的思想先驅形象。但

5　艾曉明，〈林昭的生死愛欲——讀林昭《靈耦絮語》〉，Beijing Spring, December 19, 2013, https://beijingspring.com/bj2/2010/550/20131219 195223.htm.

是，我為什麼感到不足呢？在林昭的《十四萬言書》裡，她和1958-1965年期間上海市長柯慶施的對話占了很大的比重[6]。我問胡杰這部分怎麼沒有處理？胡杰的意思是他不清楚這部分內容是真實發生過的事還是幻想。我就複印了《十四萬言書》，並開始找林昭的其他遺稿，到2011-2012年，最後找到甚至傳言被從垃圾桶裡找回來、被認為沒有價值的《靈耦絮語》。

《尋找林昭的靈魂》裡，林昭這個形象非常完美，基本上沒有什麼靈與肉的掙扎，沒有撕裂感。《靈耦絮語》裡則可以看出，林昭是一個內心極其豐富的人，她有一種爆裂感、一種創痛，還有一種很特殊的想像力。這種特殊的想像力非常強悍，它強悍到可以把當時全國最盛行最高的崇拜偶像毛澤東拉到地獄來審判。另一方面她又可以把毛澤東權力集團裡的一個高官柯慶施，經過藝術的轉化變成感情的寄託（即柯慶施為《靈耦絮語》中林昭的愛人）。

我覺得林昭這種內心再創造是跟監獄的極端環境有關係的。如果我們不考慮監獄的極端環境，不考慮林昭內心衝突的極端和強烈程度，你是理解不了的。就是說她不是在一個正常環境下的自由想像，它是在林昭承受了巨大的打擊後的作為。她不光是在想像自己的個人命運，實際上是在想像那一代人的命運。她想著跟她一樣在探求中國改革道路、中國擺脫極權專制命運道路的一代青年人全部都被犧牲，被追捕，被滅絕。林昭對專制對人的毀滅，對於專制的反人類性質有非常強烈的體會的。

曾：林昭是一位女性知識分子反抗者。

6　艾曉明，〈提籃橋裡的狂人日記——從《致人民日報編輯部的信》到《靈耦絮語》〉，艾曉明工作室博客（4）（blog），December 25, 2013, https://aixiaomingstudio.blogspot.com/2013/12/blog-post_25.html?m=0.

　　艾：這有幾個層面，第一個就是我們要尊重反抗的個人方式。普遍的想像是，反抗好像是集體的，大家都一樣。其實每個人都不一樣，每個人抗爭的強度、抗爭的方式和抗爭的表達都是不一樣的。人們可以說林昭是毛澤東時代思想自由反抗運動的代表或者是一位先驅，包括很多男性給予她的說法叫「自由女神」，非常強調她的神性。強調她的神性就是強調人們對她的理想、她的抗爭有了一種理想化的認識，對吧？

　　但是人們不願意進入她的內心世界。《林昭的生死愛欲》並不是非常受歡迎。大家看的時候有共鳴，更多的共鳴是林昭是個反抗者，她的反抗的強烈程度大家有共鳴，但是對於她內心的這種狀態，其實沒有多少人有共鳴的。

　　林昭從想像中的愛欲衝突裡，獲得了很多力量。在這種寫作、在這種愛欲衝突裡，她重新界定了自己，就是我是誰？我是怎麼一回事兒？我想要的是什麼？我為什麼如此這般？她是有一個自我的再創造，有一個自我的認同，有一個自我的強化和提升的。她通過寫作的行為完成這個自我的轉變。如果沒有這個寫作行為，我們很難想像在一個完全封閉、絕對孤獨和面對著強大專制的監禁環境裡，怎麼可能過一種情感充沛的生活？她通過情欲的想像，再創造了一種生活。通過想像，她讓不同的角色進入她的生活，使監獄這個封閉的空間通過想像變得開放、流動，而且她在其中可以選擇自己的生死愛欲。她生活在一個再創造中，通過這個再創造，通過文學的想像、藝術的想像，我們可以說她衝破了監禁。

　　反抗的力量不是說只來自於我們對理念的理解。我們在觀念上理解了，也不一定能承受那種生活。當處在這種極端的（禁閉）環境裡，我們還能找到一個解放自己的途徑嗎？林昭是很極端的個案。林昭的極端是說她近乎瘋狂。人在精神崩潰和瘋狂的狀態裡面，

個人要承受很大的創傷。林昭所做的，也包括自我傷害，就是不斷的切割自己的身體，不斷的從身體裡找到血液，讓血液變成可以寫作的墨汁。

林昭不斷地寫血書有多重意義的象徵。說明她所處的環境的極端，她被剝奪了紙和筆以後要重新得到寫作的權利。你監獄什麼都不給我，我用血也要寫出來。在她日記裡，還包括用大糞寫字。

曾：從這些角度去討論林昭，跟您的社會性別視角有關嗎？

艾：當我們看藝術作品的時候，不能把社會性別當成一個政治學或社會學的概念。因為政治學或社會學的概念是一個概括性的概念，它不是關乎個人的，而是關乎很多人的一種共性。文化批判針對的是這些概括性比較強的概念。但如果當我們說到具體的個人，那這個別性當然是跟概念既有關係又不能完全對等。

林昭在她的書寫裡有很多對女性的思考。她沒有把自己的女性身分放在一邊去單獨思考政治。比如說，甚至在女性（林昭自己）來月經的時候監獄都不解除反銬。在她那個年代，把「月經」這兩個字寫出來，就已經是不簡單的。因為在那種抹殺性別經驗的文化裡面，在60年代，哪有把「月經」這兩個字寫出來的呀？

沒有人會寫這兩個字的，都認為這個「月經」經驗是你應該獨自吞咽的，怎麼能夠把它寫出來呢？但是林昭對這個身體經驗的態度是很明確的，就是這是我的肉體被剝奪的一部分，她對身體不忌諱不避諱。在《靈耦絮語》的情愛想像裡，也有很多身體的經驗，身體的互動，這也是破天荒的。毛澤東那個年代的文學，又是在監獄裡，哪有寫身體、感情、欲望的？

林昭把自己的身體當做一個普通女人的身體來寫。她的身體在她的抗爭的語境裡有多種意義。它既是一個抗爭的來源，也是一個創傷、痛苦的接受者。她寫了女性在監獄裡很脆弱的處境：強姦。

她對強姦有恐懼，她後來把自己身上衣服都縫住了，很警覺。而且，她也要處理自己的身體經驗。她在監獄裡面也有月經，有這些她要面對的事情。比如說，她給母親的信裡要衛生紙。她寫這個身體，她的欲望，她的愛戀。她寫的對話，包括她和毛澤東的對話，和柯慶施的對話，都是充滿情欲。而整個《十四萬言書》，起因在於林昭的一個執念：毛澤東因為知道了她和柯慶施的關係，殺了柯慶施。她才為了洗白這件事情，寫了《十四萬言書》。《十四萬言書》洋洋灑灑，那像大河奔流浩浩蕩蕩的語言，那奔騰而下、噴薄而出的思路，那衝破羅網的力量，來自她內心的情欲執念，作為一個動力：那就是她最愛的人被奪走了，她要把愛人奪回來，她有這個情感動力。當然可以說她比較特殊，但是，可能對於所有在愛情關係裡處於非常強烈的狀態的人，也完全能理解這樣的狀態。

林昭的作品也有雌雄同體的想像。她既吸取了古典文學裡文人、詩人那種憂國的憂患傳統，另一方面她也有女作家的重自我，重情感的特點。她要把這種自我和情感對象化。她的情愛觀念，我們可以看到有現代的東西也有傳統的東西。傳統的東西就是那種小女子的、小鳥依人的、藤纏樹情愛狀態，但另一方面她有現代人要脫穎而出的氣質。比如說，她一旦發現她的情愛對象柯慶施在政治觀念上跟她有衝突的時候，她絕不會犧牲自己的立場和觀念來迎合對方的。這個時候，她對自我的堅持很現代，更重視個人——個人的立場，個人的經驗，個人的觀察和個人的感受。

如果我們從林昭的文本出發去理解她，那麼她給我們帶來了啟發是不同的。我們需要去尋找更多的這樣的文本，那一代人留下的歷史文本。究竟有多少人留下了文本？這些文本就是我們今天要處理的題材。假如我們要研究五四一代人，包括那一歷史時期和社會運動以及抗爭遺產，那我們就要去尋找，有多少人在當時寫下了這

些東西。這就是一種歷史證言。還有就是檔案。宋永義完成了非常
大的歷史工程，做了好多歷史檔案的收集、整理。但他的歷史檔案
主要以官方檔案為主，我們還需要很多民間的檔案。

第三就是右派改正了以後，很多老人寫了回憶錄。這些回憶錄
有一部分被出版社接受了，成了正式的出版物，我們可以在公共圖
書館看到，也有很大一部分是自印的，就是自己花錢印，它變成了
民間文本，沒有變成公開出版物。這也是證言，是精神遺產。

還有一部分是海外出版。我們國內看不到。

這些就是遺產，這些被寫出來的回憶錄都是遺產。

我認為通過《靈耦絮語》的文學創作去理解林昭面臨的政治處
境以及自我呈現，在理解女性反抗者的紀錄片形象方面，是非常重
要。在新冠肺炎疫情流行之後生命政治被強化的中國，這些議題，
不僅是歷史的，更是當下的。

曾：您的紀錄片作品《太石村》、《天堂花園》（2005）、《中
原紀事》（2007）、《關愛之家》（2007）等呈現了不同的女性抗
爭者。對海南兒童性侵事件，有紀錄片《流氓燕》（王男袱，2016）。
其間，您拍攝了裸胸抗議照片（2013）來動員社會參與反對兒童性
侵，以及反對抓捕性工作者權益宣導者、婦女兒童權益活躍分子葉
海燕。這些女性反抗者的處境和行動有哪些變化？

艾：時代和社會經濟背景發生了變化。林昭的反抗體現為一種
強烈的政治的、個人的、思想的、文學的反抗。太石村的女性村民，
代表了基層農村普通社會成員的權利意識的覺醒，是集體反抗。她
們主張基本的土地所有權，以及罷免村長的政治權利，在法律框架
下尋找法律依據進行抗爭，體現了2005年那個階段的中國公民運
動，以及在中國市場化過程中出現的土地所有權和使用權的衝突。
《太石村》只是一個觀察性的紀錄片，看到女性的參與，但沒有做

進一步的探討。

女性在公民運動中的角色,《關愛之家》和《中原紀事》也有呈現。比如像片中高耀潔醫生（高老師）這樣的知識分子,和民間保持了比較密切的聯繫。但一般人們都不認為高老師和女權運動有什麼關係。其實高老師的意義,也正是在於為婦女和兒童的權利抗爭,當然包括整個愛滋病群體。但高老師她首先是婦產科醫生,是婦產科專家,她對婦女兒童患病有一種敏感。婦女生育,要出血,還有由於生育哺乳帶來的感染。她有婦產科醫生的直覺,看到了這裡面婦女兒童面臨巨大的風險,易受傷害。高老師,還有因為生育輸血感染的李喜閣等,代表了女性權利運動的一個狀態,是婦女權利運動的一種面向,這種社會性別視角的意義在公民運動中經常被忽略。

曾：您提到的這一點也許需要更多討論,婦女權利運動,公民行動乃至整個社會的各種運動,女性因更加邊緣的性別經驗或性別意識,以及對自身處境的敏感,進而採取行動,其實是長期被忽略,沒有充分討論的。

艾：《流氓燕》一片紀錄的2010年代早中期的女權活躍分子,對性別議題的認識還有女權的自覺程度,和以前完全不一樣了。她們有意識,就是要做一場女權的抗爭,有非常鮮明的女權特色。反對性暴力,反對性騷擾。葉海燕比學院派的角色有更強的民間性。一方面是葉海燕的草根個人經歷和訴求的民間特色。葉海燕早期代表性工作者做紅雨傘運動,維護性工作者權利。她自己也是以民間女權來自我宣誓的,和官方的、體制內的比如說婦聯的女權派是劃清了界線了。我覺得這一點她是做得很好的。她把女權的民間性,這個特點加以強化,表達出來了。她以民間女權工作室做的行動以及表達的意見,都比學院的表達更接地氣,也更勇敢,而且社會批

判意識也更強烈。

　　曾：說到「民間」，魏簡在新書《中國民間知識分子的興起》強調知識分子草根性和民間性的特點[7]。他從草根知識分子的智識、文化生產以及這些產品在社會分層與社會功能中可能產生的作用的角度來討論，提出將女性放在民間知識分子版圖中心來考察。這是一種性別視角，也是從邊緣出發來顛覆主流的做法：一是傳統的知識分子學術研究的主體大部分是男性知識分子，和市場或政府體制、權力接近；二則，他們生產的主流論述、政治論述也有這種性別主導特徵。民間知識分子，自身也都是王小波所說的「沉默的大多數」，他／她們因特殊（special）而非普世的（有大眾擁護的）知識生產，並針對（尤其政治的和市場的）權力說真話、採取行動，容易被放逐到主流公共空間之外和統治階層的社會位置之外，失去讀者和聽眾，自己也變成邊緣人群。他／她們的工作，強調與基層、底層、弱勢群體的關聯，為回應社會具體的邊緣議題而行動、干預。

　　2007年，年邁的高耀潔醫生流亡美國。《女權之聲》的呂頻在2015年「女權五姐妹」被捕事件發生時流亡美國。葉海燕最近又再次因發聲而被迫遷居無定所，您和葉海燕的護照被沒收很多年了，都不能出國。

　　最近獨立紀錄片電影導演陳家坪被抄家、失蹤、監視居住[8]。不少獨立紀錄片電影導演在2012年前後陸續離開中國。女權運動、社

7　Sebastian Veg, *Minjian: The Rise of China's Grassroots Intellectuals*（Columbia University Press, 2019）．曾金燕和徐曦白正在翻譯此書中文版，即將由台灣聯經出版。

8　陳家坪，詩人及導演。2003年開始紀錄北京外來人口，2010年至2014年紀錄家長維權公民運動。2017年10月創作完成紀錄電影《孤兒》，該片2019年1月被香港中文大學中國研究服務中心收藏。

會行動和獨立電影創作怎麼走下去？

　　艾：之前作為紀錄片的起步或者是作為女權宣導者的起步，都是從體制內開始的，是從安全的中心開始起步的，在學校裡以教授的身分，或者其他人以有一定影響力和權力、社會資源的身分開始出發[9]。但當走到一定的程度，會發現你和這個體制有衝突了。作為知識分子的角色、作為一個女權運動者或者女權宣導者的角色，和體制產生衝突了。其實高老師最早體會到、體現出這樣的命運。一旦她開始介入社會問題並試圖解決這個社會問題的時候，她和權力及其權力結構就產生了巨大的衝突。這個衝突使她個人邊緣化了，也給她帶來一個不同的命運──她得以個人身分起來抗爭，作為一位醫生，作為一位人權捍衛者、作為一個婦女權益的代表者。《中原記事》、《關愛之家》這些作品都是和當時的權利運動有關係，或者說是權利運動的一個結果。

　　2005年拍完《太石村》以後，《女權之聲》的呂頻寫過一篇私下交流的文章（原文連作者本人都已經遺失）。她認為太石村事件提出一個挑戰，就是中國的女權可以走多遠。因為太石村事件把女權的問題政治化了，提出女權運動要有一個政治面向，要處理當下面對的政治問題，不能因為這個政治問題被意識形態敏感化就抽身背對而去。但是，如果因為表達女權的這個政治的面向，或者和在中國的「政治正確」產生了衝突，就退縮的話，那它就不再是女權了。不退縮往前走的話，就會碰到很尖銳的衝突，會遭遇暴力，會被邊緣化失去社會上發聲的空間，原有的位置和權利資源也會失

9　Zheng Wang and Ying Zhang, "Global Concepts, Local Practices: Chinese Feminism since the Fourth UN Conference on Women," *Feminist Studies* 36, no. 1（2010）: 40-70.

去。這是女權運動的一個分水嶺。我自身的經歷，以及高老師、呂
頻、葉海燕等人的經歷，也說明了這一點。

前兩天我才把陳家坪的影片《孤兒》看完。我們也可以從象徵
的意義上來討論它。它是一個不說話的片子，好像一個默劇。在河
北一個孤兒院，有殘疾人有成年人。影片的結尾，大概有十來個殘
疾人，有兒童有成年人，橫著坐在一個餐桌上，就像最後的晚餐。
這部片我覺得很大的一個缺點是不說話，片子裡面就有這麼多人
物，有一位牧師，聲音也很小，他讀經文，然後在教堂裡有人去唱
詩。回到孤兒院裡面，孤兒們之間的交流很少，照顧他們的人，義
工也好，神父也好，跟他們也沒什麼交流。那些孤兒，像蕭紅《生
死場》裡的人一樣，就是默默地生默默地死。整個影片好像是不採
訪的，但又不能說不採訪。如果你想要人們說，說出來的話一定是
和意識形態有衝撞的，在這裡，人類沒有辦法再說話了。不像《中
原紀事》，高老師也好，李喜閣也好，都是有很多話要說的，都是
迫不及待地要把訴求說出來。家坪拍的一部默劇似的片子，蘊藏著
時代感。你看現在中國不也像孤兒一樣嗎？我們這樣孤立的存在
著。這麼多受苦的人，也是沉默的大多數，他們不是不說話，他們
是沒有機會說話，也是沒辦法說話。如果家坪讓他們說話，這部影
片也沒法放出來，因為說出來的話一定是不可以說的聲音。拍大家
說話，就把自己弄進監獄裡或監禁的處境裡去了。他的作品像個隱
喻，整個中國的狀態好像是一個無聲的中國，人們只是默默地生默
默地死。

曾：他對觀眾提出思考發問的要求了。

艾：可能家坪是一個詩人，有個人的表達方式，對那些影像有
一種癡迷，覺得影像就夠了。但我作為一個研究者，一個研究型的
導演，會覺得一定要說話，不說話，光憑影像是說明不了什麼的。

但我依然從家坪的作品裡，學習如何用他的方式去看他的作品。從他的作品也能理解中國獨立紀錄片電影的一個階段。現階段的狀態是人們可以接觸到很尖銳的問題，但是不能把那個尖銳的問題明白地說出來。當你想要說的時候就是你和作品同歸於盡的時候了。

但很多人都在準備，在做，為未來做。紀錄片本身就是個時間的藝術。像我關注的老一輩，一個接一個離世了，我們要想方法留下他們的證言，大家的工作也並沒有停止。只要有機會——這個機會就是時間，只要不放棄，未來大家會看到很多好作品的。

曾金燕，香港大學社會工作及社會行政學博士。研究與創作涵蓋中國的知識分子身分與社會行動、社會性別與性、文化與政治、少數民族與女性書寫等主題。出版專著《中國女權：公民知識分子的誕生》（2016），製作發行獨立紀錄片電影《自由城的囚徒》（製片、聯合導演）（胡佳、曾金燕，2007）、《致劉霞》（劇本）（Trish McAdam，2015）、《凶年之畔》（製片）（聞海，2017）、《喊叫與耳語》（製片、聯合導演、攝影）（聞海、曾金燕、Trish McAdam，2020）。

新冠啟示錄：
從全球化到人類世

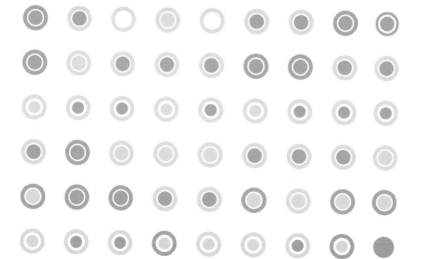

序言

　　新冠肺炎在人類日增的獨斷與對抗中，突然來到。而且這次是乘著全球化的翅膀降臨，疫情的規模也遠超過過去的任何一次。疫病已不只一次狙擊人類，但在科學發達、文明日盛的條件下，疫情卻是於今尤烈，不免讓人尋思，這到底是人類的宿命，還是有以致之？從全球化到人類世，我們是不是早已預見今天的景況？甚至有可能避免這種災難的發生？或者以人類文明的發展路徑及慣性而言，大型全球性災難（包括災民遷移、氣候變遷、糧食短缺、水資源枯竭等）只會日甚於一日？

　　面對新冠病毒史無前例的衝擊，全球在驚恐之餘，各方都開始思索下一步應如何踏出。但最關鍵的當是態度：我們應該如何面對病毒。眾多把與病毒的斡旋視為一場戰役，甚至奮鬥，都可謂延續了造成疫病的邏輯，從而掩蓋了此事件的重大訊息，也會使得病毒以更激烈的形式不斷回返、永無止期。簡單的講，我們不是在面對「一隻」病毒的侵擾；病毒是一支秘密鑰匙，在剎那間開啟了命運之門，讓我們窺見人類文明的終結已迫在眉睫。換言之，新冠病毒讓我們透過人類文明的極致之一──全球化──看到了人類成為地球之主人的悲劇──人類世（the anthropocene）。全球化原先被視為歷史的終結，乍看人類從此將統一在新自由主義的天堂之中，但就在新冠來到的瞬間，其光鮮的表象剝落殆盡，露出了人類世的真

象。究其原因恐怕是自文藝復興以來日漸增的人類中心主義，迄今已將全球的災難性走向拉近了「無法逆轉點」（point of no return）。

　　而新冠可謂全球化與人類世的合體。從今以後，我們已無法忽視全人類／全地球之間緊密相連、禍福與共的事實。人類必須齊心解讀並落實新冠帶來的啟示。也許我們可以把新冠視為一頂荊冠，最初的荊冠雖由逝者孤獨的頂起，而我們則應讓生者能夠集體承擔。因此，我們需要的是一種新的生活方式，一種人與人、人與自然重新互相認識、學會彼此尊重的生活方式。啟示錄的魅影比任何時候都接近我們，正因如此，我們也要讓自己比任何時候都更清醒。

　　於是，忝據知識界的最前沿，臺大人文社會高等研究院在疫情正熾的人間四月天，舉辦了這個論壇，請到醫學、歷史、文學、風險治理、經濟、國際關係等不同角度，反思此次疫病與全球化及人類世的因果、糾結與啟示。希望能透過對荊冠的承擔，共同允諾新冠不再的未來。

　　　　　　　　　　　　　　　　　　　　　　　　廖咸浩

瘟疫：

台灣社會的終極恐懼與挑戰

石富元

　　台灣過去就是個充滿瘟疫瘴癘之島，只是缺乏文字歷史記載。年輕時喜歡拍攝一些廟會的照片，其中最壯觀之一就是王爺信仰之燒王船儀式。王爺信仰的傳說之一，池府千歲原先是唐朝一個進京趕考的考生，在路途當中，寄宿於某客棧中。晚上睡不著在井邊溫習功課時，遇到一個人鬼鬼祟祟的拿著一包藥粉要往井裡丟，他就問在做什麼。那人跟他說自己是天神派來的使者，因為這村莊居民對神明不敬，所以上天要降瘟疫在這村莊，讓他們全滅。這考生心中一驚，想要挽救這村民，就跟他說你這瘟粉，能借我看一下嗎？那使者不疑有他，就把瘟粉給他看。他一把搶過瘟粉，全部吞下，結果立即毒性發作，眼睛突出，全身起水泡發黑死亡。上天憐憫他捨己救人的忠義，就讓他成為神明，四處巡察。

　　一個儀式能流傳下來，可能有其實證上的理由。如果該村莊流行的是鼠疫，燒王船前的繞境及敲鑼打鼓、放鞭炮就能把鼠類驅趕到別處，到處灑雄黃酒可以有滅菌的效果，進行這些儀式整個村子瘟疫就突然會停下來。人們並不知道背後可能的科學原因，但是知道這有效地控制瘟疫，而歸之於燒王船送走瘟神，一代傳一代就讓這宗教習俗延續下去。可想而知的，病原只是被老鼠跳蚤帶到別處，所以其他的村莊可能會有瘟疫發生，而且幾年之後可能會再度發生

瘟疫，因此到處都有燒王船，而且幾年就要進行一次。

　　台灣那時民智未開，先民面對如此生存的挑戰，只好歸諸上天的懲罰，但是生物病原對於當時外來入侵的所謂先進國家人民，一樣構成生命的威脅。中法戰爭的法國的將軍孤拔，攻占澎湖之後（1885年3月）三個月，就死於腸胃道的傳染病，很可能是霍亂。在台灣割讓給日本之後（1895），北白川宮能久親王率領日軍占領台灣，5月底登陸澳底，當年10月下旬就占領全台灣，但是六天後在台南就因霍亂而死亡。日本的第七任台灣總督明石元二郎，據說感染了當時世界流行的西班牙流感，雖然一度病情好轉，但是在返國述職時突然惡化去世，遺體歸葬台灣。這三個例子顯示，即使是先進國家達官顯貴尚不能倖免，更何況一般市井小民。

瘟疫控制需要社會總體的因應

　　我們從台灣發生於一百多年前一次霍亂疫情（1919）的控制，來看先民社會如何控制瘟疫。當年瘟疫的源頭可能是來自大陸的華南一代，在當年七月澎湖的風櫃尾就有通報十二名霍亂病人，只是因為是偏遠離島，沒有獲得重視。同時期日本有一個古董商人木津丑之助，從中國福州搭乘湖北丸從基隆港入境之後感覺全身不舒服，隔日到台北醫院就診，被懷疑是霍亂，轉送到當時台北地區感染醫院稻江醫院隔離收治。隔天以顯微鏡檢驗確診是感染霍亂弧菌。在這就醫的過程當中，瘟疫就在松山、大稻埕、士林、基隆及汐止等地蔓延開來。那年的夏秋兩季霍亂的疫情以台北地區最嚴重，文獻記載總共1633人得病，而死亡率高達80％。如果拿當時也流行到台灣的西班牙流感做對照（1919），雖然數萬人得病，但是死亡率只有3％，與目前新冠肺炎的死亡率相當接近，可以知道當時

霍亂疫情的可怕。

面對這疫情的挑戰，在那時候還沒有抗生素來對抗細菌，病人只能進行支持性治療，當時的日本政府採取所謂的六大防疫措施來因應霍亂疫情。第一就是實施海港檢疫，進行入境管制與檢查；其次就是隔離治療，對於染病的病人送到隔離醫院去集中收治；第三是環境的大規模的消毒；第四是交通管制，以現在的說法來講可能就是所謂的封城；第五是衛生宣導，那時候沒有電視電影，只能以幻燈片來提醒民眾一些健康的知識；最後就是進行民眾預防注射。這樣的應變，雖然最後付出了相當大的代價，但是至少能夠把霍亂疫情控制住。在那個時代，現代的醫學檢測及治療技術都還沒有出現，所以只能採用公共衛生的隔離措施。可是對照現代醫學治療非常先進的時代，疫情控制一樣還是需要依靠這些古老的措施。可見傳染病的控制，不能只把希望寄託在醫療技術的進展，公共衛生及社會各層面的整體應變機制占有非常大的重要性。

從學理上來說，瘟疫的控制有所謂的「傳染病三角」。第一個是「病原，致病的微生物，例如現在的新冠病毒；第二個部份就是「宿主」，受害的主體，就是我們人類，或是包含其他的動植物；第三個就是「媒介」，把病原攜帶到宿主導致染病，例如飛沫、空氣、接觸、食物或是病媒蚊等，每種傳染病都不太一樣。這三角形裡面只要能夠阻斷其中的一個連結，疫病的傳播就會停止。所以解決疫病之道，不只著眼於細菌病毒的處理，更必須整個社會層面一起看，特別是必須要融合生物跟社會人文的環境，這樣才有辦法做一個好的傳染病的控制。

急性呼吸道症候群的教訓與學習

　　十多年前（2003），台灣經歷過一次冠狀病毒的疫情，在四個月的時間，台灣總共有近七百個案例，其中七十三人死亡。在這段時間，許多醫院發生院內感染，有多名醫護人員死亡，社會也經歷過封院的恐慌、搶口罩、搶物資及對經濟的重大衝擊。

　　在那時候，本人已經在急診室擔任主治醫師，必須第一線處理這些可疑的病人，後來也因為急診院內感染的因素，被隔離了十天。親身經歷這些隔離措施，才會對於民眾被隔離時的生活及心理衝擊有比較深刻的體認。除了沒有辦法取得生活必需的物資外，面對社交上的污名化及心理上的高牆阻擋，這些都是在決策制定端不會感受到的。當每個人都戴上口罩後，人與人溝通中的微笑就看不見了，生活上充滿了肅殺之氣，每個人似乎都是躲在面具之後。而且一旦有出現發燒呼吸道症狀，就必須面對疫調，坦誠交代最近有接觸到哪些人，那些人也會被調查，感覺很像白色恐怖的麥卡錫時代。為了避免牽連到別人，盡量讓自己社交完全孤立，不與任何人談話或是見面。這二十多年來，台灣經歷過很多災難如地震、颱風、水災及空難等，但是其他災難讓人緊密結合，疫災卻是會讓人疏離，這是完全不同的心理感受。

　　沒有想過在這麼短的時間內冠狀病毒又重新回來一次，這次造成的規模遠遠超過當年，世界上幾乎每個國家都捲入，而且染病及死亡數目都非常大，經濟的衝擊也是世界性且史無前例的。傳染病生物的防護的主要重點在於傳播途徑的阻斷，這次冠狀病毒重新偷襲，傳染途徑類似，症狀更加模糊及多元，醫學治療他有其極限，而且也沒辦法短時間之內有重大突破，所以只能靠每個人的行為調

適及這整個社會調整機制。台灣由於之前的經驗,所以很短的時間內民眾已經完成行為的調整,2月時在大眾運輸上,每個人幾乎都戴口罩而且低頭靜默不語,非常多的機構都已經採用紅外線體溫量測及在外面臨時加設的洗手槽洗手後才能進入。像這樣,整個社會行為都已經做適當的調整,萬一有一確診個案發生,疾病也不會立即傳播非常多人,星星之火不會立刻釀成燎原的大火。

應變特色上產生的人性社會轉變

在生物病原災害應變上的特色,有可能會影響人心人性。例如,只要是任何一個小的破口疏忽了,都可能產生很可怕的疾病傳播。這就類似《韓非子》〈喻老篇〉中所說的「千丈之堤以螻蟻之穴潰,百尋之室以突隙之煙焚」,一個小細節的疏忽,就造成大局的全面潰敗。「大行不顧細謹,大禮不辭小讓」,這種一般應變上抓大放小的原則,在生物病原是會形成破口的。但是這樣也讓人變成每個小細節都斤斤計較,求全責備,很容易忽略了整體的平衡,形成了反應過度,輕者影響了情緒,重者產生新的二次災難。

生物病原災害有可能是新的疾病,醫學對這疾病的了解如果不夠,那就可能會有很多措施事後證明是錯誤的,只是當時並不清楚。大陸小說家二月河在《康熙帝國》裡提到康熙幼年時清宮發生了天花的瘟疫的情形,社會上青年人問老者:「宮裡出了惡疾,為何不准我們炒豆潑水呢?」。老者回答:「天花如豆,越炒越大,因而不得炒豆;天花出水,性命垂危,因而不准潑水」。現代科學已經排除這些想法,可是三百多年前對天花的了解程度不夠,這想法可以理解。不過這種「超前部署」的作法,對於人民生活造成重大影響,形成恐慌,對於防疫卻沒任何實質的幫助。根據行為科學家的

分析，危機時期人的理解能力會大幅下降，甚至失去理性判斷能力，往往會讓人回歸到原始的自私本能，形成很多極端但是無益於防疫的作法。

經濟及社會衝擊的可能主因

地震、颱風或火災會造成金錢及財物的損失這很容易理解，但是傳染病的發生，沒有一個路燈破壞，沒有一間房屋毀滅，其鉅大的經濟損失怎麼來的？雖然台灣目前的病人數及死亡數相較於他國還不多，相較於每年生病死亡的人數更只是九牛一毛，但是百業之蕭條且持續時間之久，卻是世界各國都有的情況。經濟受損的主因，不在於疾病或是死亡，而在於為了防疫而產生的防疫管制措施，以及民眾因為恐慌而採取的行為調整，影響了各項經濟活動，這些經濟活動的減少，導致了金錢流動的停止。例如大家不能出國旅遊、聚會聚餐、群聚娛樂，很多觀光旅遊及商業活動就被迫停止，賴以為生的從業人員及相關供應商其生計就會產生重大的損失。可是如果我們不做採取這些措施，任由疫情發展，到時候對健康的衝擊可能必須封鎖範圍更大管制更多，損失更大量的金錢。

雖然說管制的措施有其必要，但是要非常的小心這對這整個社會經濟的影響。這段期間活動都要採取一些管制防護措施，例如進出任何機構都要量體溫，出門幾乎都必須戴口罩，進出醫院，不管你是否來看病，必須帶健保卡查核是否有出國旅遊史，公共空間所有的人與人都必須保持一定的距離。有些作法有防疫的必要性，但是都會對於各種社會活動產生很大的不便，取捨之間，必須要有所考量。

如果有個案例確診，我們必須去進行疫調溯源，追蹤溯源個案

在過去的時間有接觸哪些人、到過哪些地方，把所有可能已經感染但是尚未發病的人先檢疫，以免在不知情的情況下傳播給更多的人。這種疫調，常常就會因為疾病的傳播而讓人群之間互相怪罪。一般情況下我們會傷害不認識的其他人，不會害朋友，但是會相互傳播疾病的，通常是比較親密的人。病人才是真的受害者，他根本不是故意要傳染給別人，但是我們會給病人貼上標籤，這就會導致人群刻意地疏離成為一個個小圈子，避免互動。在疫調中交代過去行蹤的時刻，我們會經歷到類似白色恐怖盛行時代的感受，明知道供出了別人，他也要接受調查及很多的麻煩，雖然知道最後可能會沒事，但是道德壓力是一定會有的。這些情況加上口罩掩蓋了笑容以及大部分臉上的表情，這更形成了人群的疏離。

展望未來價值觀及社會行為的調適

我們現在去看幾個月前的照片，會覺得恍如隔世，私底下時常感嘆還要過多久才能回到過去的生活，甚至懷疑我們是否能回到過去的生活。根據幾次人類大瘟疫及醫學的進展來看，只要再一段時間，新冠肺炎的疫情終將落幕，只是不知道要付出代價的大小。即使到時疫苗還沒有出來，特效藥也還非常遙遠，歷史上的大瘟疫例如西班牙流感也是這麼樣地結束。

但是我們更確信未來還會有新的病原在等著我們，未來人類的發展就會是一次又一次的疫災挑戰，在傳染發生、恐慌、隔離、發現疫苗然後恢復，準備面對下一次的病原嗎？

在生物科學上，這確實是事實，因為病毒會逐漸變種與演化，我們無從猜測下一次的挑戰而預先做出疫苗。然而在個人行為及社會行為的調適上，歷史上一次次的瘟疫都是靠它來因應，這方面則

是一個價值選擇的問題。我們處在一個人類發展的十字路口上，我們是希望追求經濟發展，物資充裕但是有可能會受到這些生命的威脅，還是選擇一個群體健康但是物資上不是很充裕的方向？是希望地球上所有的國家變成一日生活圈，形成地球村，密切互動與往來，還是雞犬相聞但是老死不相往來的桃花源世界？我想未來必須取得一個平衡點，能夠兼顧部份經濟繁榮、個人的自由便利與隱私保護能夠確保，但是同時也能夠兼顧群體的安全，大我與小我之間能夠適度地平衡兼顧。這些問題的抉擇，是群體價值觀的調整，遠超出醫療公共衛生的專業。從我們過去應付一次次瘟疫等重大危難的歷史，或許可以找到指引我們未來的方向。

美國前總統甘迺迪辦公桌上有一個座右銘，寫著「上帝，大海如此遼闊而我小船渺小」，據說這是某地方漁夫出海捕魚前的祈禱文。我們每個人都必須要了解到人類只是大自然的微小部分，我們必須敬畏大自然，這是仁者不憂。面對未來挑戰，小羅斯福總統說過名言「我們唯一須要恐懼的，就是恐懼本身」，在危機時刻，我們必須用實證的精神去分析目前的困境，並找到適當的解決方式，而不是驚慌失措的推出各種斷然處置，這是智者不惑；而在危機過去，我們必須勇於面對過去發展失衡的缺失，理性地找到新的平衡點，完成新的集體行為調適，如此未來才可能真正的勇者不懼。

石富元醫師，臺大醫院急診醫學部主治醫師，台大醫學人文博物館展出組負責人，前衛福部台北區緊急醫療應變中心執行長。

回到未來：
重訪世界史上之疫病

熊秉真

　　很高興有機會在臺大人文社會高等研究院的邀約之下，跟大家來談一談全球遭遇到傳染病的時候，從歷史的角度來看，可以有什麼樣的一些反省或考量。最近如果大家注意國外的媒體，或者聽到同仁之間常常講到的一個問題，就是在遠近的媒體常常誤用的一個字， unprecedented，史無前例的：新冠肺炎這件事情，是從來沒有的遭遇。大家的感受是這樣子的。但是呢，真從世界史來看的話，不管是傳染病、區域乃至於橫行各地的傳染病，plague、epidemics、pandemics，在世界史上，遠遠近近都是發生過的。既然我是學歷史的，我想藉這個機會讓大家看看，世界史上，比較重大的一些橫行的傳染病，是不是能藉著史學（一個事後聰明的學問），而能夠比較清楚的，想像未來的可能性，雖然歷史並不是一個算卦的行業。

　　這是我簡單的題綱：

1. 兩相情怯：人文與生命科學間之迎拒
2. 史若為鑑：尋找健康與生態之蹤跡／史學安恙篇章之浮世
3. 重訪佩洛玻尼西亞戰爭（Peloponnesian War, 430-427 BCE）
4. 終結黑死（1347-1351）
5. 肺鼠疫／腺鼠疫：香港（1894-1896），東北（1910-1911）
6. 西班牙流感（1918）

7. 沙士／非典之彩排（2003）

8. 於今尤烈（2020）

9. 假如歷史是真的： 新的通史，專史，斷代史，國別史？

10. 警世恆言：如何之啟世／啟示？再怎麼記錄？

一

　　這十個主題大致上可以分成五組: 前面第一二項是想談談人文與生命科學的關係，現在看來學科關懷其實可以是很近的，但是彼此的合作常常還需要像台大高研院給大家製造這樣的機會。假設我們說以史為鑑，可以知興替，如唐朝魏徵上太宗十疏書說的，那麼史學如何讓各種的〈安恙篇〉能夠浮世，也就像在生命科學想重訪健康與生態的歷史蹤跡一樣，能給當下在時空上一個更好的立足點，是一個很重要的出發點。下面，我提了五個可能大家或多或少聽過的世界史上的重要疾疫，包括西元前第5世紀的雅典瘟疫、中世紀歐洲的黑死病、近代中國東北的鼠疫、一戰時西班牙的流感，以及大家所熟悉的SARS。最後，再跟大家談談，史學本身可以如何多盡自己的責任，讓大家在學中國通史、近代史、國別史的時候，疾病跟生態的篇章不至於遺落。以之思考此次廖咸浩老師所說的〈啟世錄〉，有一個警世的聲音。

二

　　其實在東西方藝術作品中，從來不乏關於身體經驗之呈現，如宋代的灸艾圖。到了近代，小說與電影中更是常以身體經驗為素材。到了20和21世紀，人文科學和生命科學間，彼此關係越來越不能分。

追溯歷史足跡，不論是去看現代的希臘雅典（臺灣年年有很多遊客去希臘），或各類遺跡或藝品，大家常會想到古往今來，不免對自己現今身世醞發不同的感觸。

三

最近幾年因為考古的發掘，對於雅典在佩洛奔尼撒戰爭（431-404 BCE）中的經歷又有一些新的認識。雖然以前大家已經聽過希臘當時的歷史學者修西底底斯說到，在戰爭初期（430 BCE）雅典當發生了瘟疫，但是一直要到了1993與1994年，考古學者在雅典附近發現了近千座小墓和一座龐大的亂葬塚，才證實了修西底底斯的記載。在這亂葬塚中，可以看到約240具男女老幼的遺體，包括十數個兒童，在匆忙慌亂之中被疊葬在一起，連土都來不及堆。讓當今古典研究和希臘史學者，更深切體會到，那次戰爭中同時發生的流行病，如何攸關全局。因為有周遭外人移入、加上戰爭產生的難民營，人擠人，飲食、營養、衛生情況都不理想，所以爆發了大規模流行病。這個流行病傳染擴散四周，讓斯巴達人驚恐於雅典人的遭遇而收兵。估計雅典在這場瘟疫中有四分之一的人口死亡。雅典受此打擊之後元氣大傷，最終敗給了斯巴達，也失去了希臘世界的領導地位。

四

另一個大家可能聽到比較多的瘟疫是14世紀的黑死病。雖然中古曾被稱為黑暗時代，但其實在黑死病以前的中古，有其車水馬龍的一面。至於黑死病，當它在四到五年的時間內，奪走歐洲從東到

西二分之一到三分之一的人口以後，留下的歐洲又是什麼樣子的
呢？讓人意想不到的是，黑死病流行固然是個慘絕人寰的過程，但
也留下很多藝品。黑死病後，因為勞工缺乏，人工變得昂貴，商業
和都市復甦以後，竟也帶來了威尼斯商人般的生活場景，以及馬可
波羅溝通東西交流之後漸為眾人仰慕的文藝復興。文藝如何得以復
興呢？又復興了些什麼？黑死病之後（未必是黑死帶來的結果），
歐洲所淨空後的可能性，林林總總。也就是說，無論多麼慘烈的瘟
疫乃至全球性的傳染病，都有所謂的某種「事後」，雖然我們現在
仍置身其中，很難想像新冠肺炎以後的世界是怎麼樣，也可能看不
清楚前塵往事。

　　歐洲中古時代的醫院，多半由教會和慈善團體建成，當時大家
在悲慘錯愕中，能成功營救的人少，但留下的蛛絲馬跡，多半在描
繪黑死病，以及此前、以後、不斷反覆發生的流行病及傳染病所給
大家留下的印象：恐懼、挫折、無助。

五

　　古代之後，對於近代我們可以說些什麼呢？可能大家聽過東北
鼠疫，這是在辛亥革命發生的時候，1910年底與1911年初的事情。
也就是說，眾所悉知的歷史怎麼說，不少取決於歷史書寫決定把重
點放在什麼地方。鼠疫，不論是肺鼠疫或腺鼠疫，就像在東北鼠疫
以前曾一度流行的所謂「香港鼠疫」，在香港和廣州之間流竄，雖
然一般人知道的不多。當時的病人、百姓也往往覆覆，束手無策，
過了兩三年的時間。現在還可以看到的，有東華醫院留下的中醫跟
西醫分別處理災民或者病人的紀錄。據李三元先生所研究的十萬筆
以上的醫病紀錄看來，其實在19世紀末、20世紀初的時候，中西醫

的表現難分軒輊。不管是在南方的香港、廣州、雲南,或是東北,就急性瘟疫而言,大家多半是束手無策的。至於伍連德在晚清受召回國抗疫,以他在劍橋的訓練,開創了一個新的防疫局面,最後也成功的在瀋陽開了第一次的世界防疫大會,確實展開了世界史上的新篇章。這也可以引起大家的疑問:在歷史上的焦點與載記,辛亥革命前後,到底是要多談廣州起義、武昌起義,還是要多翻閱東北疫病前因後果的篇章,正是今天我們可以討論的問題之一。換句話說,滾滾歷史洪流中,我們知道了什麼,或者遺落了什麼,關係在於大家決定怎麼看歷史,在於任何當口應重視些什麼問題?覺得個別生命與宏觀的政治與經濟大事間的關係是什麼?也是大家會聽到其他學者所要申述的,或者最近看到Bill Gates問大家的,真在關鍵當兒,大家決定是要保命,或者是要錢?

六

　　有一場在西方談得比較多,在中國及東亞談得較少的大疫,通稱「西班牙流感」,這是在1918年、一次大戰的後期、接近結束時發生的。它奪走了全球人口最少兩千五百萬,比一次大戰、或者甚至二次大戰歐洲戰場死亡的人口都多。之所以叫西班牙流感,其實在名稱上就有問題,因為它是從美國南方開始的,西班牙沒有參加一次大戰,但是大家以訛傳訛把不雅的名號留給了她。如今大家對這次新冠肺炎的正名之爭,重新再看一百年前西班牙流感,似乎想要從一個終極的夢魘之中醒來,看看這百年後的人間世,人跟微生物之間的紛爭跟掙扎。

七

　　沙士／非典，發生於2003年，距今只有17年，許多人，包括臺北的計程車司機，或夜市的小販，都說他們是記得的。也因為非典／沙士，整個東亞，包括香港、臺灣、大陸，相近的韓國，新加坡等地區，對於傳染病，都有切身之痛引起的警戒。其實像許多流行病在近代的發現，靠的是人文學者，流行病學同仁專家，加上語言學家，一起走進中國的雲南、越南、以及廣州之間的山區，去了解調查。上次雖然臺灣痛失了數十位同胞，包括醫護人員，但是當時每一天的報導、以及和平醫院封院對大家的衝擊，眼見醫護人員被感染以及早期的犧牲，確實造成了強烈的震撼，不知不覺中為現今大家的處境，也就是冠狀病毒，在個人跟社群層面有了一些與歐美其他地區民眾不同的感想。流傳的一些議論，關懷的爭議，也迥然兩異。與其他地區的人對比，可以明顯看到曾有這個疫區經驗所學得的警戒。

八

　　最後，我想用一兩分鐘的時間，做一個嘗試。因為這個會議名稱提到「啟世」，我們可以問，想啟什麼世或如何啟世？一般在新聞媒體上，不管國內外，英文，中文，各種傳媒都說，眼前是一場爭戰，冠狀病毒是全民看不見的敵人。但是病毒真是人的敵人嗎？其實我們現在挖掘歷史語言學，中文如何把virus，濾過性微生物，叫做病毒，而不是給了像「細菌」這樣一個中性的命名，本身就值得討論。就像是在經過多年的爭執、反省和討論，很多原本帶有偏

見的詞彙，都有了新的稱呼，譬如新住民，或是同志等等。如果當
下嘗試用一兩分鐘，以第一人稱，想像冠狀病毒對人類的發言，它
會怎麼說呢？它們會不會想說，我們冠狀病毒其實作為微生物，跟
大家共處這個地球，已經有非常長久的年代。遠在沒有人類以前，
跟不知道多久以後，我們virus的族群後代，包括冠狀病毒，或是其
他濾過性病毒，仍長相左右與大家不斷相逢，或近或遠，多半時候
相安無事，而且我們作為濾過性微生物，對於人，這另一類生命族
群，不能說沒有貢獻。如人常說的，在「人世間」（anthropocene）
相處在地球上，生命若能繼續下去，同時讓別人活下去，to live and
let live，是不是作為濾過性微生物的我們，也可以用同樣對等的聲
音，跟人有個商榷，有些對話呢？

九

再來，歷史學不是沒有值得檢討的地方。過去千百年間，史學
給大家帶來了什麼，有人說每個人一輩子學了四次歷史，小學、國
中、高中甚至是大學的通史、近代史。但是這些通史、專史、斷代
史、國別史為什麼很少跟我們講些真正切身、日常的、真正需要的
知識呢？

十

歷史會給大家帶來怎麼樣的警戒和提醒？廖老師所說的啟世是
什麼？要怎麼承載記錄這個「啟世錄」？大家可能聽過晚明有所謂
的「三言四拍」，有「醒世恆言」，有「拍案驚奇」等等。如果新
冠肺炎確實有個事後，它一定會有事後，那麼現在大家當下的經驗，

必須是一個、又如何是一個「警世恆言」，同時讓人在各個地方覺得拍案驚奇？原因當然是少人料到。但這少人料到又是因為眾人看錯些什麼地方，因為焦點在世界史上的何方何事，於近於遠，身邊遠處都模糊了焦點，所以提醒總在他方？

　　熊秉真，香港中文大學歷史學教授及台灣研究中心主任。研究領域包括近代中國社會文化史、近世兒童史、中西性別研究、中國醫療文化史。專著有*A Tender Voyage: Children and Childhood in Late Imperial China*、《童年憶往：中國孩子的歷史》等。

國王的新冠：
現代性、瘟疫想像、傳統智慧

廖咸浩

　　美國小說家傑克倫敦所撰的《荒野的呼喚》（The Call of the Wild）這本充滿生態關懷的小說馳名於世，也建立了他在生態文學的聲譽。然而，他在1910年出版的篇短小說〈史無前例的入侵〉（The Unparalleled Invasion）在中文世界雖不甚知名，卻可以讓人對他完全改觀。小說中描述的是，面對中國在20世紀人口爆增而如瘟疫般往鄰國強迫移民，西方以軍事行動干預但毫無效果之後，有人想到以病毒來對付中國，而於1976年在美國的號召下，全球以軍隊船艦在所有的海陸邊界將中國團團圍住，然後再由飛行船在高空施放各種各樣的病毒，讓中國人大量染病死亡，逃至邊界者則一律格殺勿論。幾年後西方再進人中國全面消毒，順便將殘存的中國人徹底滅絕。最後再從全世界的白人國家移民至中國，並從而世界帶來空前的和平與盛世。這是以關注生態及社會主義胸懷知名的傑克倫敦突發的狂想嗎？不，這是他的懸念之一。他曾在1904日俄戰爭期間在中國戰場報導時，寫給《舊金山考察報》的一篇題為〈黃禍〉（Yellow peril）的文章中已經使用了不少小說中所採用的內容，甚至語言也極為相似。而在1909他也寫過一篇〈如果日本叫醒了中國〉（If Japan Awakens China）的文章，一樣憂心忡忡的擔心中國崛起、危及西方。尤其最可怕的是，中國人口眾多，不用武力都可以淹沒西方。

於是在這篇小說中，他提出了後來希特勒口中的「最終解決方案」。（Swift）顯然，26年之後，日本人聽到了。在東北的731部隊已做了不少細菌戰相關的實驗，而且在好幾場中國戰場的戰役都已經小規模使用。32年之後，希特勒也聽到了。只不過猶太人散居歐洲各地，無法採用這個方式。

小說中把中國人想像成如瘟疫般無法阻擋，可謂人類對異己的終極想像。而以細菌或病毒進行種族清洗滅絕也是回應「人形瘟疫」的終極版本：對方是瘟疫的話，我自以瘟疫對付之。這也是當代「生物政治學」的終極想像。

提這篇小說的目的是因為，這個故事幾乎觸及了本文要討論的每一個主題：

> 瘟疫的想像：它是什麼？來自何處？
>
> 此想像之延伸：誰是瘟疫？
>
> 瘟疫如何解決？：阻絕於門外，並加以撲滅
>
> 如何面對內在的邪惡？：疫病真正源頭（包括真正的或想像的疫病）

在中西的歷史上，對瘟疫都有兩種並存的解釋：一是上天的懲罰，二是邪魔的作祟。

前者指的是上天或上帝對人類不遵守道德規範所施加的懲罰。（Cooke；林富士）如聖經中的埃及瘟疫或希臘神話中底比斯的瘟疫。前者是上帝用以懲罰埃及法老對他的不敬（利未記），後者是奧林帕斯諸神對伊底帕斯的傲慢所予的懲罰。中國對疫病的記載早期比較簡略，但到了漢代以後，除了歸咎於水土環境之外，也會開始反省是否人的行為本身有以致之？也就是說，瘟疫是上天所降的

災難，用以警告為政者的施為可能踰矩。（林富士）

而認為疫病來自特定鬼魅的想像，則引發了各種各樣驅邪的企圖。比如古希臘知名的「罰馬剋死」（pharmakos），或聖經中的「代罪羔羊」（scapegoat），中國的儺，以及流傳至今的王船祭，皆有此意。只要把災難趕出去（多半是趕到文明之外的荒野或大海），疫病就會消失，一切就會恢復正常。

所以，一種是經由自省以找回人與世界間恰當的關係，一種是怪罪他人並且以排除想像的代罪羔羊來象徵性「解決」問題，這是人類面對疫病時的兩種不斷辯證、且也常常並存的的態度。很遺憾的是，認為疫病是上天的懲罰的看法，隨著科學與科技的發展逐漸消失之後，關於疫病是來自邪魔的原始恐懼，不但沒有因此消失，甚至隨著科學的控制力增強而與時增長。原因之一也是因為科學科技的哲學本來就是將有害者排除。

西方自古這一個路徑的疫病想像，多半認為疫病起因於陌生人。一開始認為瘟疫是由陌生人所帶來，後來因為恐懼而經由「隱喻式推衍」演變成了陌生人本身就是瘟疫。經此，瘟疫與陌生人逐漸成了孿生兄弟：瘟疫來自陌生人，而陌生人常有如瘟疫。因此，瘟疫期間對外來人口的敵視，其來有自。這次新冠病毒疫情爆發以後，在歐美的亞洲人遭到歧視固然非常典型，但在臺灣內部對於武漢甚至大陸臺商毫不保留的歧視，乃至後來對所有海外回國的臺灣人的敵意，更是大家親眼看見、甚至親身參與的現象。（這也就是阿岡本說的「神聖之人」（Homo sacer）。）但是對外國人（歐美，或日本）反而很少有敵意，這是為什麼？在這裡我們就看到了撒依德所謂「東方主義」的問題。我們需要追溯一下西方疫病的歷史。

就疫病而言，西方對亞洲如此敏感，也跟黑死病據傳與蒙古軍隊西征有關（當然這也可能是栽贓）。雖然，將疫病與黃種人聯想

之前，西方已經率先屠殺了大批的猶太人（因為當時猶太人是歐洲人數最多的「外來人口」，而且猶太人前此已經不止一次被用作「代罪羔羊」），但最終黑死病與黃禍又結上了不解之緣。這個聯想讓西方從此動輒將亞洲人，尤其是黃種人視同瘟疫。這種東方主義式的聯想，其實與當時的社會條件並不符合。當時中國與印度都比西方在各方面都先進許多。（Dussel; Abu-Lughod）

　　而這種想像也非始自今日。比如說最近非常有名的修西底德斯（Thucydides）在他的傳世之作《伯羅奔尼撒戰史》中，便描述了當時發生於雅典、造成三分之一人口死亡的瘟疫，但他不免說疫病來自伊索匹亞，傳入埃及後再進入雅典。而20世紀初德國作家湯瑪士‧曼所著《威尼斯之死》的主角艾申巴赫最後死於疫病，而文中對此疫病來源的描述就是來自印度恆河那既濕又熱、當然免不了髒亂的遠方。在2010年，紐約時報還報導了最新科學研究認為黑死病起源於「中國或中國附近」。

　　20世紀末以來隨著各種全球化而出現大規模人口移動（尤其是難民潮），更強化了西方對於所有外來人口「東方主義式」的敵視。

　　蒙古西征這個歷史事件，另外還凸顯了一個關於疫病的特質。蒙古跨歐亞大陸的統治所形成的「蒙古安全架構」（Pax Monglica），常被當代學者視為第一個全球化時代的來臨。但關於黑死病來源的傳聞也讓人意識到，瘟疫不請自來，而且勢如破竹，並且在短時間之內橫掃數十、甚至上百個政治體制，幾乎可以說是最早的「另類」全球化力量，只不過是人人恐懼的全球化罷了。

　　這正是今天西方反全球化主要的理由，但是跟當年傑克倫敦那個時代西方人反移民及反混血的原因並沒有差別：外來人口如「瘟疫」一般，不但會搶走工作機會，更重要的是會污染種族的純粹，乃至造成種族的滅亡。（Young）一個眾所周知的謬論就是，白人

和猶太人混血，生出來的還是猶太人。黑人的身分更是立足於「一滴論」（one drop of blood）：「有一滴黑人血」，就是黑人。這種東方主義的想像最後更堂而皇之的理由是：這些落後人種（或「人形瘟疫」）也是造成一切問題，包括生態問題，的根源。

看看以下這位美國知名的激進生態學者大衛‧福爾曼（David Foreman）的言論，就可以舉一反三：「人類已經變成了一種病，就是『人痘』」。（We humans have become a disease, the Humanpox.）或「我認為人口過剩是今天地球最根本的問題」。關鍵問題當然是：「人口過剩」發生在什麼地方？北美洲或歐洲嗎？當然是第三世界。

這就是為什麼在西方通俗文化中以疫病為主題的作品，竟然至少有兩部談到恐怖分子想要以能讓人不孕的病毒來扼止全球人口膨脹的問題。而更讓人驚恐的是，丹‧布朗在《達文西密碼》之後的小說的《地獄》一書中，主角在發現恐怖分子之病毒意在讓全球三分之一的人口不孕時，竟覺得不必做任何挽回的努力，因為畢竟地球確有「人口過剩」的問題。

然而，疫病的來源雖然往往無法確知，但卻無疑的與人類對大自然的擾動有必然的關係。人類因為各種資源（包括食物）的需求（或「假需求」）不斷的「開拓」自然，應該是疫病一再發生的深層原因。因為這些病毒本來與人類並無接觸，接觸之後才會產生突變形成新的種屬而開始肆虐。因此瑪莉‧雪萊（《科學怪人》的作者）的另一部科幻小說《最後一個人類》（*The Last Man*），就很明智的把疫病、戰爭、氣候暖化這三者並置，特別是強調疫病因暖化而變得更為猖獗。

因此，把疫病的來源歸諸地域或種族是沒有看到人類對大自然長年的侵害，尤其是現代性（也就是資本主義）出現後，以更有效率、更深層的方式傷害自然。醫藥愈來愈發達的當代社會，疫病的

頻率與強度卻也史無前例，這次的病毒更出現了許多過去的病毒所沒有的特質。顯然，瘟疫是「天災」，更是「人禍」。人類除了持續用科技來解決科技造成的問題（效果堪疑！）之外，恐怕更需要從人與自然的關係來思考疫病的問題。也就是人類對自然的客體化、資源化、商品化。

但人與自然的關係，要責難的不是「人口（過剩）」，而是「人心（貪欲）」；不是第三世界人口過剩，而是資本主義的生產模式。真正對生態進行侵害，並造成病毒四處蔓延的不是陌生人，而是我們自己。病毒在我們的思維裡、在我們的內心中。我們對異己的敵意想像，都來自於想要掩飾自己內在的邪惡。在這次疫情中我們已有不少體會，而且有些國家的領導人甚至日復一日的如此操作。目的就是要透過這種推諉策略（blame game），咬住一隻該死的代罪羔羊。

正如愛倫坡的短篇〈紅色死神之面具〉（The Mask of the Red Death）中所描繪的，公爵以最嚴密的方式把眾人隔離在城堡中，以為疫病已被阻擋在外，而放心的日日在其中狂歡。但死神還是戴著紅色的面具出其不意的現身。原因很簡單：疫病在心裡，不在外面。心與自然的規律衝突了，病必然不請自來，什麼銅牆鐵壁也擋不住。

在傳統中國社會，瘟疫大多被認為是人類全體必須共同「承負」之惡，沒有人是唯一的禍首，也沒有人能獨善其身，而必須共同負起責任，才能消弭災禍。比如，道教就認為，終結疾病的根本之道，是要同時從個人、社會、國家、宇宙的「改善」入手。（林富士）而這裡所謂的改善還是必須回到包括傳統儒釋道皆強調的：人對天（自然）的尊重，天（自然）與人的和諧。看似老生常談，但因為我們遭現代性洗腦而遺忘久矣，如今更迫切的需要重新認知。

最終而言，我必須再次強調，面對病毒時，「不要問鐘聲為誰

何響？就是為了你！」。（John Donne）──如果你不明白問題的
源頭就是你自己對自然的態度。

引用書目

Abu-Lughod, Janet L. *Before European Hegemony: The World System AD 1250-1350*. Oxford UP, 1991.

Brown, Dan. *The Inferno*. Anchor Books, 2014.

Cooke, Jennifer. *Legacies of Plague in Literature, Theory and Film*. Palgrave Macmillan, 2009.

Donne, John. *Devotions Upon Emergent Occasions and Severall Steps in my Sickness,* edited by Kate G. Frost, Princeton U, 1974.

Dussel, Enrique. "Beyond Eurocentrism: The World-System and the Limits of Modernity", *The Cultures of Globalization*. Durham: Duke University Press, 1999. 3-32.

Foreman David. *Confessions of an Eco-Warrior*. Crown Publishers, 1991.

Fu-Shi, Lin （林富士），〈中國中古時期的瘟疫與社會〉，薩蠻工作室，28 Jan. 2020, https://newtaiwanshaman.blogspot.com/2020/01/blog-post_28.html. Accessed 29 March 2020.

London, Jack. "The Unparalleled Invasion." *The Complete Short Stories of Jack London*, edited by Earle Labor, et al., Stanford UP, 1993.

──. "Yellow Peril." *Jack London Reports: War Correspondence, Sports Articles, and Miscellaneous Writings*, edited by King Hendricks and Irving Shepard, Doubleday, 1970.

──. "If Japan Awakens China." *Jack London Reports: War*

Correspondence, Sports Articles, and Miscellaneous Writings, edited by King Hendricks and Irving Shepard, Doubleday, 1970.

———. *The Call of the Wild*. Sparrow Bell, 2013.

Mann, Thomas. *Death in Venice*, trans. Joachim Neugroschel, Penguin Classics, 1999.

Poe, Edgar Allen. *The Masque of the Red Death*. Strelbytskyy Multimedia Publishing, 2019.

Shelley, Mary. *The Last Man*. Wordsworth Editions Ltd, 2004.

Swift, John N. "Jack London's 'The Unparalleled Invasion': Germ Warfare, Eugenics, and Cultural Hygiene." *American Literary Realism*, vol. 35, no. 1, 2002, pp. 59-71.

Thucydides. *History of the Peloponnesian War*. Courier Corporation, 2017.

Young, Robert. *The Colonial Desire: Hybridity in Theory, Culture, and Race*. Routledge, 1995.

廖咸浩，臺灣大學人文社會高等研究院院長，外文系特聘教授。研究領域包括比較詩學、當代理論、英美文學、文化研究、道家美學等。著有《愛與解構》、《美麗新世紀》，《紅樓夢的補天之恨》等書。目前正撰寫《臺灣電影中主體的僵局與超越》、《德勒茲與道家》等書。

驅動新冠肺炎風險治理2.0*

周桂田

　　SARS、新冠肺炎與極端氣候災難本質上都屬於全球化跨界風險威脅，在21世紀的前二十年肆虐全球，其特性為（一）發生成因無法預測（二）難於控制與判斷（三）擴散超越地理與相當迅速，特別是衝擊面從醫療、公衛、觀光、產業、科技、金融、失業、社會歧視恐慌、社會信任、社會倫理到政治爭議，挑戰整個國家的治理與韌性。

　　從災難衝擊的觀點而言，無論是新冠肺炎或是氣候變遷都構成了強烈的全球化跨界風險，跨越疆界、領域、並迅速的外溢到經濟、倫理、社會、族群、弱勢問題。目前，因新冠肺炎世界各主要國家或因鎖國，或以各種方式限制活動，引發全球部分生產分工的斷鏈，以至於引發全球經濟大蕭條的危機。

　　試想，同於新冠肺炎之極端氣候災難，都為屬於非傳統安全因素，一旦單一國家的治理赤字（如隱匿、制度闕漏、威權體制等）導致超越臨界點，而爆發全球各國無法挽回的災難性後果，將不下於、甚至超越當前人們眼前的悲慘世界。在21世紀的第一個二十年，

---

*　本文曾發表在今年4月23日《自由時報》，這次再度發表曾略加改動。

主要國家領袖因新冠肺炎宣稱戰爭狀態或緊急狀態，但如果依照各國目前緩慢的減碳作為，難保在另外一個二十年不會發生肆虐全球、規模更無可預估的氣候緊急災難。

　　而從此種全球化跨界風險之發生頻率、擴散速度、擴散範圍、衝擊時程與外溢效果來看，我們不只需要將之視為「新常態」（new normal），並且更需要理解其為「破裂性的新常態」（disruptive new normal）；透過這樣的破壞、裂解，甚至癱瘓目前的醫療系統、治理系統、經濟系統、甚至社會系統（性別、人權、倫理等），我們能夠學習什麼？倡議全球永續發展重要六大關鍵面向的The World in 2050（2018）及Future Earth（2020）即指出，人類需要透過此種「破裂性」趁機進行創新、學習並強化永續性，方能邁向新的未來社會。

　　就國際治理體制上，人們需要重塑與強化世界主義治理（cosmopolitan governance），透過國際治理的體系的強化，來扭正與逼迫嚴重治理赤字、隱匿風險資訊並高度引發全球危機的單一國家政權，方能為未來二十年、三十年帶來和諧的永續性。而在這個架構下，也應扭正被國際地緣政治扭曲的國際組織之不作為。本次全球新冠肺炎的嚴峻衝擊，除了全球各地社會的恐慌與悲慘情事之外，也已經引發人們世界主義的認同與團結，希望能建構更為強健的世界主義社群（cosmopolitan communities）。

　　就內國治理體制上，則需要從傳統的科學管制（醫療與感染管控）之風險治理1.0，轉向風險治理2.0。以全球尺度來看，全球傳播的新冠肺炎疫情，快速地跨出個人健康與公共衛生領域而向政治、經濟和社會等各個層面產生跨界衝擊。例如本次疫情已經改變先前美中對抗進程，衝擊全球產業、美股、信債，並且連動到美元量化寬鬆與全球石油利益等複雜國際政治棋局。臺灣到此階段防疫相當

成功,然而近期社會亦逐漸湧現各種跨界治理問題,例如防疫隔離、人身自由之限制和追蹤應居家隔離者等措施,都可能涉及的倫理與法律的爭議,乃至於經濟損失災情中,政府提供之救濟資源應分配多少在哪些雇主與勞工的考量,都是多元專家與利害關係人需要共同決策的跨界治理問題。由此可見,我國的風險治理核心能力迫切需要進行強化,才能處理上述這些可預見將接踵而來的跨醫療健康、公共衛生、倫理、科技與社會的複雜問題。

　　臺灣至2020年3月中對新冠肺炎之管控與治理成就斐然,受到全球各國關注;可以說是我國政府與衛生專業官僚在歷經2003年SARS之慘痛經驗學習,發揮了專業與務實的防疫成就。我們稱之為臺灣對新冠肺炎風險治理的1.0(COVID-19 Governance 1.0)。雖然如此,鑑於3月中後第二波的全球擴散與爆發、本土社區感染的未來情境等所造成更強烈的社會、經濟衝擊,在預防性原則的架構上,應當進入新冠肺炎風險治理2.0(COVID-19 Governance 2.0)的階段,為更為嚴峻的跨界衝擊佈署準備。首先,政府決策應從目前以醫療、感染專業結合中央部會體系,擴大到納入公衛、風險、社工、法律、倫理、科技與社會(STS)專業,並運用網絡治理架構連結與善用社區、社會多元行動者與資源,進行更細膩與系統的佈局。不可諱言,當初SARS雖後續迅速防治,但單集中關注醫療感染與醫療院所管制,在後續醫療院所防線崩盤(和平醫院封院)後,卻付出極高的社會代價。

　　其次,目前發展的態勢,就治理需求而言需進行多層次、多元、與時俱進的風險溝通;疫情指揮中心每日定期召開記者會、網路公布、社群軟體(APP等)發揮了關鍵的傳遞訊息與溝通效果。但就第二波疫情衝擊而言,亟需擴大風險溝通範圍、層級(從中央、都市、社區),並透過各級行政單位、地方運作經驗等匯集的運作,

建構更多層次、多元的風險溝通,使其不但能傳散更正確與細緻的風險訊息,更能啟動社會(因應)學習曲線。後者作用在於建構、提升與強化社會心理,雖曾造成大眾恐慌(如搶購物資等),但能系統性的建構社會溝通,凝聚集體認同與風險命運共同體之道,將強化社會韌性。

為系統性的建構風險防禦網,強化臺灣的防疫量能,具體運作建議如下:

一、**擴大風險決策組織層級**:行政院對疫情之評估與決策,應除了目前焦聚在感染、醫療評估外(科學評估),應擴大到社會、公衛、社工、心理、法律、倫理、經濟評估(社會經濟與倫理評估)。可以在中央疫情指揮中心下設立次級的社會經濟倫理評估委員會,其決議連同科學評估遞交決策者,由風險管理者(決策者)進行最終的評判決策。

二、**善用網絡治理**:社會經濟倫理評估委員會的運作,亦可以作為各方溝通的網絡平台,彙整社會各界充沛的量能。臺灣成熟的社工體系、社會心理網絡、社區賦權與公民科學的量能都足以擴充系統的韌性。例如,除了既有的社工網絡,臺北市南機場方荷生里長充分的抗煞經驗知識可以作為行動示範,鼓舞全臺社區。各界爭相製作口罩地圖APP的公民科學,顯示臺灣民間充沛的量能,絕對可以再開發去解決各項潛藏的問題,如食物資源分配、對脆弱族群之社會支援、倫理支援等。

三、**善用各方知識防疫**:除了行政院開通健保卡與出入境紀錄追溯民眾旅遊史、利用數位監控居家檢疫者外(雖然這兩者都有涉及人權隱私與行政授權爭議),可以善用各界的知識動能。如臺大風險社會與政策研究中心利用大數據標示出中國觀光客遍

及全球各國的軸線，若當初受到重視，有助於政府於三月中前掌握全球化人員流動流向，並提早判斷阻絕哪些國家入境者。事實查核中心與科技部新興科技媒體中心對相關報導的知識審議，也相當促進政策的溝通與資訊的支援。

四、建構社會學習曲線：由於疫情的不確定性仍高、各國專家對疫情肆虐期程有不同評估、若進入大規模社區感染後政府的防治策略包括負壓、隔離病房的準備、醫護資源的動員、何種科學條件下進入封城、封城的作法（軟性、硬性）、社會、物資支援的系統等，都需要策略性並在不引發高度社會恐慌的方式下，提前向社會說明與溝通。其目的在於及早疏通社會情緒並建立預防性社會心理，越早拉出社會溝通與學習曲線，即使在某些議題上有情緒性的對立，但越能及早發展社會的理性。在此面向上，行政院應鼓勵相關知識單位的發言，有助於政府之外的風險溝通。

五、公共電視籌組對話論壇：面對新冠肺炎可能引發全球與我國更大規模的跨界衝擊，如健康、倫理歧視、脆弱族群、經濟大蕭條、失業、產業契機與轉型等，建議行政院應籌思規劃公共電視進行新冠肺炎公共溝通論壇，邀請各領域專家、社工心理網絡、社區網絡行動者，討論各種策略與行動經驗。促進社會更多的認識，佈局社會學習曲線，在於系統性的建立社會認識、認同準備。所有國家在面對巨大轉型，社會支持是為政府的治理後盾，也將展現我們在此次大災難中的臺灣韌性。

　　我們這次在新冠肺炎能通過全國之力進行系統性之防治、社會支持、彈性、創新數位科技之壓平曲線作為，受到全球各國矚目。但在氣候變遷的破裂性新常態卻持續全球倒數。臺灣應該有機會在

此超前部署進行包括疫病、氣候等全球化跨界系統風險的翻轉，盡
一份世界公民的職責，並向全球示範臺灣前瞻轉型的量能。

參考資料

TWI2050 （2018）. Transformations to Achieve the Sustainable
　　Development Goals.
Report Prepared by the World in 2050 Initiative. Laxenburg, Austria:
　　IIASA.
Future Earth （2020）. COVID-19 Can Help Wealthier Nations Prepare
　　for a Sustainability Transition. Retrieved from: https://futureearth.
　　org/2020/03/13/covid-19-can-help-wealthier-nations-prepare-for-a-
　　sustainability-transition/.

　　周桂田，臺灣大學國家發展研究所教授、臺大風險社會與政策研
究中心主任。對近十年政府與民間高度對立不信任之「僵局風險治
理」，及學術和社會關懷根基的斷裂，認為需盡速轉轍，否則無法
因應規模遠超過於20世紀科技、經濟、環境、社會與倫理之鉅變。
著有*Climate Change Governance in Asia*、*Energy Transition in East
Asia*、《日常生活的能源革命》、《氣候變遷社會學》等書。

新冠肺炎的經濟衝擊與全球化的終結

杜震華

一、因應新冠肺炎和SARS的防疫措施異同

　　為因應新冠肺炎肆虐，各國紛紛祭出嚴格的隔離措施，來防止「人傳人」、「無症狀感染」現象。這些措施從針對疫情嚴重地區採取嚴格的封城、停工、關店、關校、禁足、戴口罩、量體溫、要求洗手消毒、發布旅遊警告、暫停航班、入境者隔離檢疫、要求「社交距離」、設定人群聚集上限，到只採取上列措施的部分者都有，但無論如何，都會嚴重影響經濟活動或商業行為。

　　2003年的SARS，由於得病者會有明顯的發燒現象，因此防疫工作簡單許多，在嚴重時防疫手段只有停課、停賽、停止群聚、局部封村、延後考試、短期停課（如新加坡、香港2到3周），和確診接觸者的居家隔離（如香港1200人、新加坡900人、臺灣15萬人、加拿大少數隔離令）。確診病人分布在29國，只有8096例，死亡774人，病死率為9.56%。當時中國境內各種跨省市交通仍維持暢通，因此對經濟的衝擊較小。疫情終結之後，中國立法禁食野生動物、馬戲團和農場、餐館同時禁用野味；中醫藥因發揮功效而成為各級醫療

體系的必要配置。

本次新冠肺炎的狀況卻非常不同，除了多數感染者會有咳嗽、發燒、疲倦等不同症狀外，會有部分無症狀但卻會傳染病毒的感染者，使得阻斷人際接觸成為必要的防疫手段；故產生了大規模封城隔離、停止人員流動的做法，嚴重影響經濟生產和消費行為，重創經濟活動和各國經濟成長率。特別是像美國這類已開發國家，服務業在經濟活動的占比高達8成，而服務業比製造業更依賴人際接觸，一旦封城或隔離，造成的影響會比開發中國家來得嚴重。

二、新冠肺炎對經濟衝擊的預測

早先，由於「美中貿易戰」的後續影響，國際機構對今年全球經濟成長預測，就已經不太樂觀：國際貨幣基金在今年初（1月20日）調降去年10月對全球的預測值0.1%，成為3.3%；中國為6.0%，美國為2.0%，歐元區為1.3%。世界銀行在1月份預測全球經濟成長率為2.5%，已開發經濟體為1.4%，新興市場和開發中國家則為4.1%。

由於疫情擴大，OECD在3月2日調低全球成長率預測，從2.9%調到2.4%。並宣稱若疫情在第1季獲得控制，經濟成長在2021年可以回升到3.3%；但是若在亞洲、歐洲和北美各地擴大，2020的成長率將會降低到1.5%。對中國預測也由5.7%調整到4.9%，但2021年可回升6.4%。美國由於疫情不大，成長率只由2.0%調降到1.9%。

而IMF在最新（4月14日）的全球經濟展望（WEO）中，進一步悲觀地預測全球今年經濟生產（GDP）預估將為-3%，臺灣更低到-4%，美國為-5.9%，歐元區為-7.5% 日本為-5.2%，中國為1.2%。這項對臺灣極為悲觀的預測，被臺灣官方反駁，政務委員龔明鑫認為，在臺灣第一季經濟成長率為1.8%，第二季即使零成長之下，除

非下半年的成長率為負8%到負9%，否則全年度不可能會出現-4%的成長率，他認為亞銀將臺灣成長率從2.0%下調到1.8%，是比較了解臺灣的。亞銀的預測和臺灣中央銀行稍早在3月19日下修臺灣成長率到1.92%，相當的接近，也和寶華綜合研究院3月25日調低臺灣成長到1.5%差異不大。主計長朱澤民也駁斥IMF，認為臺灣今年必然會正成長，成長率會落在1.3%和1.8%之間。

但是，隨著全球疫情持續惡化，包括日本首相安倍晉三在4月16日宣布全國進入緊急狀態到5月7日，臺灣也針對所有風景名勝、夜市等進行人聚管制。中華經濟研究院在4月17日進一步下修預測，臺灣今年成長率只有1.03%；其中，今年第2季只有-0.1%，第3和第4季分別為0.5%和1.9%。

三、各國對新冠肺炎的紓困方案

在肺炎疫情擴大下，各國紛紛提出規模大於SARS時的紓困方案。由於各國經濟規模不一，以紓困費用的絕對金額顯示其規模並不合適，應以紓困金額占各國經濟生產（GDP）的比重，來衡量其紓困規模較佳。部分國家因疫情惡化，會在公布了紓困方案之後，追加擴大其紓困規模：美國10.2%；德國31.3%；西班牙20%；英國14.7%；法國14%；日本由2.1%提高為10%，再進一步提高為20.4%；韓國由3.4%提高為6.8%；香港先提出1%，再提出第二輪的3.8%；新加坡由1.2% 提高為10.8%。以上都是經濟受疫情衝擊較大，故提出大規模紓困方案的國家或經濟體。

臺灣的紓困規模，若只看前後兩次「紓困振興特別預算」的規模，剔除借貸必須償還的「行庫貸款」和實際上沒增列預算的「移緩救急」部分，則會從第一輪GDP的 0.58%，增加到第二輪的1.1%。

這無論是和其他一樣曾被列為四小龍的經濟體比較，或和上列已開發國家比較，都是編列預算規模最低者。究其原因可能有二，一是臺灣疫情控制得當，沒封城或其他嚴厲抗疫管制措施，故官方認為對經濟衝擊相對較小，不必依賴大規模紓困來刺激經濟。其次，可能是蔡政府重視「財政紀律」，上一個財政年度預算基本上是平衡的，還因此大肆宣揚，所以不希望因紓困規模太大而讓「財政健全」的目標落空。

有人可能懷疑，紓困規模大小是否受國家負債的影響。其實，我們看不出這種影響：以各國中央政府2017年累計債務來看，美國是GDP的79%，德國65%，英國87.5%，法國97%，西班牙99%，日本238%，新加坡111%，韓國39.5%，香港0.1%，臺灣則是36%。日本政府債務最高，但因疫情嚴重，提出了20.4%的龐大紓困規模；香港債務最小，新加坡若將政府擁有的資產納入考量，其實並沒有債務，但也都提出遠大於臺灣的紓困規模。顯然，紓困方案大小，涉及該國政府對疫情衝擊的判斷，和各國本身債務大小無關。

由於抗疫措施的重要手段是阻卻人和人的接觸，故對需要近身貼近的「服務業」影響巨大；而服務業是遍及社會的普遍性行業，受衝擊的從業人員至為普遍，而且衝擊極為迅速，故上述各國紓困方案，都將對民眾或勞工普遍發放現金列為最主要措施。例如，美國在「排富」原則下（排除年收入9.9萬美元以上者），對所有成人發放現金，年收入在7.5萬美元以內者發1200美元，未成年孩童另發500美元；例如一個2大2小的4口之家，夫妻合計年收入不超過15萬美元，就派發3400美元。若該戶去年報過稅，政府就直接寄出支票；若未報稅，在限定期間去登記也會直接收到，不必申請核准。另外，對領取各州失業補貼者提供每周600美元的額外補助、為期4個月，且無論新舊失業。這些現金派發的總金額約為5000億美元，占美國

紓困總額2.2兆美元的23%。

其他國家派發現金的狀況為：南韓7成家庭每戶發放100萬韓元，約2.4萬元新臺幣；新加坡每位成人發放600新幣，約1.26萬元新臺幣；香港18歲以上每人1萬港幣，約3.8萬元新臺幣；澳門每位公民發放1萬澳幣，約3.8萬元新臺幣；日本每人10萬日圓，約2.8萬元新臺幣。英國對受疫情影響無法工作者，補貼8成薪水3個月，每月以2500英鎊為限（約9.2萬元新臺幣）。臺灣沒有一般性的現金發放，但自營作業者勞保投保額在每月2.4萬元以內者，每月補貼1萬元、發3個月；特定艱困行業員工補貼薪資4成；減班休息者補貼前後薪資差額的50%，每月最高1.1萬元新臺幣，最長6個月。政府估計全部約有3百萬人受惠，約佔臺灣2378萬人的13%。

除在發放現金上各國有金額或對象上的差異外，對企業紓困的措施也是大同而小異：義大利主要提供失業保障、薪資補助、延後繳稅及還款；英國主要提供企業貸款和補貼；法國提供貸款擔保和其他經濟紓困；德國提供企業貸款、擔保和股份收購；韓國提供企業貸款、消費券和休假補助、降稅、擴大投資；日本提供請假補助、投資醫療設備、提供中小企業無息無擔保貸款；美國提供中小企業貸款、增加失業補貼；新加坡提供企業薪資補貼、延緩徵稅；臺灣提供企業貸款、移緩濟急、自營作業者個人補貼利息貸款等。

四、不同紓困方案顯現的效率差異

針對這次抗疫的措施，各國雖然大同小異，但除了規模有別，實施的措施也有差異，因此對經濟的恢復和成長，應該會產生不同的效果。然而，哪些措施會有較好成效，可能要等到半年到一年後，才會逐漸顯現。只是，屆時可能又會摻雜其他變數的影響。所以，

何種措施的效果較好？真相如何，可能永遠無法得知。

以臺灣為例，從紓困方案1.0到2.0，朝野一直為是否該普遍發放現金而爭執不下；雖然執政黨以人數優勢在國會強行表決通過不普遍發放現金的版本，但外界批評聲浪頗大，多舉美國、日本和歐洲國家為例，認為普遍發放現金才能「救急」，否則以受衝擊大的行業勞工為限，又要申請核准，在行業有限、辦理耗時之下，將產生補助範圍太小、補助時程太慢、無法及時紓困等問題。

一個相關問題，是政府堅持將發放「酷碰券」，讓投宿旅館者使用折價券於夜市等消費場所，但只提供消費時折扣，以20%為限，目的是要帶動消費的「乘數效果」，可增加酷碰券面額4倍之多的消費。政府認為2008年金融海嘯時發放消費券的效果不佳，因它部分替代了原來就會有的消費，乘數效果不大，故堅持不發消費券而改用消費者必須額外支出才能享受優惠的酷碰券。然而，這種符合經濟理論的措施，卻被批評為「不食人間煙火」──當疫情衝擊嚴重，民眾收入大減之下，很多人不會為了要享用1千元的酷碰券，要額外花費4千元才行──因為民眾根本就沒錢花費。

另一個問題是，為何只發補貼給1百萬中低收入戶，以及3百萬自行營業者，難道其他的國民都富裕，必須被排除？政府堅持若大量補貼，發出去的錢會被存起來形成浪費，錢必須「花在刀口上」。當然，越窮的國民消費傾向越高，越會將發放的補貼花用出去；但若因而規模太小，總花費有限的話，經濟要維持活絡將非常困難。

外界對於臺灣紓困方案的批評，以4月21日經濟日報的社論較具代表性，這篇題為「紓困方案應拉高格局擴大範圍」的文章指出，臺灣的紓困方案顯現了幾個問題：規劃能力弱、紓困規模過小、挹注速度太慢、紓困範圍不足、忽略地方政府、缺乏國會監督。4月22日臺灣代表業界的四大工商團體也提出建言：再擴大紓困規模一

倍，到10%的GDP，紓困措施務必以「救人救火」和「簡政便民」為最高原則，呼應了社論的看法。但評論是否為真，是個實證問題，許多判斷需要足夠的資料，但資料卻經常不足，只能用時間來獲得答案。而政府也會隨著輿論風向做出措施的調整和補強，例如受到批評後，勞動部就補提了勞工可以個人身分提出10萬元、3年期的低利貸款，只要提供曾工作之證明，名額為50萬名，受到正面評價。而紓困方案2.0中，也預留了特別預算可以再提高一倍的條文。但這種打帶跑的方案建構，也被批評部會間條件不一，經常顯現出條件不一致或遺漏需要紓困產業或勞工的現象。

五、新冠肺炎會終結全球化嗎？

　　無論如何，疫情已逐漸受到控制，也終究會過去。然而，目前坊間已出現一些對全球化的質疑——有人說它會讓全球化倒退，更有人認為它會「終結全球化」。事實上，只要看看2003年的SARS風暴，以及2008年發生的金融海嘯之後，全球化是否因而減速或終止，就可以得到答案。很清楚的事實是：全球化既不會終結，也不會倒退；只是，速度也許會放慢些，內涵可能會做出調整。畢竟，全球化的效益太大而成本相對有限——「曾經滄海難為水」，人類已經無法拿掉全球化這個具備致命吸引力的奶嘴了。

　　沒錯，在全球化之下，透過供應鏈串聯和區域經濟整合，讓全球的生產和市場相互結合，但也衍生了大量的系統性和非系統性風險。系統性風險是有跡可循、可以藉由某些作為來規避的風險，非系統性風險則是無論如何作為，它都會存在的風險。然而，無論是SARS、金融海嘯或新冠肺炎，如果硬是要採行「預防」措施，其代價可能極為高昂，乃至於各國都不願意付出這種代價，而讓系統性

風險繼續存在，各國各憑本事賭「運氣」（風險）了。

但是，這次新冠肺炎疫情如此嚴重，美國和歐洲大國顯然都已經「賭輸」，應不會在疫情過後繼續承受這種被低估的風險，必須調整做法來應對風險。應對風險的途徑可能有下列幾種：首先，是高度重視各種病毒和流行病防治之相關研究，並將各種相關產業透過政策保留在國內生產相當的部分，也會維持相當的安全存量，來消除萬一發生類似事件時，可能有錢也買不到抗疫物資的窘境。二是，改造世界衛生組織（WHO），例如總幹事須採限制多數決，讓能獲得絕大多數成員國同意者才得以擔任，以提高其公信力；再提高其預算和能量，強化其領導全球共同對抗疫情的地位和角色，讓疫情能在更有力的領導下，結合各國力量達成快速消滅疫情的效果。三是，建構區域性聯防體系，例如，美國聯合英、法、日、紐、澳、德、加和其他歐盟國家，成立一個「國際公共衛生共同體」，在疫情發生時，由抗疫物資有餘裕的國家優先支援其他聯盟內成員國，排除被認為衛生醫療體系不符資格，和極可能隱匿疫情、不受信賴的國家，來控制風險。而二和三有競合關係，也就是當第二個途徑難以達成時，第三個途徑就會被考慮。

因此，全球化不會倒退更不會終止，只會調整內涵和抗疫體系。會讓全球化倒退的是像「美中貿易戰」的貿易對抗，它會強迫各國在相關產業的生產鏈上必須選邊站，投入美國陣營或中國陣營，讓全球和通訊有關的產業切割為兩大集團，企業因減少了經濟規模而損失了「規模經濟」（scale economy），這才會造成全球化的倒退。

杜震華，臺大國家發展研究所退休副教授，中國文化大學全球商務學程兼任副教授，研究領域為國際貿易和經濟發展，目前亦擔任國內兩份主要報紙主筆。

國際秩序的變遷與新冠疫情衝擊的影響

張登及

一、前言：自由國際秩序下的全球化與兩個奇蹟

2020年新冠疫情發生前，有關自由國際秩序（liberal international order）的解體與全球化潮流的消退之說早已此起彼落，疫情不過是加強了這種看法[1]。但自由國際秩序下的全球化目前還在勉強運轉，有兩個「奇蹟」可以證明。

第一個臺灣熟悉的奇蹟敘事，是國際網絡早已布署綿密的臺灣工具機國家隊，快速地發揮民間社會的動能，再加上政府的引導，開展了「口罩外交2.0」，有針對、有重點地向歐洲、美國與新南向

1　筆者在線上座談中例舉了三篇西方論著，兩篇分別是2019年春，「軟權力」概念締造者Joseph Nye在英國國際關係學會機關刊物 *International Affairs* 所撰"The Rise and Fall of American Hegemony: From Wilson to Trump"、美國對外關係委員會主席Richard Haass於其機關刊物 *Foreign Affairs* 所撰"How a World Order Ends and What Comes in Its Wake"、美國前國務卿季辛吉今年在華爾街日報所撰"The Coronavirus Pandemic Will Forever Alter the World Order"，相當具有代表性，有興趣的讀者可自行參考。

國家釋放衛生軟權力。誰說嚴酷的國際對抗中，活力充沛的中小國家和非國家行為者就毫無作為？第二個故事與美國麻州有關。美國聯邦政府被認為是近年反全球化的主力，這次處理各州物資短缺和分配不均迭遭詬病。但麻州州長Charlie Baker急能生智，在州政府物資於紐約被聯邦截走後，找了母校哈佛大學所屬的一家管理公司，向該公司創投投入深圳某基金再轉投資的工廠，訂購了百餘萬口罩。由於美中多數航班已關閉，麻州又透過本州美式足球愛國者隊賦閒的767專機前往載貨。本州富商還接洽中國領事館，「彈性」處理掉機組員降落檢疫14天的規定，再找來騰訊的物流在場組成20個貨運小組待命裝貨，飛機在大陸落地3小時即束裝起飛返美。臺、美這兩個事例，如果沒有全球化早已樹大根深的基礎支撐，只靠各國官方印鈔紓困，巧醫難為無罩之炊，所需公衛物資需求，斷難在短時間內完成。

　　不過這樣的故事不是憑空發生，沒有國際秩序支撐的全球化網絡，臺灣工具機與麻州政府團隊都無法創造奇蹟。但疫情迄今，大國對抗、斷鏈脫鉤的殺伐更加猛烈，現行秩序運作前景日益黯淡的情勢下，從個人到國家，以後恐怕只能自求多福？

二、國際秩序是甚麼？

　　如前所說，國際秩序問題早已是近年國際熱點，但臺灣討論似乎很少（至少到今年2月之前），三個主要原因可能包括：（1）小國的無力感，與（2）輿論對國際局勢的冷漠，另外就是（3）崇信美國單極霸權與其價值已是人類歷史的終點。由於公眾關注不足，要探討疫情對已經大勢不妙的國際秩序的影響，首先應該說一下國際秩序是甚麼，它有甚麼特點。外交家季辛吉認為任何秩序都有兩

個主要構件：一是規範國家行動界線的規則；二是迫使各方必須自制的均勢（即權力平衡，balance of power）。同樣強調構件，自由主義理論家艾肯伯里（G. John Ikenberry）認為秩序是「界定並指導國家間關係的規則與安排」。建構主義（constructivism）學者們則主張秩序是一套與多數國家「認同分布」（distribution of identity）一致的理念系統。另外，從操作與實證面來看，復旦大學學者唐世平則強調秩序的可測量性，認為秩序是因國家間互動與結果受到調控，導致國家行為可預期之程度。

　　筆者直接界定國際秩序的特徵是「不發生大國戰爭的狀態」，這樣的定義符合簡明清晰、具有可操作性的要求。缺乏上位權威的國際政治自然意味著國際衝突盛行，但沒有世界政府不表示我們時時刻刻生活在霍布斯所說的恐怖殘忍的「自然狀態」。由於國家權力分布極度不平均，大國戰爭捲入的國家最多、戰爭災難最嚴重，結局也最不可預期，可以說就是徹底「無序」的自然狀態，例如戰國末期七國間的戰爭、歐洲三十年戰爭、拿破崙戰爭，以及兩次世界大戰。但權力不對稱下大小國間的衝突，只要不上升至大國戰爭，競爭性仍在可控範圍，某種特定「秩序」仍舊存在。這樣就能把無政府下的有序（ordered anarchy），與無序的無政府（disordered anarchy）區分開來。二戰之後的國際秩序，就是無政府的有序狀態[2]。

三、特定國際秩序成立與變化的條件

2　座談與本文關於國際秩序的定義等討論，資料部分摘自筆者拙文〈國際秩序的未來〉，收於張亞中、張登及（編），《國際關係總論》（第五版）（臺北：揚智出版社，2020）。經揚智出版社同意本文引用，謹此註明並致謝。

　　支持特定秩序存續的因素，可分為物質性和理念性兩大類。秩序的核心物質性因素是一個體系中，國家間的權力分布。此進而可再區分為均勢（balance of power）狀態和層級（hierarchical）狀態。前者如19世紀拿破崙戰爭之後，20世紀一戰之後，後者如1991年蘇聯瓦解之後。權力分布會受到各國經濟生產、軍事能力、科學技術與地緣政治等條件變化的影響。一旦權力分布型態劇烈改變，既有的國際秩序也會改變。

　　秩序的非物質性因素則相當複雜，其基礎甚至可以直探萬事萬物存在的本質──本體論及人與超自然（supernatural）的關係，而成為一種「世界觀」式的哲學問題。但也可以比較直觀地說，秩序的非物質性因素之基礎單元即為「理念」，這與物質性因素的「權力」正好形成對比。這些理念表現為人與國家對待和平、平等、正義、財富等重要價值的偏好與態度。一組高度系統化闡釋世界觀與這些重要價值彼此間關係，以及它們如何落實的理念系統，一般稱為意識形態，如民族主義、保守主義、理想主義、新自由主義、生態主義、社會主義等等。國家決策者與大眾在不同時空條件下，會以不同的理念系統認知世界、建構身分，進而發展出特定的國家利益排序。

　　在物質性因素制約下，得以反覆實踐並沉澱為成文或非正式而可重複的模式，即為「制度」，管理與執行特定制度的跨國機制即為國際組織。長期普遍有效的制度及其主導者則形成「制度霸權」（institutional hegemony），其理念系統與意識形態則成為葛蘭西所說的「文化霸權」。

　　「天下」沒有不散的筵席，「世界」沒有永恆的秩序。古代的羅馬和平（Pax Romana）、中華和平（Pax Sinica）與近代的英倫和平（Pax Britannica）都因為權力、理念與制度的發展而興起，也因其變遷而消失，繼而出現其他立足於不同的權力分布和理念認

同的新秩序。當前的新冠疫情，使已經搖搖欲墜的自由國際秩序的弱點更加明顯，危及戰後的汎美和平（Pax Americana）。不過我們得先了解這個秩序的內容，才知道疫情的影響。

四、當前自由國際秩序的支柱及其變化

用前面的定義與架構來看，支撐當前自由國際秩序（也可以簡稱為西方秩序）的物質性條件是17世紀以來經濟與軍事上居於國際體系優勢的一個或一組西方大國，冷戰後自然是居於單極地位的美國。其理念性因素的發展，可以從1648年西伐利亞條約確立主權不受（外來）宗教權干涉起算。西伐利亞時代當然還不是人民主權與自由貿易的時代，所以與西伐利亞體制相比，戰後的自由國際秩序其實為時不算長，地理覆蓋也並未更大。西伐利亞體制的主要作用是取代舊「帝國」尺度，確立了民族國家與主權原則。但直到18世紀英國取得霸主地位，才又增加了自由貿易、市場經濟的理念。將市場經濟中的個人主義精神導向人權與政治和社會權利，更是二戰以後的事。政治自由和社會權利，只是「西方秩序」漫長歷史中的一部分，至今也還未覆蓋全世界多數國家與人口。

不過民族獨立的主權國家、個人主義的市場經濟，以及自由多元的民主政治三大支柱性理念，戰後在美國領導、歐日支持之下，逐漸落實於聯合國和布林頓森林體系等國際制度和組織中，最終贏得冷戰。在這漫長的競爭中，臺海危機、韓戰、越戰、阿富汗戰爭、南斯拉夫內戰、此起彼落，和平的關鍵是美蘇（俄）面對危機時能保持克制，透過雙邊與多邊的安排，壓抑軍事領域的危險競賽。冷戰結束，美國優勢明顯，各大國也還能透過G8、G20等新舊制度，勉力維持「大國一致」。戰後東亞新興工業國的經濟奇蹟、中國經

改成功，甚至印度與東協崛起，莫不是這個秩序的受益者。

　　顯然在疫情之前，自由國際秩序的各個支柱已經發生顯著變化。物質性條件最明確的現象是新興國家的崛起，使得大西洋夥伴與歐美在全球經濟的占比日趨下降，最終歐巴馬也不得不承認21世紀是太平洋世紀，美國也是太平洋國家。而理念性因素的三大支柱也正在質變甚至溶解。**民族獨立的主權國家**理念在蘇聯瓦解後自是更加盛行，但族群的流動性、現存國家疆界的僵固性與大國勢力範圍的算計，使兼具公正與雙贏的方案變得更遙不可及。**個人主義市場經濟**價值看似隨新古典經濟學理念和全球化而更強大，但無法處理分配和貧困問題與金融領域的腐敗濫權，使得國際經濟危機的破壞性更大，終於催生出反全球化和各種保護主義。**自由多元的民主政治**理念在柯林頓、布萊爾時期達到頂峰，但隨著資訊科技武裝的新媒體的崛起，前兩個支柱溶解產生的極端和不寬容的思潮假借民主制度粉墨登場，在諸多民主國家造就了打著「反建制」旗號破壞正當程序、鼓吹種族優越、煽動歧視觀念的強人。

五、新冠疫情流行對秩序的進一步衝擊

　　新冠疫情流行後首先衝擊的就是現行秩序的制度和規則。像是世衛、歐盟、世貿、甚至聯合國、G20、G7都紛紛採取措施或提出倡議，結果不僅事倍功半，甚至在大國對抗中顯得束手無策。有些國家打算另起爐灶組織新的「衛生共同體」，這如同用國界上的槍砲，去圍剿跨界中的病毒，效果可想而知。

　　其次就是資訊爆炸與新媒體為「後真相」潮流推波助瀾，甚至下起鄉民上至國務卿、外交官與元首，都為謠言推波助瀾，公然霸凌不同意見，美其名曰多元觀點、言論自由。有關病毒的起源、時

間線、與中美兩國各種實驗室、軍隊、演習關係的傳聞，最是經典。某些民主鞏固不完整、政權正當性低的國家，還有總統出來號召支持者與軍隊「抵抗」州郡的防疫限制。這些現象在威權國家強化了「數位威權」（digital authoritarianism）的韌性，在民主國家則強化了民粹與非自由民主（illiberal democracy）的潮流。無論哪一方面，都是對自由國際秩序的沉重打擊。

　　再次就是各國政治人物要爭取和確保權力，不得不依循「本國第一」的訴求，碰到變化多端、神出鬼沒的新冠病毒，應對失算者更要絕地求生，以坐鎮政權中樞顯示威信、以冷嘲熱諷引導輿論、以病毒國家化作為萬靈丹，並將短期無解的國內怨懟，透過「後真相」的手法與所謂「全社會」途徑（whole-society approach），轉移到內外各種「他者」身上去。

　　最後，疫情對現行秩序的衝擊可用今年2月慕尼黑安全會議的主題來總結。慕安會因為歐洲經濟危機與歐盟動盪，對秩序的憂鬱已經4年，其2017年大會主題就是「後真相、後西方、後秩序」。2018年會議壟罩在美俄不信任的高峰，主題是「深淵邊緣或懸崖勒馬？」會議認為朝核、伊核、氣候危機、網路安全等都使國際秩序更加動盪。2019年的憂鬱還是沒有改善，因為國際秩序似乎瀕臨粉碎，所以大會主題變成「誰來收拾殘局？」今年的慕安會報告主題有一個現行字典沒有的新字：“Westlessness”，筆者譯為「西方性缺位」。大會報告認為西方性缺位不只是因為非西方世界實力崛起，其更深層的根源在於西方集團自己已經失去西方性的共識，使得「西方自己變得更少西方」（The West is becoming less Western）。讀者這裡會問，那「西方性」又是甚麼？報告提供了一個三元素定義：政治的自由民主體制、經濟的市場主導體制，與國際制度下的合作；這與筆者去年所提「自由國際秩序」三支柱頗能呼應。

六、結論：不願面對的眞相

目前各國因應疫情似乎主打本國至上、推卸責任與減少依賴他國的策略。尤其是美中兩大經濟體，彼此互採「雙脫鉤」的辦法，甚至施壓其他中小國家，以保護執政者國內的重要議程。然而「不願面對的眞相」是：經濟自主、本國至上、斷鏈脫鉤能處理氣候暖化、空氣污染、傳染流行、恐怖主義的挑戰嗎？把這些也是全球化帶來的問題「他者化」，的確有助贏得國內政治對抗的勝利，甚至還有選票、公職、關稅、軍售等短期紅利。但把全球問題國家化，甚至八卦化的解決方案，後果只會適得其反，在核子時代也只是一種幻想。倒是歧視和仇恨的政治病毒，會將所有決策者逼進囚徒困境的死角。與此同時，大國以軍事對抗來處理疫情造成的問題，只會鼓勵卸責和把他者當「牌」打的行為，使38度線和17度線的地緣政治死灰復燃。無論其結局是越南情境還是慕尼黑情境，都是巨大的災難。

最後，筆者要呼應季辛吉所說，前新冠的世界已一去不返。後新冠時期各國的國內政治與國際外交，第一要務是各方「保持自制」。如此，臺灣工具機團隊與麻州州長仍可在全球大顯身手。否則，世界將身陷火海。

張登及，現任臺灣大學政治學系教授，兼任臺大人文社會高等研究院副院長。研究興趣包括國際關係理論、中國國際關係史、中共黨政、中國外交、古典社會學理論。著有《建構中國：不確定世界的大國定位與大國外交》等書及中英文論文、書評（序）、政策報告數十篇。

抗疫與
生命政治

小東亞與全球抗疫：
對韓炳哲數位化生命政治的誤解與補充

曾金燕

在全球應對新冠狀肺炎的防疫、抗疫工作中，如何理解東亞的「成功」和歐洲、美國的「失敗」？3月22日西班牙《國家報》以「病毒緊急狀態與明日世界」為題發表的譯文中，韓裔德國哲學家韓炳哲，以詳細資料呈現東亞的數位化（有效地）防控了疫情，同時從東亞儒家服從文化下的集體主義和公眾對政府的信任，來解釋這種抗疫成功。《澎湃》的「思想市場」作者張生則以現代性服從和中國人的主體能動性來解釋中國的抗疫「成功」。他們都忽略了東亞抗疫的四個重要特點：

1. 在中國尤其在武漢，民眾對政府的服從，恰恰是在不信任基礎上的、暴力脅迫為後盾的強制服從，以及審查機制下缺乏公民意識的配合和以鄰為壑式的抗疫；

2. 數位化對政府掌握疫情的有效幫助，在中國恰恰強化了、彰顯了國家暴力這一後盾，削弱了基層單位、民眾個體採取主體能動抗疫方式的勇氣，以及採取個體靈活行動的可能性；

3. 專制體制比民主體制可以更有效地執行自上而下的集中（最高）意志、進行全面社會動員，來應對疫情、災害以及一切戰爭性質的臨時狀態——以犧牲基本人權、個體利益和私人空間為代

價，並在反覆進入應對重大災害等（類）戰爭臨時狀態中獲取、
積累政治合法性；

4. 東亞社會，尤其香港、臺灣，有對2003年SARS爆發的集體記憶
   和長期應對流行病再次爆發的演練準備，新加坡和韓國的學者
   有針對類似SARS、MERS流行病的研究和預防性探討、準備。

　　全球所面臨的挑戰是，如何警惕和摒棄對數位化監控的依賴以
及避免封鎖或與之相反的社區免疫的抗疫惰政，如何順利度過「戰
爭式」的臨時災害應對狀態，恢復常態，哪怕與病毒共存，也不能
長期生活在強烈的病毒、政治、數位化、資本纏繞的控制恐懼下，
摒棄自由的生活方式和民主的政治體制。

一、儒家服從與現代性服從

　　韓裔德國哲學家韓炳哲是哲學界的新星。他發文批判世界各國
過度恐慌過度反應，回到「主權」國家的狀態，以關閉邊界和全民
居家隔離來應對疫情。相比較於韓國、臺灣、中國等東亞國家的抗
疫措施，歐洲失敗了[1]。歐洲的失敗，一是歐洲感染確診和死亡人數
急劇上升的現實，二是韓炳哲批評政府和民眾的過度恐慌過度反

1　見西班牙《國家報》3月22日的全文譯稿：https://elpais.com/ideas/
　　2020-03-21/la-emergencia-viral-y-el-mundo-de-manana-byung-
　　chul-han-el-filosofo-surcoreano-que-piensa-desde-berlin.html 德
　　國《世界報》3月23日版本：https://www.welt.de/kultur/plus 206681771/
　　Byung-Chul-Han-zu-Corona-Vernunft-nicht-dem-Virus-ueberlassen.ht
　　ml自媒體英文譯稿版本：https://write.as/0hwmokmqr13vm2fw.md?
　　fbclid=IwAR3XwjnxoTBa7Qik-cF85oW0i0mszNcw7NI_c8yPq3EYp0
　　x9CXaJYq9pbzU&from=timeline

應，指向對資本主義的批判——個人主義盛行的、放任的、積極反應的社會在面對一個無形的病毒、生活在恐懼中的失敗。韓炳哲認為東亞「儒家文化」使得民眾更加信任政府，具有集體主義氣質，更加服從、配合協作。同時，他也十分有說服力地描述了東亞的數位化精神政治（digital psychopolitics）到數位化生命政治（digital biopolitics）的現狀。文章結尾指出病毒作為一個物理空間的現實，打破了數位化時代人們在螢幕上建構的、取代生活的「現實」（這是他長期關於數位化精神政治研究的主題），造成社會恐慌和過度反應。他批判馬克龍等政治家將防疫視作「戰爭」和將病毒視作看不見的「敵人」的措辭和行事方式，同時批判齊澤克等哲學家對中國抗疫、數位化生命政治的浪漫化想像。他不認為病毒可以擊敗資本主義或者打垮中國政治體制，警告大家不要讓中國的數位化政治抵達歐洲，而要把希望放在「人」運用「理性」[2]。

3月26日，《澎湃》「思想市場」發表了署名張生的〈與韓炳哲商榷：儒家文化真的從新冠中拯救了東亞嗎？〉一文，基於「思想市場」前一日對韓炳哲文章的譯文來討論，既有誤解，又有補充[3]。

2　「人」和「理性」引號由作者曾金燕所加，理性一詞為韓炳哲原文所強調。

3　3月25日，大陸媒體《澎湃》的「思想市場」發表了韓炳哲文章的中文譯文，題為〈韓炳哲：為什麼東亞對疫情的控制比歐洲有效？〉。譯文對關於數位化防疫、抗疫關鍵細節的誤譯、曲解或遺漏，嚴重地削弱了原文的批判性，給讀者帶來儒家文化優勢、中國和東亞成功的曲解印象。比如，原文說「中國現在將會有能力向世界銷售它的數位化員警國家的模式，作為成功抗擊疫情的樣本。中國會更加驕傲地展示它的體制優越性。」譯文只是說「數字監控現在將會被作為對抗疫情的成功模式宣傳。它將借此機會更加豪地展示它的系統。」譯文翻譯母本不是有編輯把關的媒體稿，而是網路寫作平臺匿名翻譯（雖然品質較高）並聲明可能有錯誤的英文

張生認為是現代性而不是儒家文化打造了中國人乃至東亞人的服從，即東亞人已經在現代主體建構的過程中，完成了對社會規範（現代性的）而非對個人（儒家的）服從，和歐洲社會的現代性服從是一樣的。同時張生解釋了戴口罩在東西方不同的隱喻和指代。口罩中文是指罩住口部的用品，在東北抗寒，在防治空氣污染中普遍使用，在日本、香港等地，口罩在日常感冒或社交活動中也經常使用。而在西方，口罩的英文和多種外語名詞，指的是「面具」，醫務場合和醫務工作者才使用，它和疾病聯繫在一起，「有病的人才戴口罩」。這種差異，公眾戴口罩在西方不被接受，從而失去這一有效防堵新冠病毒傳播的手段。

二、數位化威權：基於政治而非僅僅文化的解釋

韓炳哲認為，對政府的信任、公眾的服從、加上東亞社會的高度數位化，使得政府在這場疫情危機中可以方便迅捷地、大面積地收集疫情相關的資訊，通過監控個人的行動軌跡和社會互動網路來監控疫情，以及針對感染源和傳播鏈來控制疫情。高度數位化，是民眾、企業、政府合謀的結果，包括攝像頭、監控個人行蹤的APP

（續）────────────

版。《澎湃》「編者按」將韓炳哲文章英文版題目 We cannot surrender reason to the virus（原文格式）翻譯為〈我們不會向病毒屈服的理由〉，而不是德語或英文原題〈面對病毒我們不失去理性〉。REASON 在韓炳哲文章正文原文用了大寫，從康德到福柯在討論啟蒙問題時，都圍繞著Reason作為名詞（理性）和動詞（運用理性）展開。在媒體受控，專家和政府官員的信譽危機之下，中國的媒體、自媒體越來越多地依靠對歐美媒體、學者、官員的言論進行翻譯、引用，甚至斷章取義、沒有編輯把關、或故意曲解為我所用，損害了資訊交流和思想交流的基本品質。

等在東亞各國（如中國、韓國、新加坡、香港、臺灣）的使用。韓炳哲認為東亞文化中，人們普遍沒有個人隱私和資料保護意識，讓渡了自己的個人隱私和資料。這些普遍的數位化社會互動、交易，以及讓渡個人隱私的數位化操作，在歐洲是不可能實現的。

數字監控在防疫、抗疫中起到作用，是一個事實層面的描述。但無論是韓炳哲用東亞和歐洲的文化差異，包括東亞儒家服從社會集體主義和歐洲資本主義社會個人主義的差異來解釋東亞的成功和歐洲的失敗，還是張生認為現代性的服從以及個人發揮主體能動性實現的抗疫成功，都有待商榷。韓炳哲沒有指出基於政治制度的差異，這種隱私讓渡的程度和受監管的程度的不同會帶來何種政府信任和公眾服從的差異。我認為，必須將東亞各國的政治制度差異、中國政治尤其是對中國資訊的警惕、香港新加坡韓國臺灣等東亞國家的SARS防疫事件集體記憶和長期準備，都納入數位化防疫、抗疫分析中討論。

越來越多的資料表明，在高度數位化的東亞社會，疫情資訊的收集和監控比其他地區更為發達。但就數位化資料的管理和使用——用於良好的社會治理和有效的疾病管控方面，東亞各國因政治體制不同呈現差異，缺乏言論自由的政治體制嚴重拖後腿。在2019年12月和2020年1月，在冠狀肺炎被發現初始，從流行病學意義上，要在武漢控制傳染源和傳播鏈並不困難。而今天要在美國、歐洲追蹤傳染源和傳播鏈，其困難已經不可同日而語。如果沒有審查，如果中國是一個言論自由的國家，很可能在李文亮醫生發出疑似SARS醫學報告截圖給同行詢問、探討、預警時，新冠病毒就被控制，而不會有今天的全球大流行。韓炳哲原文雖未直接討論中國政治體制，但對中國威權政治制度下數位化監控細節有詳細描述並說明在歐洲實施是不可能的。《澎湃》的譯文則多處迴避了韓炳哲原文關

於中國政治的批判。張生的文章，未觸及政治制度層面的討論。他所舉例說明的主體能動性的發揮，「比如在武漢疫情高發時期，有快遞小哥自發組織汽車交通網絡接送醫護人員上下班就是個中典型」，恰恰是中國政府極力壓制的民間自組織和自救工作。另外一些證據是，一些第一線的醫生、醫院甚至要繞過紅十字會直接向社會發出支援物資的求助信息。這一點，因作者的視野、社會立場不同，會有不同的闡釋。在中國語境下，自我審查或編輯的審查，使得張生原本較為有力的思想，在使用中文表述的過程中，反而變成了主流語言所操控的對象。他一句委婉帶過的話「更重要的是政府很早就發布了所謂的『封城』以及『禁足令』，以及大量的人力『下沉』以幫助維護人們的隔離秩序」，反而補充了韓炳哲文章的批判。也就是說，實際上是政府強制性的封鎖措施以及政府基層官員、派生人員的強力乃至暴力實施封鎖禁令（近期爆出的新疆防疫封鎖實作，更是一種明證），才使不信任政府、同時懷有對疾病和違令後果恐懼的民眾主動、被動配合落實隔離秩序。

韓炳哲沒有討論，在政治自由和政治不自由的社會，各國在使用數位化工具抗擊疫情中的區別。比如，在疫情控制中，中國對數位化抗疫有三種表現：民眾在政治強力和暴力威脅下基於數位化控制的抗疫配合；長期處於新聞不自由處境下，中國政府的電視、媒體宣傳有效地使大量（尤其年老的、具有愛國情懷的）民眾追隨政府的要求；再有，威權統治下公眾缺乏公民意識，採取人人自危以鄰為壑的做法，在基層政府人員默許、支援、發起的情況下，對他人——鄰居、一切自己眼中的「外人」採取將家門封堵死等侵犯人權、剝奪他人基本生活權利的極端做法和社會動員來實現抗疫「自保」。

中國、香港和澳門的防疫反應，從民間的角度來說，也正是基

於對在地政府的不信任。根據《財新》雜誌的紀錄,「1月19日,國家衛健委發布公告稱⋯⋯專家研判認為,當前疫情仍可防可控。」到1月20日,被認為SARS防疫的英雄和呼吸病學專家鍾南山在接受央視採訪時說,「現在可以說,(武漢新型冠狀病毒肺炎)肯定有人傳人現象。」隨後便是1月23日的武漢封城。這樣的情況下,民眾對政府的不信任達到頂峰。社交媒體噴湧第一線的日記式書寫、基層各種粗暴防疫的視頻、和無法獲得物資或治療的網路求助。醫務人員和醫院直接繞開行政官僚系統向社會募捐物資。2月13日,武漢市和湖北省省委書記撤換。

香港和臺灣不同在於,對整個社會高度數位化的接納與警惕——雖然香港的自由和法治在過去幾年嚴重受創,但基於殖民時期的遺產,香港畢竟對個人隱私有嚴格的法律保護,對政府使用個人隱私資料有所約束,公眾在疫情防控方面出於公民意識的自覺配合,以及形成公開輿論要求政府回應民間的呼聲。而且,在香港,在返送中持續抗議中遇上疫情爆發,正是由於對政府的不信任——香港民調報告顯示政府信任淨值1-8月全部為負數,而不是韓炳哲所說的對政府的信任,促使民間公眾和醫護界發起抗議,迅速成立新的工會,要求香港政府採取有效的防疫措施,乃至封關,公眾自發組織採購、使用口罩,以求自保和不將風險帶給他人[4]。這既不是現代性服從也不是儒家服從下的行為方式。在新冠肺炎疫情披露後的2月,香港公眾對政府的滿意度(-73.7%)和信任度(-61.7%)降到谷底,後有所回升。

4　民調資料來源為香港民意研究計劃(香港民研),前身為香港大學民意研究計劃(港大民研)。

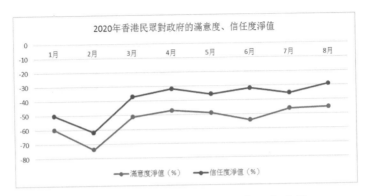

2020年香港民眾對政府的滿意度、信任度淨值

製圖：曾金燕；數據來源：香港民意研究計劃

　　臺灣政府的應對，首先是政治的——基於對中國資訊的警惕（包括對中國被過濾的資料、不透明的資訊和決策機制的警惕）、反對中國政權的霸凌，和在SARS期間由於中國因素而被世界衛生組織拋棄的慘痛歷史，長期進行新一輪疫情爆發的準備和演練，才可以及早行動，控制可能控制的傳染源和傳播鏈。他們為世界提供了樣本、啟發、教訓和經驗。

三、走出恐懼和戰爭狀態

　　韓炳哲反對歐洲政府關閉國界但公眾卻不戴口罩的「過度」且「無效」反應，反對資本主義金融市場的恐慌。他批評馬克龍等政要使用「戰爭」、「看不見的敵人」等詞語和以緊急狀態應對病毒的「過度」反應。事實上，當初武漢封城以及如今世界各地採取不同程度的社會停擺措施，在應對新冠肺炎大流行中，確實類似於一種戰爭的狀態。阻止疫情傳播挽救生命成了當務之急。韓炳哲的數位化控疫描述，說明了在應對疫情之類的大型災難方面數位化手段

的有效。但僅停留在文化層面的分析，而未進入制度層面去理解，是一個遺憾。在進入戰爭式臨時狀態的國家防疫實踐之間做比較，可以看出，專制可能比民主應對災難更有效，但代價不同。它可以抹掉個人權利和私人生活的空間，整個社會全力以赴。臺灣和韓國，則向世界展示了另外一個較為不差的可能選擇，主要歸功於民主制度帶來的資訊和決策透明，以及SARS事件的集體記憶和長期演練的準備。回顧第二次世界大戰蘇聯制度打垮了納粹，也幫助史達林在戰爭中建立政治正當性。中國關於疫情的審查和抗疫的宣傳、表彰，彰顯了災難對威權體制的誘惑：通過論述災難救援，凸顯體制的合法性和優勢，那麼，災難的反覆發生，正是這樣的威權體制所需要的。而民主制度的優越性，卻往往在和平和正常時期更具吸引力。

　　韓炳哲警告不要讓中國的數位化控制模式複製到歐洲，在文章結尾說「我們，作為人，具有運用**理性**（reason）的人，必須批判地重新思考，限制具有破壞力的資本主義，以及限制我們不受限制的具有破壞力的流動性，來拯救自己，拯救氣候和我們美麗的星球」。運用理性，這是從康德到福柯到今天知識分子們一直在討論的問題：在當前社會裡何為啟蒙？不能運用理性的人，並不是「成年」的人。在資訊氾濫的時代，不能獨立判斷和思考，就會被後事實和假新聞牽著走，從個人到政府，過度恐慌。而在天鵝絨監獄式的精緻審查下，後事實、假新聞、屈從於威權政府政治目的的扭曲和論述會有大市場[5]。事實被嚴重擠壓，帶來更多的無知、恐懼。這樣的環境下，運用理性的挑戰，往往來自缺乏勇氣和思維的勤奮，而不是簡單地獲取資訊。

5　米克洛什·哈拉茲蒂，天鵝絨監獄，戴濰娜譯（北京：三輝圖書／中央編譯出版社，2015）。

　　韓炳哲未討論的另一個議題是：數位化如何改變新冠病毒大流行下人與人之間的連接以及社會生態的豐富多元。這有待獲得更多資料來探討。這不妨礙我們就韓炳哲現有的哲思發問：全球社會，無論中國、東亞、歐洲、美國還是世界其他地方，如何儘快結束疫情的應急狀態，警惕病毒帶來的政治運動，警惕數位化生活的「真實」取代社會真實，不讓隔離、封鎖、失業，以及朋友、親人、工作等社會關係因疫情應對措施而受影響，進入孤立甚至解體進而原子化，將國家資源投入到支持、維繫整個社會生態和互動網絡的豐富多元化，不讓對病毒、政治、數位化和資本纏繞的恐懼成為常態，讓生活方式和社會經濟制度恢復常態──哪怕與病毒共存，才是美好生活、良好治理的開端。

　　曾金燕，香港大學社會工作及社會行政學博士。研究與創作涵蓋中國的知識分子身分與社會行動、社會性別與性、文化與政治、少數民族與女性書寫等主題。出版專著《中國女權：公民知識分子的誕生》（2016），製作發行獨立紀錄片電影《自由城的囚徒》（製片、聯合導演）（胡佳、曾金燕，2007）、《致劉霞》（劇本）（Trish McAdam，2015）、《凶年之畔》（製片）（聞海，2017）、《喊叫與耳語》（製片、聯合導演、攝影）（聞海、曾金燕、Trish McAdam，2020）。

「例外狀態」與「人民名義」

徐先智

在「非典」過去十七年後，中國又一次遭受了一種全新傳染病毒的猛烈侵襲。這次冠肺病毒的疫情，對普通的中國民眾來說是極為突然的，彷彿天降橫禍。疫情很快擴散到了全國，如今全世界都有蔓延之勢，事情大了，有些資訊官方也就瞞不住了。根據已經披露的消息，病毒在去年12月下旬便被發現，而且參與初期檢測的上海公共衛生臨床中心在1月5日便把情況上報了國家衛健委[1]，但官方一直沒有通報民眾說明情況，相反，他們嚴密封鎖相關資訊，嚴令專業機構和個人不得向公眾發布任何與疫情相關的資訊。等到春晚和省市兩會過後，情況便已到了相當嚴重的地步（湖北參與兩會的

---

1 據報導，2019年12月26日，該中心兼職教授張永振領導的團隊收到來自武漢的不明原因發熱患者標本一份。1月5日上午，團隊從標本中檢測出一種新型冠狀病毒，獲得了該病毒的全基因組序列，中心在同日向國家衛健委提交了一份病原學調查報告。報告指出：鑒於該病毒與造成SARS疫情的冠狀病毒同源，應是經呼吸道傳播，建議在公共場所採取相應的防控措施以及在臨床救治中採用抗病毒治療。2020年1月11日上午，參與武漢張永振團隊首個將新冠病毒的序列向全球公布（隨即被南開高山團隊搶發論文）；1月12日，張永振所在的上海公共衛生臨床中心P3實驗室迎來有關部門的調查，並在1月13日關停整頓，關停原因不明。

代表亦有被傳染而不幸去世的），官方才公布疫情。此時，時間已經過了二十多天，病毒在「九省通衢」的武漢，已經通過春運悄然而迅猛地衝向全國各地，甚至衝出國界。這事看似突然，但如今人們已逐漸發現這一切並不「突然」，而是有著某種必然。早期對病毒知情並僅僅私下傳播疫情消息的醫生，全成了被權力訓誡的「造謠者」，一時間，對於疫情知情的人們只能道路以目，而普通人則全然不知巨大的災難正在迎面撲來——政府方面似乎完全忘了當年「非典」的教訓，真如黑格爾所說：「我們從歷史中吸取的最大教訓，就是從未從歷史中吸取過任何教訓」。這樣的土壤不反思，必是病毒的溫床，是災難的搖籃。從後來的防疫情況看，政府當局確實進行了一定的反思，並因此在防疫上取得了相當的成績。最初的隱瞞與鬆懈導致病毒向全國甚至全世界擴散之後，當局面臨著巨大的壓力，從而不得不果斷地採取了極其嚴格的手段，對任何感染人群和地區都採取了嚴密的隔離措施，尤其是對最初發現地武漢，更是採取了封城的極端措施，並將這一極端措施擴展到所有感染較嚴重的地區。一時間，省界、市界、縣界、直到鄉界甚至村界[2]，全部通過各種方式阻斷，以這種前所未有的極端方式，才在相當程度上防止了病毒的進一步擴散，減少了感染人數，為後續救治贏得了時間。就全球情況而言，中國的防疫成績較好，無論是確診人數還是

2　新聞報道上看，河南防疫措施是除湖北外最嚴屬的，在與湖北交界處公路被河南方面挖斷，以阻止從湖北流入人口。筆者老家贛北小村，村民接到鎮政府通知，於是或砌磚牆，或砍伐路邊大樹橫在路中，以阻斷交通，禁止人員往來。村村如此，鎮鎮如此，人們被命令待在家中，不允許也無法外出。交通大動脈高速公路，也一度封閉，以至於一個湖北籍司機上了高速後再也下不來了，竟然在高速上被困二十多天。

死亡人數都處於一個較低水準，作為最初發現國和人口第一大國，這確實可圈可點。當然，這種極端防疫措施也帶來了很多負面的效應，極大地影響了人們的生活與工作，而且，這種嚴重依賴集權的防疫措施，在一般民主國家著實難以實施。

對於中國的普通人來說，2020年的春天相當寒冷，因為疫情，全國都進入一種與平時完全不一樣的狀態。居住的社區很早就發布了禁令，實行二十四小時封閉管理，規定社區以外的人一律不准進入，業主出入限制，所有人員必須登記個人資訊。購買生活必需品須憑《物資採購通行證》，上班須憑《上班通行證》，遇緊急事情出入須憑《特殊通行證》，所有通道禁止機動車，只允許特種車，不服從的「將依法從嚴處理」……。網路上，人們都在曬自己的各種「證」，一方面用這種戲謔方式來消解現實生活的不便，另一方面在狂歡中，也難掩來自娛樂至死背後的痛感。這各種各樣的「證」，一下子喚起了這個消費時代的人們對毛澤東時代的記憶，人們彷彿又回到了那個並不遙遠的淒慘票據時代。

「例外狀態」及其擴張

在這樣的社會狀態下，許多事情完全脫離了平時的正常軌道。在封閉管理剛普遍化的時候，就有一則視頻在網路上流傳很廣，某地封閉管理，物業在居委會的帶領下，竟然要把業主家（不知是否疑似病例，業主和執行者都沒有提到）的門從外面用鐵鍊鎖上。業主曾給多個有關部門打過電話，得到的回饋均是不能鎖門，因此他們據理力爭，與物業和居委會的人形成拉鋸戰。居委會的人十分強硬，完全不願意聽業主的話，更是根本不願意考慮業主的什麼「合法權利」，最終鐵鍊橫鎖，任憑業主爭辯的聲音越來越小……。之

後，類似的事情越來越多，事情似乎也越來越失控。比如某地幾個小夥子在一起打牌，便被執法人員綁在一起遊街，一家四口在家打麻將，執法人員衝進入就把牌桌給砸了，還把反抗的小夥子給打了等等。諸如此類，不勝枚舉。

事實上，在這種狀態下，平時有效或無效的規則此時都統統失效了，人們的情緒也高度緊張，這種因公共衛生危機引發，由當局宣布進入的非常規狀態，是一種「例外狀態」（緊急狀態）。滬上學者毛尖曾在一篇寫李文亮的文章中，開篇便表達了這樣一種現時經驗：「宅在家裡，在滿屋寧靜裡體驗兵荒馬亂，大概就是現代的戰爭經驗了。」（〈為李文亮哭吧，但是〉）事實上，這種與常態相對的非常規狀態，對內大體是因某種緊急危機引發，對外恐怕就是由於戰爭原因了，而兩者引發的狀態表現其實類似：懸置常規法律，對社會進行緊急管制。在這種狀態下，個人已非個人，政治權力代替常規法律沒收個人的權利，個人因此失去了公民身分，成為例外狀態下國家生命體的一個小部件，從此死生不由己。的確，宣布例外狀態本身就是權力當局的特權，施米特說，「主權者就是對例外狀態進行決斷的人。」也就是說，是「例外」定義了「主權」（權力）和「主權者」（權力者），「主權」產生了「國家」（現代國家），而不是相反。因此，「例外」是一個「非常有用」的狀態，對於權力者而言，決斷在手，天下我有。公共衛生危機發生時，這種「例外狀態」的確可以讓主權者集中力量有效地應對危機，並進一步化解危機，比如中國大陸在這次防疫上的成績，之所以能在全球範圍內算一亮點，幾乎全有賴於「例外狀態」賦予主權者的這種決斷權。然而，這種用來應對危機而溶解個體、取消常規的狀態，本身也是一種危機。在義大利哲學家吉奧喬‧阿甘本的眼裡，現代社會最大的問題，便在於「例外」正在變成「常規」，緊急狀態正

在逐漸常態化，例外狀態隨時可能被宣布，最不允許質疑的、原本存在於「例外空間」的權力正在不斷地侵入日常生活（包括「例外狀態」下的日常生活）。比如，由於抗疫高於一切，海量的醫療資源被擠佔，正常的醫院秩序被徹底打亂，醫院裏其他病症的治療就往往被耽誤，有些甚至是重症病人，以至於親屬不得不在網路上求救，一如之前感染新冠病毒的人，因政府的隱瞞與壓制而不得不在網路上求救那樣[3]。這種被破壞的日常生活不但包括上述個體生活，還包括各種集體生活，比如有新聞報道，武漢方面徵用某高校，學生宿舍裡的私人物品被扔得到處都是，慘不忍睹。我不知道徵用高校時給這些學生私人物品貼上標籤安放一處需要花多少時間，我只是覺得學生們「我的寶貝，別人當垃圾」的心情肯定不是這個時候這個社會所需要的。這種入侵，顯然不僅僅是因緊急狀態而需要公民進一步讓渡權利給公權力的問題，而是公權力在借助對「例外狀態」的決斷權，無限制地擴張自身。

在自然法條件下，「例外狀態」本身或許具有一定的歷史合法性，但它的無度擴張與對日常生活的過度入侵，則無疑是權力者對權利讓渡者的漠視，這種漠視會進一步腐蝕社會甚至國家和政權本身。在這塊土地上，公權力本身已經夠肆無忌憚的了，就是在平時，起作用的也基本不是規則和法律，而是黑暗的潛規則和拒絕監督的

3　還有更為嚴重的例子，最近新聞報導，甘肅衛健委在去年12月26日就通報了中牧股份蘭州生物藥廠發生的布魯氏菌洩漏事件，而這個洩漏通報時就已經持續了一個多月。因新冠疫情爆發並居一切工作的中心，當地官方就把此事件壓下，並未採取進一步處置措施，已感染者也未得到有效救治，相關責任人僅作行政處分而未有人承擔任何法律責任。「例外狀態」下，此事被懸置，懸置的後果十分嚴重：到今年2月底，感染這種被稱為「斷子絕孫」（攻擊人體的生殖系統）的病菌人數就已超過3000人。

權力，否則無法解釋人們為什麼遇事不訴諸法律，而是寧願去上訪。如今「例外狀態」被宣布，權力擴張便更有理由，而這時候的權力擴張，又往往容易為民眾所接受，因為在病毒面前人們格外需要安全感。事實上，越是緊急狀態，人們越是需要警惕公權力的擴張，否則給人們帶來災難可能就不僅僅是冠肺病毒了，更廣泛更直接的災難就會變成這失控的權力，這權力將會「病毒化」，溢出湖北彌漫全國。對於主權者而言，宣布了「例外狀態」，就必須在法治框架下對這種非常規狀態負責任，如今卻動輒「我們不惜一切代價」，肆意擴張權力的邊界，這是一個極其令人不安的現象。而且，在這個「例外狀態」下常用的口號裡，普通民眾幾乎不可能是那個「我們」，而往往是那個「代價」。

　　更可怕的是，這種狀態的擴張，導致的往往不僅是政府權力的急速膨脹，也會讓底層執法者甚至普通民眾受到權力的「污染」而失控，大量執法「臨時工」甚至志願者，拿的明明是雞毛，卻當狼牙棒砸向民眾；而民眾也因生活空間的壓縮，導致情緒容易激動，矛盾容易放大與激化。如湖北仙桃一個村莊，因過年能不能放鞭炮有村民在微信群詢問村幹部，而村幹部以疫情期間「命都沒了」不允許放，雙方越吵越激動，最終線下約架導致一人死亡。「例外狀態」放大了專制主義文化下人們身上原本就有的某些劣根性，沒有力量也沒有勇氣直面強權，弱者們便互相報復，舉刃向更弱者，或者被串在冰冷的鐵鍊上還要互害……

　　「例外狀態」並不是現代國家的常態，只是一種常有的狀態，但是，它的擴張則顯然是對這種狀態本身的消解與反諷，這種擴張會使得例外狀態不再「例外」，從而失去其存在的任何理由。在民主國家的語境下，知識分子的任務大概就是揭示和警惕現代國家借例外狀態擴張權力，但是在國內，很多知識分子的所做與此相反，

他們習慣性阻止對例外狀態擴張的阻止，強化權力者以「例外狀態」的名義解除個人權利、入侵日常生活。這個疫情如今也蔓延到了義大利，阿甘本在義大利《宣言報》上發聲表示，無端的緊急情況讓義大利陷入了例外狀態。阿甘本嚴厲地批評了義大利政府的一系列例外狀態擴張所導致的過度舉措，這些舉措嚴重地「限制了人身移動，阻礙了基本生活與工作的正常運轉」，嚴重地損害了民眾的合法權利。最後還對這種「例外狀態」進行了祛魅：

> 近年來，恐懼狀態在個體意識中的擴散愈發明顯，並轉變為對集體恐慌狀態的真正需求。同樣，流行病再次成為了理想的藉口。如此一來便形成了惡性循環：人們渴望安全，於是接受了政府對個人自由的限制；然而讓人們產生這種渴望，並採措施加以滿足的，恰恰也是政府。

　　政府為了遏制流行病，需要在一定程度上驅使國家進入例外狀態，但是，卻不可用剝奪個人正當權利作為代價，因為進入例外狀態的理由本身就是保障人們正當的生命權和自由權，人們自然應對宣布「例外狀態」的政府保持高度警惕。

　　不知是思維方式不同，還是文化差異，在中國，人們總是對政府抱有強烈的希望和強大的支持，自覺不自覺地融入「國家話語」並積極地維護這種宏大的話語體系。他們代人民言說，以底層代言者姿態聖化「人民」，而對那些批評和監督政府的人，對「群眾」和「群眾運動」保持一定警惕的知識分子，永遠是那麼苛刻，認為他們是「負能量」。這種心理，普遍地存在於普通民眾與知識精英之中，毛尖的〈為李文亮哭吧，但是〉一文便有這種傾向。這篇在網上被廣泛轉發傳播的文章，以「人民」的名義，批評了那些對這

場疫情進行認真反思和對政府在災難發生上的重大責任進行委婉批
評的人們。看上去，文章是批評知識分子在大災面前，無視人民的
苦難和政府的努力，不接地氣地進行一種高蹈的批判，大體認為這
樣做不但於「戰疫」無益，甚至有害。但實際上，文章站在「人民」
（或底層民眾）的道德制高點上的這種指責，無論主觀如何，客觀
上則是在用「人民」這個已經被折磨得徹底無效的概念，不經意地
在為政府權力過度地膨脹掃清週邊的干擾。

「人民名義」及其批判

在這次禍及全國的疫情面前，普通人對抗疫情的方式便是在自
己的位置上釋放能力與良心，各司其職各自盡心盡力。然而除此之
外或在此之中，對此災難和伴隨災難而來的一些人和事，絕對不能
缺少反思。有人會說，當務之急不是反思而是「戰疫」，其實，反
思與戰疫在當下並不是兩個獨立的事物，而是一個事物的兩面。任
何事物自它一出現，便已經包含對其本身的否定，也就是說，任何
事物要想發展甚至存在，反思就是這個事物本身的應有之義。對於
這種重大疫情的爆發，政府必須反思，否則定然會危及政府執政的
合法性；民眾也需要反思，以免災難再一次降臨。事實上也是如此，
網上對這場災難的反思和質疑可謂鋪天蓋地，可惜的是不斷地遭到
刪帖，那些彌足珍貴的反思頓時化作404。政府在反思疫情防控的同
時，也在時刻警惕和壓制著民眾的反思──「反思」成了一種政府
特權。其實，反思並不必然是否定，而是指出事物本身的問題，以
利將來。這顯然不對事物本身構成威脅，反而是增強事物存在的理
由、延長事物存在的時間。網上那些深刻的反思和洶湧的批評，大
體都是有的放矢、頗有見識的，足見國人對這塊土地，愛得是如此

之深沉。

老子曰：「反者，道之動也。」這話說得很是大氣磅礴而又深沉不已，以至於庸世凡塵總是忘卻先賢這無上之智慧，反而把「反動」當成一個十惡不赦的詞語，加以圍剿，最終使得自己成為他們自身意義上的「反動派」。既然反思和批評是一種正常而必須的行為，恐怕就不能被稱之為「用著高冷的知識分子語氣在指手畫腳，隨口發配他們臆想裡的中國」（毛尖〈為李文亮哭吧，但是〉），更不能私自盜用「人民」，然後「以人民的名義」，指責批評者們「扔掉自己的肉身，局外人一樣俯瞰這片土地」。是的，「人民在驚慌也在忍耐，在流淚也在堅守，在死去也在重生」，批評者們當然看得見，正是因為他們看見，而且因為驚慌而驚慌了，因為流淚而流淚了，因為想在死去之後能浴火重生，他們才不遺餘力地反思和批評，否則只能「死去」而無法「重生」。理查・普勒斯頓在《血疫》中認為，病毒侵入人類身體，「從一定意義上說，地球正在啟動對人類的免疫反應，它開始對人類這種寄生生物作出反應，人類的氾濫彷彿感染……大自然在試圖除掉人類這種寄生生物的感染。說不定愛滋病只是大自然的清除過程的第一步。」從生態學的角度，人類的狂妄讓地球遭到破壞了，人類自然要遭到報復——病毒入侵便是這樣的一種「報復」；而從政治哲學的角度上，腐敗壞死的制度才是病毒侵襲的入口和載體，權力的狂妄才是給普通人帶來災難最直接的原因。沒有批評與監督，沒有反對的聲音，自然的報復很容易成為一種人禍。在HBO電視《切爾諾貝利》裡，當裡面的技術員絕望地說「一切都完了」的時候，外面的孩子們還在核塵埃中玩耍；那些顢頇的官員，寧願相信輻射測量計有問題，也不願意相信那令人生畏的讀數；而以謊言為食的僵硬體制，讓蘇聯中央政府遲至一周之後才從瑞士方面知道了自己國內核災難的嚴重性。此時一

切都晚了。所以，我們必須死死地盯住公權力，不斷地批評和反思體制問題，使它們不能犯錯，這樣，人民才能少流淚。在這次災難中，「人民的眼淚」不是自己願意流的，也不是自己不努力導致的，而是官員的顢頇和體制的狂妄導致的。如果我們總是有意無意豁免真正的罪惡，以「人民的眼淚」來作為自己的道德盾牌，自覺不自覺地自我體制化，然後高冷地嘲諷那些批評者們而不是像那些批評反思者們那樣去尋找真正的問題所在，那麼，同樣的災難還會再次來臨，甚至比上一次來得更快。毛尖在文章中說，相對於那些知識分子「高冷的指手畫腳」和「置身人群外」，自己更喜歡「一個村接一個村的粗暴廣播」或者「寧把自己灌醉，也不參加聚會。寧把自己灌倒，也不出去亂跑」。具體的事情當然要做，但監督的目光不對準掌控龐大資源的權力肆虐而僅僅要求民眾自己管好自己，如果這真管用的話，那麼，病毒便早已被控制而造成近三千人死亡的巨大災難根本就不會發生。其實，真正的問題根本不在民眾，而在那要領導一切卻又無法對一切負責的一級一級的「上面」，上面不受監督的一個隨意甚至有意的決定，下面再怎麼努力再怎麼「不參加聚會」也白費——驚慌和眼淚是這麼來的，這個道理在權威主義政治中是個再清楚不過的道理了。並且，作為知識分子，你如果在大災面前灌醉自己，只管自己而當鴕鳥，無疑失卻了本心，知識分子就應該反思與探究災難產生的制度性原因，而不是躲在家裡自我安慰與自我逃避。反思絕不是什麼「亂跑」、「添亂」，而是真正的愛國愛人民，他們在努力追溯和防止絲毫不受約束的絕對權力腐蝕國家和人民，這正是作為一個知識分子的本職所在。

中國是不是毛尖指責的批評者們「臆想裡的中國」呢？我以為不是。這些人哪裡有一丁點的臆想，又哪裡敢？其實，因為嚴酷的言論管制，這些批評者、質疑者還遠遠沒有也不敢觸及這塊土地上

的幽暗。至於他們的反思與批評是不是高冷的指手畫腳？那就更不是了，反而是無可奈何的憂心忡忡，是淚流滿面的痛心疾首（可惜的是，這種反思和批評往往沒有什麼回應與效果，因為相對於知識分子而言，「國家」實在是太強大了）。笛卡兒有句著名的論斷：「我思故我在。」作為一個普遍懷疑主義者，笛卡兒懷疑一切，反思所有存在，甚至連自己是否存在他都懷疑。當然，他發現，當他在懷疑自己是否存在的時候，他是存在的，否則便無法懷疑；而作為一個理性主義者，他懷疑所依靠的不是任何外在事物和已有權威框架，而是自己的理性。在笛卡兒的意義上，所謂「思」，就是啟動自己的理性展開懷疑、反思和批評、批判。沒有懷疑與反思，便沒有「思想」，反思與批評，是一切思想的原點。沒有懷疑精神和喪失反思能力的人不是「人」，只能是「思」的對象而無法成為「思」的主體。一個社會要想前進，就必須要有依靠自己理性而不是任何權威權力來進行反思的人，而且需要很多很多。只有普遍的懷疑與批評，社會與國家才能保持一種健康的狀態，而不是以人民的名義使社會一直處於「例外狀態」。一個社會沒有批評者，就絕不可能存在思想；沒有思想，一個社會便只能充斥著無數毫無目的和靈魂的服從者，而一群彳亍的服從者，是無法建立一個自由國度的。正如胡適之所言：「自由平等的國家不是一群奴才建造得起來的！」時至今日，這塊土地上的人們仍常常把批評者斥之為社會「負能量」的傳播者，把反對者看成是國家的「寄生蟲」與「叛徒」，卻把申紀蘭這樣永遠的舉手附和者視為社會的支柱，把倪萍這樣坦言自己「從不投反對票」的人評為「共和國脊梁」。這就是當下悲涼的現狀。中央集權的政治體制和歷史悠久的「大一統」文化心理，早已把國家視為一個有機的整體，「和諧」與「穩定」是這種有機整體的內在要求，任何質疑與批評，都會被看作是這個有機體上的病症，

都會自動引發對批評者的思想甚至肉體的清除機制。這個有機體強制淨化的結果是可怕的：國家只有一個聲音在發號施令，一個腦袋在思考問題，所有的人都退化成盲目跟隨、沒有思想的服從者，走向可以預料的深淵。為了避免災難，知識分子理應是這種「和諧」與「穩定」政治潮流的「逆行者」。如果災難已經來臨，知識分子就更應該在一片盲目的讚美與歌頌中，發出不一樣的批評與反思之聲，以促使國家有機體對陷入災難的國民給予有效救助，甚至延伸到對自身合法性的反思。

當然，人們可以針對這種懷疑進行懷疑，對反思進行反思，這也是其本身應有之義。但既然是反思，就只能是依靠自身理性進行的獨立性思想行為，目的在於釋放人的主體性，使人擺脫蒙昧的狀態，而不應把反思變成脫離理性的權力攻擊，從而對「反思」本身進行否定，對批評權利進行剝奪，使得一切恢復到之前的那種蒙昧的狀態。顯然，我們不能「以人民的名義」要求批評者撤銷我們認為是「不接地氣」的批評，更不應把他們對狂妄和蒙昧狀態的反思看成一種「高冷」或「臆想」。我們可以不敢像他們這麼做，但不要對他們的勇氣冷嘲熱諷，這樣不僅是反智，恐怕也是遠離「人民」本身。同樣，也不必借用齊澤克「無條件團結和全球協同」的名義要求批評者閉嘴，實現我們想像中的「團結與協作」。如上所述，反思不是否定與撕裂，批評也不是不團結不合作。事實上，喪失主體性的讚美才是我們真正的敵人和對社會的真正撕裂。道理很簡單，因為這強行剝奪了事物的另一面，使得事物本身無端產生了缺陷，直接取消了事物存在的理由。所以，如果要以「無條件團結和全球協同」名義的話，我們更不應該剝奪他人對權力的批評、對災難的反思，不要取消質疑者們「局內人」的身分。因為，批評者所思所做，並不是解構，而是重構。

齊澤克的疫情想像

再說齊澤克，在他那篇題為〈清晰的種族主義元素到對新型冠狀病毒的歇斯底里〉的文章中，他認為外界在對待此次中國疫情的問題上，是一種「種族主義妄想（racist paranoia）」，說全球都有流感，為什麼單單對中國的冠肺如此敏感？然後提出解決冠肺疫情問題的方式是，「需要完全無條件的團結和一種全球協同的反應，一種曾經叫做共產主義的新形式」。拿流感跟冠肺比，是一種莫名其妙的遮蔽，不說冠肺的超強傳染性和比流感高得多的致死率，就是治療上也不可同日而語。流感早有疫苗，美國流感之所以爆發，最關鍵的地方就是很多人在「政治正確」薰陶下，拒絕打疫苗。流感的臨床治療效果也很好；而冠肺病毒則完全是一種全新病毒，無特效藥，所謂「治好」，其實就是人體啟動自我免疫系統，或自我隔離，或依靠醫院資源的自癒。顯然，外界對待冠肺，完全不必也根本不涉及什麼「種族主義妄想」，而且，他們對中國冠肺病毒的警惕，其實遠遠不如我們國內對肺冠病毒的隔離。如果齊澤克來到中國，看到這種在「例外狀態」下超乎想像的嚴密隔離，看到各地官方和民間對湖北人那「挖山斷路」的無情隔絕和驅趕，而不僅是對武漢「空城」的想像，恐怕應該知道，妄想的正是他自己。如果一定要說「種族主義妄想」，最早切斷邊境的北韓和俄羅斯倒是有點像。而且最近幾天俄羅斯正在大肆抓捕和驅趕中國人，迫於國內滔天的質疑聲，中國大使館僅致函一級市政府莫斯科市政府質詢，結果碰了一鼻子灰，只得發聲明譴責自己的公民「不遵守」俄羅斯的規定。如果齊澤克真的是為深陷疫情災難中的普通中國人呼喊，那麼應該譴責的是誰，他自己應該非常清楚。如果糊塗找不準譴責

的對象，聰明的做法自然是保持「莫言」的狀態。

　　至於齊澤克要用「一種曾經叫做共產主義的新形式」來解決疫情，這更是一種令人感到震驚的論調。這種說法直接取消了他自己說的「無條件的團結和一種全球協同」──不管這種主義如何改良和更新（從馬恩理論到列寧化的國家理論實踐，再到史達林式的極權化政治制度實踐等，每一次都宣稱是一種「深化」和「新化」），如今全球已經沒有幾個國家是這種「形式」了。也許齊澤克在此只是將「共產主義」當成一個國際合作的「新形式」，而不是一種國家制度，但這種說法不可能完全擺脫其固有內涵與歷史記憶。事實上，蘇聯七十年歷史和中國當代史早已證明，這「共產主義」的「新形式」，除了是一種想像的烏托邦之外，對於現實而言已沒有什麼實踐性的意義，當下中國則是更為務實的「社會主義」。多少血淋淋的事實已經表明，那些要在地上建立天國的狂妄，其結果必然是無比黑暗與邪惡的地獄；要依靠理性來人為設計一個「美好社會」的自負，必然是致命的。深受其害的中國人，其實早已明瞭這一點。所以，齊澤克的這個建議，恐怕也是他遠在萬里之外對中國的想像。齊澤克一直對中國評價頗高，在與喬丹・彼得森教授的辯論中，不斷地舉中國的例子，打得「唯讀過《宣言》」、以為齊澤克還是傳統意義上馬克思主義者的彼得森甚是狼狽（其實一個顯而易見的常識是，中國四十年的經濟奇蹟，並不是左翼的勝利，不是權威主義的勝利，而是市場經濟的結果，是權威主義政治放鬆的結果）。在這篇寫中國疫情的文章中同樣如此，「在現實中，一個中國大城市大概是世界上最安全的地方之一」。齊澤克並不知道中國的「安全」，其實是一種不能說不安全的「安全」，是一種時刻被監看著的安全幻象──他或許知道，但不想告訴公眾。在文章中，他甚至認為公眾的憤怒「將會孕育另一個意想不到的正面後果：中國的政治發

展」。好吧,多麼希望這真的是齊澤克的願望,更希望這個願望能夠現實。然而事實上,他在跟彼得森辯論時認為中國的權威主義政治與自由主義經濟結合得很好,幾乎是現代政治的樣本,根本不需要改變;另外,他甚至對現代極權主義都能在正面的意義上進行解釋,比如《有人說過集權主義嗎》(此書中文簡體版把「totalitarianism」翻譯成「集權主義」)一書的開篇便認為,為了維持「良好的政治和意識形態狀態」,齊澤克覺得極權主義是有意義的,因此他說的「政治發展」還真不好說是否是好的發展。

在這篇一會說警惕疫情是「種族主義妄想」,一會又說「淡化疫情應該感到羞愧」,然後又說「真正羞愧的是世界各處只想著如何隔離中國人的我們所有人」的文章中,我們看到的不是一個哲學大家,而是一個邏輯混亂、完全不知道自己在說什麼、愛出風頭的過氣人物。這樣一篇充滿異域想像、不知所謂的文章,按理說人們應該一眼就能看出問題,但可惜的是不少人或因為齊澤克的名氣或被他幾乎是沒有觀點的觀點所唬住,從而十分推崇。這篇文章顯然不是毛尖認為的「漂亮的三分球」,而是一個投向遙遠的相反方向還過了籃框然後徹底迷失方向的球。齊澤克以「共產主義」的名義指責資本主義國家,用資本主義國家保障他的自由言論權利,無聊地想像著另一個正在吞噬自己民眾的國度的「美好」;國內的一些知識分子,糊塗地借其文用作大旗大棒,以「批評」的方式嘲諷另一些知識者「機械」與「冷漠」,以人民的名義指責那些冒著風險憑著良心的批評者和反思者,著實令人不解。我不會懷疑這些知識分子的真誠,否則反對他們的批評毫無意義。但是,在到處都是404,動輒被刪帖的當下輿論場上,這兩者甚是相得益彰、珠聯璧合,客觀上是一起在絕對權力的庇佑下,進行著一場吞噬良心和希望的饕餮盛宴。

如果說，懸置常規法律法規的「例外狀態」是權力者的決斷，是國家權力行為，是強制要求，那麼，以「人民名義」嘲諷質疑批評者的文字，則是知識權力行為，是自我閹割。前者直接強制，後者軟性規訓；前者掌控合法暴力，以員警、監獄等國家機器進行身體規範，最終收穫符合意識形態要求的「身體」，後者看上去只是利用知識權力進行思想規訓，其實在這個人民共和國裡，「人民」不僅僅是幾十年來積累的知識權力或者道德權力，也是一種現實的政治規訓。但無論是思想規訓還現實政治規訓，兩者殊途同歸並最終同流合污了。然而，不管是對於前者擴張，即「例外狀態」的氾濫，還是對於後者膨脹，即對「人民」概念的抽空和移用，到目前為止，我們似乎都並沒有什麼辦法。其實，它們的合流才是最令人不安的，因為這是徹底異化了原本應該是制衡力量的知識權力，變成了政治權力的附庸，對此，我們似乎束手無策。

一百年了，有些事已滄海桑田，而有些事並沒有什麼變化。這裡還是魯迅筆下的那個鐵屋子，所不同的是，那時候絕望的鐵屋子裡面是「許多熟睡的人們」，外面有「背著因襲的重擔，肩住了黑暗的閘門」的魯迅等人，還可以反抗絕望。如今，在鐵屋裡面的固然有很多「熟睡的人們」，但更多的是曾經見過陽光的裝睡者──這些人是永遠叫不醒的，而那些不願裝睡的人，又只能在「不服從者不得食」的制度規訓下痛苦。任何不願被體制化、敢於批評和質疑的人一出現，就被視為是對母體有害的病毒，會立刻以喝茶或訓誡甚至監禁的方式進行「隔離」，然後作為「造謠者」被國家電視臺在全國人民面前示眾，最終，便是無邊的萬馬齊喑。疫情遠未結束，但勝利已經宣布，《大國戰「疫」》已經出版，人們完全可以預見，一如十七年前，疫情過後，頌歌與表彰定會不留痕跡地埋葬苦難與反思。人們似乎只能在絕望的歷史迴圈中、在這「無聲的中

國」裡，靜靜地等待著下一次災難的降臨。

徐先智，安徽安慶師範大學人文學院講師，主要學術興趣為中國現當代文學、中國現代思想史，發表論文〈身分焦慮與道德困境——論晚清小說中女性的社會規訓及其邏輯〉、〈國民性批判爭論再思考〉等。

致讀者

新冠肺炎從年初橫掃全球，造成四千多萬人罹病，一百多萬人死亡，經濟、社會方面的損失更難以估計。疫情至今未歇，甚至有再現高潮之勢。這場災難顯然需要正視，我們也希望刊登相關的文章，反思災難所暴露、所帶來的各種問題。但是疫情屬於「非常態」的緊急狀態，一般習慣於「常態」的人文、社會知識未必適用。正如新的疫苗與藥物還在研發、實驗的過程中，目前的相關討論也必須經過摸索與試探的階段，只能看作一種初步的嘗試。

本期的專輯「新冠啟示錄：從全球化到人類世」，是台大高研院一次工作坊的成果。高研院廖咸浩院長邀集了幾位學者，從各自的學科提出初步的觀察，再將他們修改過的發言稿交給本刊發表，幫助社會了解這場疫情。我們要感謝台大高研院以及這幾位學者普及學術、關心社會的心意。

新冠疫情逼出的另一個問題，就是所謂「緊急狀態」對常態秩序的挑戰。本刊第40期吳玉山教授的文章已經談到這個問題，在劉紹華教授的訪談中也有涉及。本期所發表曾金燕與徐先智兩位的文章，延續這個主題。隨著兩岸關係緊張，國家安全名下的緊急狀態也呼之欲出，我們會持續邀請相關的討論。

美國總統的選舉，在今年也引起世界矚目。有意思的是，這次的選舉，在美國內部造成的分裂之嚴重固然前所罕見，在各地華人社會也引發了激烈的爭執，尤以自由派圈子為甚。中國大陸的自由派長久以來即有保守派自由主義與左翼自由主義的分歧。從川普擔

任總統以後，這個分歧延伸到對於川普的正反評價。有一部分人基於反對中共的立場，歡迎川普對中共的強硬政策，以及對台灣、香港的支持，認為必須擁護川普連任。另一方面，美國的國內議題也成為支持川普與反對川普的分界線。特別是近年來美國極右派以及白人優越主義聲勢增長，黑白衝突加劇，今年5月黑人遭警察射殺後爆發了反種族主義與反警察暴力的運動，甚至於開始拆除一些歷史人物的雕像，這一連串的發展，居然令部分的「川粉」表達對黑人的歧視，公開支持川普的種族歧視。

　　本期《思想》出刊之時，美國的總統選舉已經揭曉答案。不過華人——特別是知識分子——為了川普而分裂，其意義主要不在川普與拜登之間如何選擇，而是反映了各地華人對歷史的認知，對一些基本價值的判斷高度分歧。本刊編委對這些爭議當然也有自己的觀點，但我們也希望了解近年的「川粉」、「白左」等現象，澄清這些歷史認知與基本價值的分歧究竟何在，從而鼓勵對話。郝志東教授長期研究知識分子，曾經以專書對知識分子的角色深入分類。今年他注意到中國知識界為了美國政治而分裂，於是借用自己的分類架構進行探討。這個架構是不是貼切，他對個別人物的歸類是不是準確，注定會有爭議，但是他所做的觀察值得讀者重視。

　　最後，請讀者注意本期關於日本的多篇文章。藍弘岳教授規劃的日本帝國與殖民地的專題，收入包括了子安宣邦先生在內的幾篇力作。榮劍與白貴理兩位的文章，則直接涉及當前中國大陸的一些思想趨勢。榮劍先生幾乎無一語道及今日中國，但是他所敘述的一段日本思想史，對今日中國的意義是不言可喻的。

編者
2020年10月

思想41
新冠啟示錄

2020年11月初版　　　　　　　　　　　　　　　　　定價：新臺幣360元
有著作權‧翻印必究
Printed in Taiwan.

編　　著	思　想　編　委　會
叢書主編	沙　淑　芬
校　　對	劉　佳　奇
封面設計	蔡　婕　岑

出　版　者	聯經出版事業股份有限公司	副總編輯	陳　逸　華
地　　　址	新北市汐止區大同路一段369號1樓	總編輯	涂　豐　恩
叢書主編電話	(02)86925588轉5310	總經理	陳　芝　宇
台北聯經書房	台北市新生南路三段94號	社　長	羅　國　俊
電　　　話	(02)23620308	發行人	林　載　爵
台中分公司	台中市北區崇德路一段198號
暨門市電話	(04)22312023
台中電子信箱	e-mail：linking2@ms42.hinet.net
郵政劃撥帳戶	第0100559-3號
郵撥電話	(02)23620308
印　刷　者	世和印製企業有限公司
總　經　銷	聯合發行股份有限公司
發　行　所	新北市新店區寶橋路235巷6弄6號2樓
電　　　話	(02)29178022

行政院新聞局出版事業登記證局版臺業字第0130號

國家圖書館出版品預行編目資料

新冠啟示錄/思想編委會編著．初版．新北市．
聯經．2020年11月．336面．14.8×21公分（思想：41）
ISBN　978-957-08-5643-9（平裝）

1.傳染性疾病防制　2.病毒感染　3.全球化

412.471　　　　　　　　　　　　　　　109016318